Almuth Pforte (Hrsg.)

COPD – Chronisch-obstruktive Lungenerkrankungen und Komplikationen

Mit freundlicher Empfehlung von

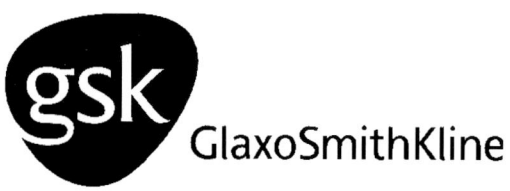

Gewidmet meiner Tochter Victoria Donata

Almuth Pforte (Hrsg.)

COPD – Chronisch-obstruktive Lungenerkrankungen und Komplikationen

Mit 56 Abbildungen und 26 Tabellen

Blackwell Wissenschafts-Verlag Berlin · Wien 2002
Boston · Edinburgh · London · Kopenhagen · Melbourne · Oxford · Tokio

Blackwell Wissenschafts-Verlag GmbH
Kurfürstendamm 57, 10707 Berlin
Firmiangasse 7, 1130 Wien

Blackwell Science Ltd
Osney Mead, Oxford, OX2 0EL, UK
25 John Street, London WC1N 2BL, UK
23 Ainslie Place, Edinburgh EH3 6AJ, UK

Munksgaard International Publishers Ltd
35 Nørre Søgade
1016 Kopenhagen K, Dänemark

Blackwell Science, Inc.
Commerce Place, 350 Main Street
Malden, Massachusetts 02148 5018, USA

Blackwell Science KK
MG Kodemmacho Building, 3F
7–10, Kodemmacho Nihonbashi,
Chuo-ku, Tokio 103–0001, Japan

Blackwell Science Pty Ltd
54 University Street,
Carlton, Victoria 3053, Australien

Iowa State University Press
A Blackwell Science Company
2121 S. State Avenue
Ames, Iowa 50014–8300, USA

Anschrift der Herausgeberin:
Prof. Dr. med. Almuth Pforte
Universität Hamburg
Pneumologische Abteilung
Martinistraße 52
20246 Hamburg

Fachlektorat:
Frau Dr. Sabine Rutsch

Gewährleistungsvermerk
Die Medizin ist eine Wissenschaft mit ständigem Wissenszuwachs. Forschung und Weiterentwicklung klinischer Verfahren erschließen auch gerade in der Pharmakotherapie veränderte Anwendungen. Der/die Verfasser/in dieses Werkes haben sich intensiv bemüht, für die verschiedenen Medikamente in den jeweiligen Anwendungen exakte Dosierungshinweise entsprechend dem aktuellen Wissensstand zu geben. Diese Dosierungshinweise entsprechen den Standardvorschriften der Hersteller. Verfasser und Verlag können eine Gewährleistung für die Richtigkeit von Dosierungsangaben dennoch nicht übernehmen. Dem Praktiker wird dringend empfohlen, in jedem Anwendungsfall die Produktinformation der Hersteller hinsichtlich Dosierungen und Kontraindikationen entsprechend dem jeweiligen Zeitpunkt der Produktanwendung zu beachten.

Die Deutsche Bibliothek – CIP-Einheitsaufnahme

COPD – chronisch-obstruktive Lungenerkrankungen und Komplikationen : mit 26 Tabellen / Almuth Pforte (Hrsg.). – Berlin ; Wien { [u. a.] : Blackwell-Wiss.-Verl., 2002
    ISBN 3-89412-447-4

e-mail: verlag@blackwis.de
Internet: http://www@blackwell.de

ISBN 3-89412-447-4 · Printed in Germany

Einbandgestaltung: unter Verwendung einer Abb. der Ausstellung Kunst WIRKT der WHO „die blaue Lunge" von Milena Dopitova
Gesamtherstellung: Gulde Druck, Tübingen

Gedruckt auf chlorfrei gebleichtem Papier

Vorwort

In den letzten Jahren haben sich die wissenschaftlichen Erkenntnisse zur Pathogenese der COPD in atemberaubendem Tempo entwicklet. Gleichzeitig haben sich neue Wege der Behandlung aufgetan; vor allem aber begegnen uns bewährte Therapiemöglichkeiten nach ihrer Überprüfung durch streng kontrollierte Studien in einem neuen Licht, so daß für den behandelnden Arzt eine zunehmend sichere Grundlage für den Umgang mit der COPD gegeben ist.

Angesichts der bedrückenden Daten zur weltweiten Entwicklung dieser großen Volkskrankheit tut sich hiermit eine Vielzahl von Wegen auf, um den an COPD erkrankten Patienten ein vertrauenswürdiger Partner im Kampf gegen die Erkrankung, aber auch bei der Überwindung des wichtigsten Risikofaktors, des Rauchens, zu sein.

Das Konzept dieses Buches verfolgt unter Berücksichtigung der aktuellen grundlagenorientierten und klinischen Forschung die nachfolgend genannten wichtigen Ziele:

Mit dem Kapitel „Ursächliche Faktoren" wird ein Überblick über die Bedeutung einzelner Risikofaktoren gegeben. Dabei soll klar werden, daß Rauchen zwar der zahlenmäßig wichtigste Risikofaktor ist, daß wir uns jedoch auch der Bedeutung anderer Noxen, wie Infektionen, arbeitsplatzbezogene Schadstoffe, aber auch Umweltfaktoren, bewußt sein müssen, um die Möglichkeiten der Prävention voll und ganz auszuschöpfen. Ein wichtiges Beispiel stellt hier das Passivrauchen dar.

Neuen pathophysiologischen Aspekten, insbesondere immunologischen und molekularbiologischen Erkenntnissen zum Entzündungsmuster der Atemwege bei der COPD, ist im Kapitel „Pathogenese der COPD" ein breiter Raum gewidmet. In der Zusammenschau sollen diese beiden Kapitel wichtige Zugangsmöglichkeiten zur Eliminierung von inhalativen Noxen und zur rationalen Therapie des Krankheitsbildes vermitteln.

Ein umfangreiches Kapitel ist der „Diagnostik der COPD" gewidmet, wobei neben klinischen Aspekten und Lungenfunktionsprüfung auch innovative Verfahren zum Monitoring der Entzündungsaktivität, beispielsweise im Atemkondensat, erläutert werden. Alle diagnostischen Vorgehensweisen wurden aber auch einer kritischen Analyse im Hinblick auf Methodik, Störfaktoren, Qualitätssicherung und Interpretation unterzogen.

Für das Kapitel „Therapie der COPD" wurde ein besonderes Augenmerk darauf gerichtet, im Sinne der „Evidence-based medicine" Empfehlungen auszusprechen, die sich an den Ergebnissen großer kontrollierter Studien orientieren, soweit dieses zum gegenwärtigen Zeitpunkt möglich ist. Der ganzheitliche Ansatz wird untermauert durch die Einbeziehung des Spektrums der nichtmedikamentösen Therapie, insbesondere neuer Beatmungsverfahren und chirurgischer Interventionsmöglichkeiten.

Das Kapitel „Rehabilitation" geht ausführlich auf die beeindruckenden Daten zum Effekt der körperlichen Aktivität bei der COPD ein, an dem der Paradigmenwechsel auf dem Gebiet der Rehabilitationsmedizin erkennbar wird. Auch die Möglichkeiten der physikalischen Therapie als unterstützende Maßnahme werden hier kritisch gewürdigt.

Zu den Grundgedanken der „Evidence-based medicine" und Qualitätssicherung hat sich gerade im Hinblick auf die COPD als klassische chronische Erkrankung noch ein weiterer wichtiger Aspekt gesellt, nämlich die Erfassung der Lebensqualität. Gerade da, wo objektive Parameter wie die Lungenfunktion nicht geeignet sind, durch therapeutische Maßnahmen hervorgerufene Veränderungen objektiv zu messen, ist die Orientierung am Wohlbefinden des Patienten „in seiner Krankheit" ein wichtiger Aspekt, dessen Erfassung durch standardisierte Erhebungsverfahren verbessert wird.

Entstanden ist ein komprimiertes Taschenbuch, das basierend auf den Säulen

- Grundlagenforschung,
- Diagnostik und Therapie der COPD, orientiert an den Standards der „Evidence-based medicine", und
- Erfassung der Lebensqualität

den Kollegen in Klinik und Praxis ein wichtiger Ratgeber bei der schwierigen Aufgabe der Behandlung und Betreuung der großen Zahl von COPD-Patienten sein soll.

Der Dank der Herausgeberin gilt der Disziplin und der Sorgfalt der Autoren, mit der sie ihr Wissen und ihre klinische Erfahrung eingebracht haben, um sich auf aktuelle, z. Z. klinisch relevante Aspekte der COPD zu konzentrieren.

Hamburg, im Herbst 2001   Prof. Dr. Almuth Pforte

Inhaltsverzeichnis

Kapitel 1 Definition und Epidemiologie
A. Pforte

Kapitel 2 Ursächliche Faktoren
A. Gillissen, F. Richter

Kapitel 3 Pathogenese
T. Welte, Th. Köhnlein, H. Golpon

Kapitel 4 Klinik und Diagnostik
H. Wirtz

Kapitel 5 Therapie
A. Pforte, H.-P. Hauber

Kapitel 6 Rehabilitation
H. Hamm

Autorenverzeichnis

Prof. Dr. Adrian Gillissen
Städtisches Klinikum St. Georg
Nikolai-Rumjanzew-Straße 100
04207 Leipzig

Dr. med. Heiko Golpon
Otto-von-Guericke-Universität
Med. Klinik/Abt. für Pneumologie
Leipziger Straße 44
39120 Magdeburg

Prof. Dr. med. Hinrich Hamm
Asklepios-Nordseeklinik
Westerland-Sylt
Innere Abteilung
Norderstraße 81
25980 Westerland

Dr. med. Hans-Peter Hauber
Universitäts-Krankenhaus Eppendorf
Med. Kernklinik und Poliklinik/
Bereich Pneumologie
Martinistraße 52
20246 Hamburg

Dr. med. Thomas Köhnlein
Otto-von-Guericke-Universität
Med. Klinik/Abt. für Pneumologie
Leipziger Straße 44
39120 Magdeburg

Prof. Dr. med. Almuth Pforte
Universität Hamburg
Pneumologische Abteilung
Martinistraße 52
20246 Hamburg

Dr. med. Frank Richter
Robert-Koch-Klinik
Nikolai-Rumjanzew-Straße 100
04207 Leipzig

PD Dr. med. Tobias Welte
Otto-von-Guericke-Universität
Med. Klinik/Abt. für Pneumologie
Leipziger Straße 44
39120 Magdeburg

Prof. Dr. med. Hubert Wirtz
Universität Leipzig
Medizinische Klinik I
Johannisallee 32
04103 Leipzig

Kapitel 1
Definition und Epidemiologie
A. Pforte

1.1 Einleitung

Die COPD ist aufgrund ihrer weiten Verbreitung, insbesondere in den industrialisierten Ländern, und der immensen Kosten, die durch sie verursacht werden, ein globales medizinisches und gesundheitspolitisches Problem ersten Ranges. Alarmierend ist insbesondere das dramatische Ansteigen der Todesfälle, die weltweit durch die COPD verursacht werden (s. u.).

1.2 Definitionen

Die Annäherung an dieses wichtige Krankheitsbild ist nicht einfach, da bereits die Terminologie zu Mißverständnissen führen kann. So waren es unterschiedliche symptomatische Einzelaspekte, die den diversen existierenden Definitionen zugrundegelegt wurden, wobei kritisch anzumerken ist, daß man mit der Fokussierung auf Teilaspekte dem komplexen pathophysiologischen Geschehen kaum gerecht werden kann.

So lautet die Definition der *chronischen Bronchitis* durch die WHO [13]:

> „Die chronische Bronchitis ist eine Erkrankung, die gekennzeichnet ist durch übermäßige Schleimproduktion im Bronchialsystem. Sie ist klinisch charakterisiert durch andauernden bzw. rezidivierenden Husten mit oder ohne Auswurf, an der Mehrzahl der Tage während mindestens drei aufeinanderfolgenden Monaten in zwei aufeinanderfolgenden Jahren."

Bereits in den 50er Jahren – mit zunehmender Bedeutung der Lungenfunktionsdiagnostik – wurde das besondere Augenmerk auf das Vorliegen einer Obstruktion der Atemwege als wichtiges Merkmal der Erkrankung gerichtet. Die fehlende bzw. geringere Reversibilität dieses Befundes machte den Unterschied zu der anderen wichtigen obstruktiven Atemwegserkrankung, dem

Asthma bronchiale, deutlich. Als weiterer wichtiger Aspekt wurde im Zusammenhang mit der Obstruktion auf die Entstehung des Emphysems hingewiesen und dessen pathologische Charakterisierung eingeführt [3].

Die Verständigung über die Erkrankung, klinische und epidemiologische Kriterien, die zu ihrer Diagnose führen, sowie die therapeutischen Optionen werden durch die unterschiedlichen Auffassungen auf internationaler Ebene nicht erleichtert. So faßte die American Thoracic Society den Begriff COPD sehr weit und betonte die fließenden Grenzen bzw. Überschneidungen folgender Symptomenkomplexe:

- Asthma bronchiale,
- chronische Bronchitis,
- chronische Atemwegsobstruktion und
- Lungenemphysem [1].

In jüngster Zeit ist eine neue Definition hinzugekommen, und zwar durch die *Global Initiative for Chronic Obstructive Lung Disease* (GOLD), in der sich, unterstützt durch die WHO und das US National Heart, Lung & Blood Institute (NHLBI), ein internationales Expertengremium in den vergangenen Jahren intensiv mit der Optimierung und Vereinheitlichung der Diagnosestellung, Behandlung und Prävention der COPD beschäftigt hat [6].

Die im Jahr 2001 veröffentlichen *GOLD-Guidelines* stellen einen weiteren Meilenstein in der Auseinandersetzung mit der COPD dar. Gegenstand dieser Leitlinien sind:

1. die primäre und die Verlaufsdiagnostik der Erkrankung,
2. die Reduzierung von Risikofaktoren,
3. die Therapie im stabilen Stadium der Erkrankung und
4. die Behandlung von Exazerbationen.

Für die Bewertung und Empfehlung einzelner Maßnahmen bei diesen vier Teilaspekten wurden strenge Maßstäbe an die Qualität der vorliegenden Studien gelegt. Es erfolgte eine Einteilung in vier Kategorien, wobei die höchstbewertete Kategorie A im Sinne der „Evidence-based medicine" kontrollierte, randomisierte Studien mit großen Patientenzahlen voraussetzt. In der Kategorie B wurden randomisierte, kontrollierte klinische Studien mit geringerem Aussagewert erfaßt, die Kategorie C bezieht sich auf nicht randomisierte Studien und klinische Beobachtungen. Für die Kategorie D wurde bei nicht aussagekräftiger Datenlage auf dem Boden der klinischen Erfahrung ein Konsens des Expertengremiums herangezogen.

Die GOLD-Leitlinien definieren die COPD folgendermaßen [6]:

> „Die COPD ist eine progressiv verlaufende chronische Erkrankung, die durch eine nicht vollständig reversible Atemwegsobstruktion gekennzeichnet ist. Ihr zugrunde liegt eine entzündliche Reaktion der Atemwege, hervorgerufen durch inhalative Schadstoffe."

Es wird deutlich, daß hier eine relativ eng umschriebene Auffassung der COPD zugrunde gelegt wird, die das Emphysem und die chronische Bronchitis nicht mehr im engeren Sinne erfaßt, aber eine klare Abgrenzung zum Asthma bronchiale erkennen läßt, was die Anwendbarkeit der Leitlinien zur Diagnostik und Therapie vereinfacht.

1.3 Epidemiologie

1.3.1 Häufigkeit

Aufgrund der Definitionsprobleme einerseits (s. o.) sowie des fehlenden Leidensdrucks vieler Patienten und der Unterschätzung der Symptomatik durch den betreuenden Arzt („Raucherhusten") dürften die vorliegenden Zahlen zur Prävalenz der COPD deutlich unter den realen Zahlen liegen. Schätzungen hierzu gehen davon aus, daß lediglich 25 % aller Fälle überhaupt diagnostiziert werden [8].

Unter dieser Prämisse sind die in Deutschland angenommenen 10−12 % aller Erwachsenen, die an einer chronischen Bronchitis leiden, mit einer gewissen Vorsicht zu betrachten [12]. Im internationalen Vergleich schwanken die Zahlen zwischen 6 und 30 % [10].

1.3.2 Mortalität

Weltweit nimmt die COPD einen führenden Platz in der Todesursachenstatistik ein. Während sie derzeit an sechster Stelle rangiert, wird ein weiterer Anstieg der Todesfälle bis zum Jahr 2020 erwartet, so daß die COPD zu diesem Zeitpunkt bereits den traurigen dritten Platz einnehmen dürfte [4]. Diese Entwicklung ist als tragisch zu bezeichnen, handelt es sich doch bei der COPD in der größten Zahl der Fälle um eine verhinderbare Erkrankung.

Etwa zwei Drittel der COPD-Todesfälle betreffen derzeit Männer, wobei es bei Frauen einen deutlichen Anstieg während der letzten 20 Jahre gegeben hat.

Wie zu erwarten, steigt die Mortalität mit höherem Lebensalter dramatisch an, bedingt durch die Komplikationen, wie respiratorische Insuffizienz, dekompensiertes Cor pulmonale sowie infektiologische Probleme [11, 14].

Wie dringend adäquate Strategien zur Prävention, aber auch zur adäquaten Diagnostik und Therapie der COPD benötigt werden, lassen Zahlen aus den Vereinigten Staaten erkennen. Während des Zeitraums von 1966−1995 wurde eine Abnahme der altersbezogenen Todesfälle für kardiovaskuläre Erkrankungen um ca. 50% beobachtet, während im gleichen Zeitraum die Zahl der COPD-Todesfälle um ca. 70% anstieg [5].

1.3.3 Soziale und ökonomische Faktoren

Ein niedriger sozialer Status sowie ein ungünstiges Bildungsprofil begünstigen sowohl das Auftreten einer COPD als auch die Morbidität und Letalität dieser Erkrankung [9, 7, 10].

Die durch die COPD verursachten direkten und indirekten Kosten sind immens. So sind Verschreibungen von Arzneimitteln, die zur Behandlung von Atemwegserkrankungen erfolgen, verantwortlich für knapp 10% aller verordneten Medikamente [2]. Einen hohen Stellenwert nimmt die COPD auch bei der Zahl der stationären Behandlungstage ein, die mit 2,7 Millionen fast doppelt so hoch liegt wie für das Asthma bzw. die Pneumonie. Die sozioökonomische Bedeutung der COPD wird auch durch einen Blick in die statistischen Erhebungen der Kranken- und Rentenversicherungsträger verdeutlicht. In der Gruppe der Atemwegs- und Lungenkrankheiten schlägt die COPD mit den höchsten Kosten zu Buche, wobei über die Hälfte der Kosten indirekt durch Arbeitsunfähigkeit und frühzeitige Erwerbsunfähigkeit verursacht werden.

Diese bedrückenden Zahlen legen nahe, daß die epidemiologischen Studien und Langzeituntersuchungen zur Absicherung von Prävalenzdaten ein weiteres wichtiges Standbein neben der klinischen und grundlagenorientierten Erforschung pathophysiologischer Veränderungen haben müssen, um diesem globalen Gesundheitsproblem gerecht zu werden. Von Ergebnissen dieser Untersuchungen sind auch Hinweise für geeignete Präventionsmaßnahmen zu erwarten, denen bisher noch viel zu wenig Beachtung geschenkt wird.

Literatur

1. American Thoracic Society. Standards for the diagnosis and care of patients with chronic obstructive pulmonary disease. Am J Respir Crit Care Med 1995; 152: 77−120.
2. Bundesminister für Gesundheit. Daten des Gesundheitswesens, Ausgabe 1995. Baden-Baden: Nomos Verlagsgesellschaft, 1995.
3. CIBA. Terminology, definition and classification of chronic pulmonary emphysema and related conditions: a report of the conclusions of a CIBA guest symposium. Thorax 1959; 14: 286−99.
4. Murray CJ, Lopez AD. Alternative projections of mortality and disability by cause 1990−2020: Global Burden of Disease Study. Lancet 1997; 349: 1498−1504.
5. NHLBI morbidity and mortality chartbook, 1998.
6. Pauwels RA, Buist AS, Calverley PM, Jenkins CR, Hurd SS. Global strategy for the diagnosis, management, and prevention of chronic pulmonary disease. NHLBI/WHO Global Initiative for Chronic Obstruc (GOLD) Workshop summary. Am J Respir Crit Care Med 2001 Apr; 163(5): 1256−76.
7. Prescott E, Lange P, Vestbo J. Socioeconomic status, lung function and admission to hospital for COPD: results from the Copenhagen City Heart Study. Eur Respir J 1999; 13: 1109−14.
8. Siafakas NM, Vermeire P, Pride NB, Paoletti P, Gibson J, Howard P et al. Optimal assessment and management of chronic obstructive pulmonary disease (COPD). The European Respiratory Society Task Force. Eur Respir J 1996; 8: 1398−1420.
9. Strachan DP. Epidemiology: a British perspective. In: Calverley PMA, Pride NB, eds. Chronic Obstructive Pulmonary Disease. London: Chapman and Hall, 1995.
10. Strategies in preserving lung health and preventing COPD and associated diseases. The National Lung Health Education Program (NLHEP). Chest 1998; 113: 123−63.
11. Thom TJ. International comparisons in COPD mortality. Am Rev Respir Dis 1989; 140: 27−34.
12. Weißbuch Lunge 2000. Konietzko N, Fabel H, Hrsg. Stuttgart: Georg-Thieme-Verlag, 2000.
13. World Health Organization: WHO report of an expert committee: Definition and diagnosis of pulmonary disease with special reference to chronic bronchitis and emphysema. WHO Techn Rep Ser 1961; 213: 14−9.
14. Zielinski J, MacNee W, Wedzicha J, Ambrosino N, Braghiroli A, Dolensky J et al. Causes of death in patients with COPD and chronic respiratory failure. Monaldi Arch Chest Dis 1997; 52: 43−7.

Kapitel 2
Ursächliche Faktoren

A. Gillissen, F. Richter

2.1 Einleitung

Die chronisch-obstruktive Lungenerkrankung (COPD) ist ein Summationsbegriff verschiedener Erkrankungen und stellt keine eigene Entität dar. Nach den Kriterien der American Thoracic Society (ATS) wird die Schnittmenge aus Lungenemphysem, chronischer Bronchitis und Asthma bronchiale unter dem Begriff COPD subsumiert [1]. Diese Definition ist aber durch die Verwendung des Begriffes Asthma bronchiale unscharf, da sich diese beiden Erkrankungsformen sowohl pathophysiologisch seitens der zugrundeliegenden Entzündungsreaktionen, der Ursachen, als auch im Hinblick auf das unterschiedliche Ansprechen auf Pharmaka wesentlich unterscheiden. Insbesondere im fortgeschrittenen Erkrankungsstadium wird die klinische Unterscheidung dieser beiden Erkrankungsformen erschwert.

Die aktuell von der WHO und den National Institutes of Health (NIH) ins Leben gerufene GOLD-Initiative (Global Initiative for Chronic Obstructive Lung Disease) beschreibt in ihrer Definition die COPD als eine chronische Erkrankung, die durch eine zunehmende irreversible und progressiv verlaufende Atemwegsobstruktion charakterisiert ist, die wiederum durch exogene Noxen – meist inhalatives Zigarettenrauchen – ausgelöst und unterhalten wird [2].

2.2 Exogene Faktoren

Die COPD ist eine Erkrankung, die, eine entsprechende Disposition vorausgesetzt, durch exogene Noxen ausgelöst wird (Abb. 2-1). Die zusätzlich zur Exposition zu berücksichtigende individuelle Disposition ergibt sich z. B. aus der Beobachtung, daß nicht jeder Raucher eine obstruktive Bronchitis oder eine COPD entwickelt, sondern „nur" 25–30 %, wobei die Angaben je nach epidemiologischer Erhebung etwas schwanken. Tabelle 2-1 gibt eine Übersicht über die gesicherten und wahrscheinlichen Risikofaktoren.

Tabelle 2-1 Gesicherte und wahrscheinliche Faktoren, die eine COPD auslösen können [nach 2].

Exogene Risikofaktoren **Bewiesen**	**Wahrscheinlich (Hinweise)**
Zigarettenrauch Stäube (berufliche Noxen)	Emissionen Passive Zigarettenrauch-Exp. Infektionen (Bakterien, Viren) Alkohol Cadmium i.v. Drogenabhängigkeit Unterernährung
Endogene Risikofaktoren **Bewiesen**	**Wahrscheinlich (Hinweise)**
Alpha-1-Antitrypsin	Alter Geschlecht Familiäre Disposition Bronchiale Hyperreaktivität Chronischer Husten Geburtsgewicht

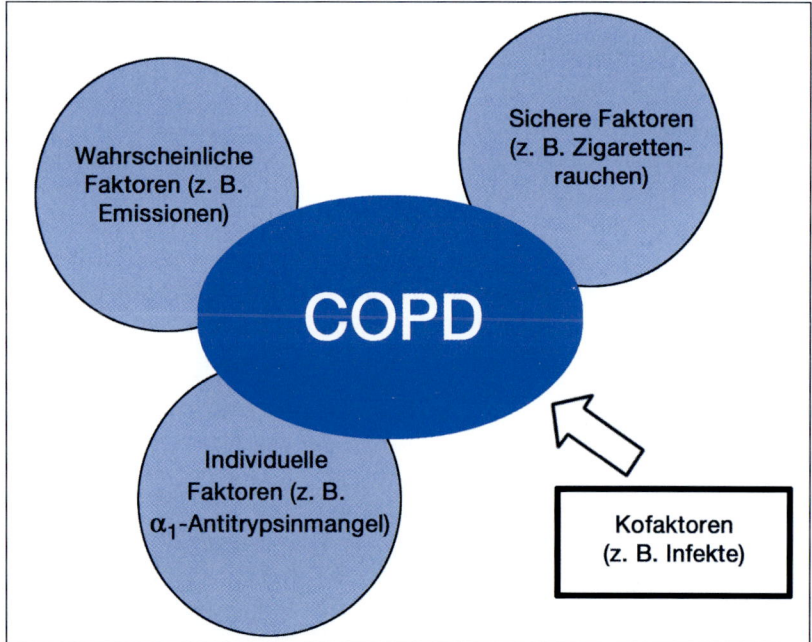

Abbildung 2-1 Einflußfaktoren, die eine COPD oder eine COPD-Exazerbation auslösen können.

2.2.1 Inhalationsrauchen

Zigarettenrauchen ist der wichtigste Risikofaktor für das Entstehen einer obstruktiven Lungenerkrankung. Der Beitrag des Zigarettenrauchens bei der COPD macht ca. 90 % aus. Vergleicht man den CO-Gehalt des Zigarettenrauchs von $20\,000-40\,000$ ppm mit dem noch zulässigen CO-Gehalt in einer Großstadt von 0,9 ppm (Smogvorwarnstufe), so wird sichtbar, daß die urbane Umweltbelastung in den Industrieländern nur eine untergeordnete Bedeutung im Vergleich zum Rauchen darstellt [3].

Unabhängig von der Entstehung einer COPD kommt es bei entsprechend empfänglichen (*susceptible*) Rauchern zu einer über der Altersnorm liegenden, langsam progressiven Abnahme der Lungenfunktion, gemessen am Abfall der Ein-Sekundenkapazität (FEV_1). Faktoren, die den empfänglichen Raucher von den anderen Rauchern unterscheiden, sind noch nicht sicher definiert, genetische Ursachen dürften aber eine Rolle spielen [4]. Folgende weitere Kofaktoren werden für die Verschlechterung einer vorbestehenden COPD verantwortlich gemacht: hohes Alter, Geschlecht (Männer sind „empfänglicher" als Frauen), niedriger sozialer Status und rezidivierende Infektionen.

Nur ca. $10-20\,\%$ der Raucher entwickeln eine lungenfunktionell relevante Atemwegsobstruktion im Sinne einer COPD [5]. Die jährliche Verminderung des FEV_1 bei Normalpersonen beträgt ab dem 3. Lebensjahrzehnt ca. $25-30$ ml/Jahr, bei etwa einem Sechstel der starken Raucher (> 15 Zigaretten/d) kann der Wert auf 80 ml/Jahr und mehr ansteigen [5, 6]. Insgesamt leiden aber nur 4 % der starken Raucher im 65. Lebensjahr an einer schweren Obstruktion (FEV_1 < 1,5 l), verglichen mit 0,5 % der Nichtraucher [6]. Erste funktionelle Einschränkungen in der Lungenfunktion können nach einer Menge von 20 Zigaretten/d über 20 Jahre bei $10-15\,\%$ der Raucher nachgewiesen werden. Bei über 60 Zigaretten/d ist die Lungenfunktion bei 50 % der Raucher eingeschränkt [7]. Außerdem besteht bei dem empfänglichen Raucherkollektiv neben der Beziehung von konsumierter Zigarettenmenge und Zunahme des jährlichen FEV_1-Abfalls auch eine Zunahme der klinischen Symptome wie Dyspnoe und Auswurf [8]. Bei Exrauchern gleicht sich der jährliche FEV_1-Abfall bezogen auf den schon verringerten Ausgangswert dem der Nichtraucher wieder langsam an, muß diesen aber in Abhängigkeit von der individuellen Situation nicht notwendigerweise wieder erreichen [5, 9]. Eine Normalisierung der Lungenfunktionswerte ist nach längerer Rauchexposition nicht mehr in jedem Fall zu erreichen (Abb. 2-2).

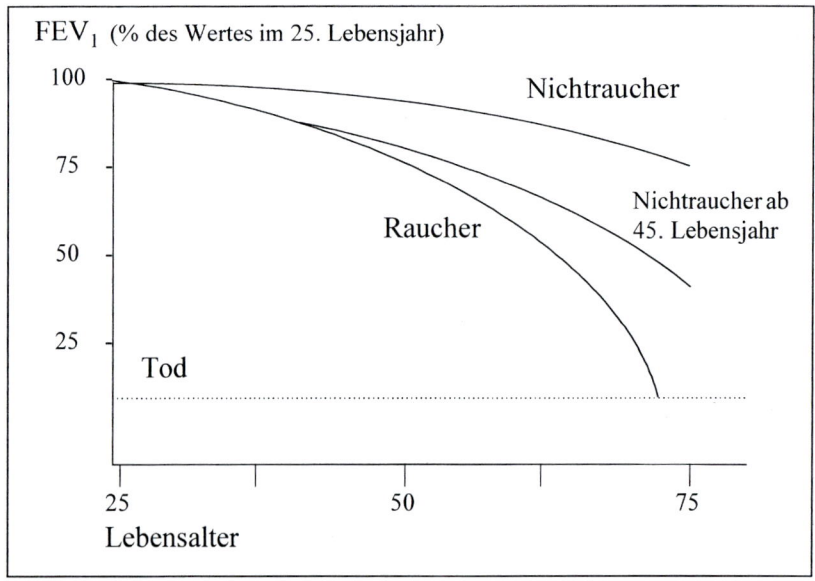

Abbildung 2-2 Reduktion der Lungenfunktion und Verkürzung der Lebenszeit bei „empfänglichen" Rauchern, Exrauchern und Nichtrauchern [nach 5].

Die chronischen Effekte des Rauchens spielen sich auf verschiedenen Funktionsebenen ab. Im folgenden werden nur kurz einige Einflüsse des Zigarettenrauchens dargestellt. Eine detaillierte Darstellung der bei der COPD auf der zellbiologischen Ebene ablaufenden Entzündungsvorgänge findet sich in Kapitel 3 (Pathogenese der COPD).

2.2.1.1 Bronchialschleimhaut

Die Bronchialschleimhaut hat nicht nur eine physiologische Schutzfunktion, sondern erfüllt auch sekretorische Funktionen (Sekretion von Zytokinen, Wachstumsfaktoren, Endothelinen u. a.). Bei der chronischen Raucherbronchitis wird eine Umwandlung von physiologischen Flimmerepithelzellen in Becherzellen beobachtet, die mit einer Steigerung der Schleimproduktion einhergeht. Eine ausgeprägte Dyskrinie kann nicht nur zu einer Einschränkung des Atemflusses führen, sondern auch spätere sekundäre bronchiale Infektionen begünstigen (s. u.). Zusätzlich führt in diesem Szenario eine gestörte mukoziliäre Clearance zu einer insuffizienten Reinigung des Bronchialsystems und

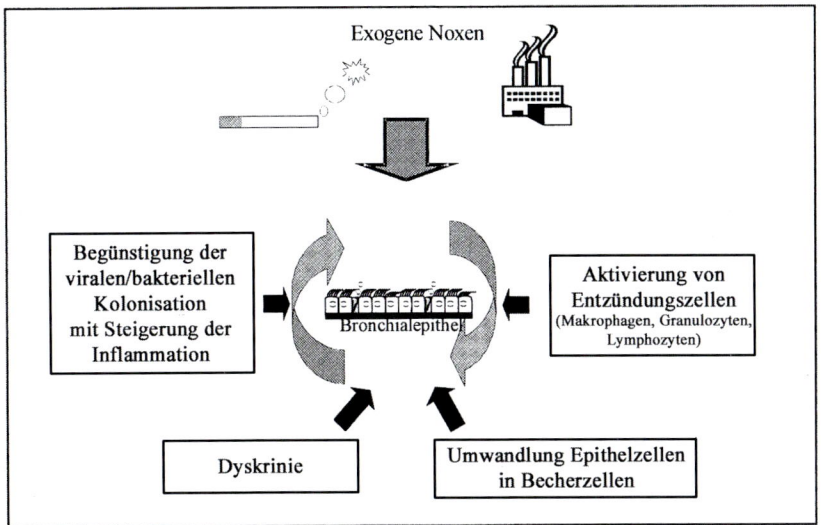

Abbildung 2-3 Teufelskreis von der Exposition über die Dyskrinie zur persistierenden Entzündungsreaktion im Bronchialepithel.

trägt damit zu einem Teufelskreis der perpetuierenden Entzündungsreaktion mit klinisch beobachtbaren Exazerbationen bei (Abb. 2-3).

2.2.1.2 Bronchiale Hyperreagibilität

Bedeutungsvoll ist, ob das Rauchen ein kausaler Faktor für die bronchiale Hyperreagibilität und damit als direkte Ursache für eine chronische Atemwegsobstruktion anzusehen ist oder ob nur bestimmte prädisponierte Raucher eine Atemwegsobstruktion entwickeln, bei denen zusätzliche verursachende Faktoren für die Hyperreagibilität des Bronchialsystems vorliegen, wie in der sog. „Dutch hypothesis" angenommen wird [13]. Bei asymptomatischen Rauchern konnte nach Histamininhalation keine gesteigerte bronchiale Reaktivität im Vergleich zu Nichtrauchern beobachtet werden [10, 11]. Demgegenüber konnte aber bei symptomatischen Rauchern eine gesteigerte Histaminempfindlichkeit (14 von 17 Rauchern) nachgewiesen werden [12]. Ungeklärt bleibt daher, inwieweit die bronchiale Hyperreaktivität bei der COPD lediglich Ausdruck einer „asthmatischen" Begleitreaktion ist oder ob im individuellen Fall nicht ein „COPD-Asthma-Mischbild" vorliegt.

2.2.1.3 Effekte auf zelluläre Reaktionen der Entzündungszellen

Makrophagen und neutrophile Granulozyten werden als „Schlüsselzellen" der Entzündungsreaktion bei der COPD angesehen. Schwere Krankheitsbilder sind zusätzlich noch durch die CD8-positive Lymphozytose in der Bronchialschleimhaut charakterisiert, ein Befund, der pathophysiologisch nach gegenwärtigem Kenntnisstand noch nicht zugeordnet werden kann. In einigen Untersuchungen wird berichtet, daß es bei einem verringerten FEV_1-Wert korrespondierend zu einer Erhöhung der pulmonalen $CD8^+$-Lymphozyten kommt [14]. Bezüglich der Details der zellulären Reaktion wird auf Kapitel 3 verwiesen.

2.2.2 Berufsbedingte inhalative Noxen

Berufsbedingte inhalative Noxen werden als COPD-verursachend z. T. sogar von den Berufsgenossenschaften als Berufskrankheit anerkannt (z. B. silikogene Stäube bei der Silikose; Berufskrankheitenziffer BK 4101). In der Praxis sind aber die berufsbedingten Risiken wissenschaftlich korrekt nur schwer zu differenzieren, wenn der Zigarettenkonsum als begleitender zusätzlicher Faktor eine Rolle spielt. Einzelne Studien konnten aber nachweisen, daß unabhängig vom Rauchen eine Staubexposition einen negativen Einfluß auf die Lungenfunktion hat [15, 16]. Berufsbedingte Noxen führen bei persistierender Exposition zu einer Chronifizierung der Atemwegsobstruktion mit Ausbildung der typischen Sekundärschäden, wie dem Lungenemphysem, der chronisch-respiratorischen Insuffizienz und dem Cor pulmonale. Des weiteren spielen chemisch-irritativ oder toxisch wirkende Stoffe bei der Entstehung der COPD eine Rolle. Unabhängig vom Zigarettenkonsum und dem radiologischen Nachweis einer Silikose besteht daher allein schon durch eine erhöhte chronische Staubexposition im Bergbau ein erhöhtes COPD-Risiko [17, 18]. Wichtig für die gutachterliche Bewertung ist, daß nach der derzeitigen Rechtsprechung der Einfluß des Zigarettenrauchens für die Festlegung der MdE (Minderung der Erwerbsfähigkeit) im Unfallrecht unberücksichtigt bleiben muß.

2.2.2.1 Anorganische Stäube

Unter den Pneumokoniosen ist die Silikose die häufigste Erkrankung mit einer bedeutenden arbeitsmedizinischen Relevanz. Die Erkrankung entsteht durch die inhalative Einwirkung von kristallinem Quarz, Cristobalit und Tridymit. Die silikogenen morphologischen Veränderungen (Schwielenbildung, silikogene Granulombildung) sind als eine mit dieser Exposition in direktem Zusammenhang stehende Entzündungsreaktion aufzufassen. Die lungenfunktionellen Veränderungen entsprechen dem Nebeneinander einer fibrotischen und emphysematösen Umwandlung der Lungenstruktur, was sich in einer gemischtförmigen Ventilationsstörung (Restriktion, Obstruktion, Überblähung) widerspiegelt.

Seit den 50er Jahren sind ursächliche Zusammenhänge zwischen einer Cadmiumexposition (Metallindustrie) und der Entstehung eines Lungenemphysems bekannt [19, 20].

2.2.2.2 Organische Stäube

Organische Stäube können akute pulmonale Veränderungen auslösen, wie bei der exogenen allergischen Alveolitis. Aber auch langjährige Expositionen führen zu chronischen Verläufen mit einer zunehmenden irreversiblen Verschlechterung der Lungenfunktion im Sinne einer COPD.

Bei langjährig Holzstaubexponierten eines Sägewerkes lag im Mittel der FEV_1-Abfall bei den untersuchten Arbeitern über dem altersentsprechenden Lungenfunktionsverlust von Büroangestellten im gleichen Betrieb [21].

Baumwollstaubexponierte können infolge des irritativ wirkenden und Endotoxin enthaltenden Baumwollstaubs eine chronische Atemwegsobstruktion im Sinne einer COPD entwickeln. Eine chronische Bronchitis (Byssinose) findet sich bei Baumwollarbeitern häufiger als bei Metallarbeitern [22].

2.2.2.3 Anorganisch(chemisch)-irritativ toxische Stoffe

Chemische Irritanzien in der Arbeitswelt, wie Chlorgas, Phosgen, Nitrosegase und Ammoniak, führen meist zu einer akuten Schädigung des Bronchialsystems [23].

Isozyanate werden bei der Herstellung von Hart- und Weichschaumprodukten (Kleber, Lacke, Gummiprodukte, Latex) eingesetzt und können einen Asthmaanfall im Rahmen einer Sensibilisierungsreaktion hervorrufen [24]. Isozyanate wirken aber auch direkt toxisch an der Bronchialschleimhaut und hemmen die Acetylcholinesterase. Nach Beendigung der Exposition muß bei ca. 50 % der Exponierten mit einem „Dauerasthma" gerechnet werden, was dann zu einem chronischen Krankheitsverlauf führen kann [24−26]. Von der direkten toxischen Isozyanatwirkung ist die immunologische Sensibilisierungsreaktion zu unterscheiden.

2.2.3 Emissionen

Schwefeldioxid (SO_2), Stickstoffdioxid (NO_2), Ozon (O_3), Kohlenmonoxid (CO), Kohlendioxid (CO_2) und Feinstäube sind die wesentlichen humanpathogenen Emissionskomponenten, die überwiegend aus der Verbrennung fossiler Energieträger stammen. Die alleinige Luftverschmutzung bzw. die Emissionen sind als Ursache für die Entwicklung einer COPD noch nicht hinreichend anerkannt. Als gesichert gilt, daß die Exposition gegenüber Emissionen für das Individuum und für die Gesellschaft als Ganzes aus gesundheitsökonomischer wie auch aus rein medizinischer Sicht für die Entwicklung einer COPD eine viel geringere Rolle spielt als die Zigaretten-assoziierten Effekte [27]. Dennoch treten bei Kindern, alten Menschen und Patienten mit pulmonalen Vorerkrankungen unter Smogsituationen häufiger chronische Atemwegssymptome (Bronchitis, Atemwegsobstruktion) auf als bei Lungengesunden [27].

Die Innenraum-Luftverschmutzung durch Heizen und Kochen am offenen Herd ist zwar mit einem erhöhten Risiko für die Entsehung einer COPD verbunden, spielt in unseren Breiten − bis auf die Zigarettenrauchexposition − im Gegensatz zu manchen Entwicklungsländern aber keine nennenswerte Rolle [28−30].

2.2.3.1 Ozon

Ozon besteht aus 3 Sauerstoffatomen (O_3), ist chemisch instabil, daher reaktiv und kommt als natürliches Gas in der Stratosphäre und bodennah als Folge anthropogener Einflüsse vor. Ozon wird über eine Kette von Reaktionen zwischen Kohlenwasserstoffen und Stickoxiden unter maßgeblicher Wirkung von UV-Strahlung erzeugt. Die Konzentrationen im Sommer sind daher höher. Die Jahresmittelwerte liegen bei 20−40 ppb (parts per billion) [31]. Aufgrund der guten Wasserlöslichkeit von Ozon kann es bis in die Lungenperipherie vordringen. Schätzungsweise werden 40 % extrathorakal und 55 % intrathorakal in den Atemwegen absorbiert [32].

Asthmatiker in einem leichten Erkrankungsstadium zeigten nach einer vorangegangenen Belastung bei einer dreistündigen inhalativen Provokation in Ruheatmung mit einer Ozonkonzentration von 250 ppb eine bronchiale Reaktion mit einem FEV_1-Abfall von mehr als 25 % im Vergleich zum Ausgangswert [33]. In Abhängigkeit von Expositionsdauer und Ventilationsfrequenz, z. B. bei mehrstündigem Ausdauersport im Freien, können aber auch niedrigere Ozonkonzentrationen lungenpathogen wirken [34].

2.2.3.2 Stickstoffdioxid

Hauptquelle des NO_2 ist die Verbrennung fossiler Brennstoffe. Im Innenraumbereich wird es besonders durch offene Gasherde oder beim Schweißen freigesetzt. In Großstädten liegen die Konzentrationen im Mittel deutlich unter 50 ppb. In Smogsituationen können temporär aber durchaus Werte bis zu 400 ppb auftreten. Beim Kochen auf dem Gasherd wurden Innenraumluftwerte mit kurzzeitigen Spitzenwerten bis zu 500 ppb gemessen [31].

Untersuchungen an entsprechend exponierten Patienten mit einer COPD zeigten, daß eine individuelle NO_2-bedingte Lungenfunktionsverschlechterung ab 300 ppb eintreten kann [35].

2.2.3.3 Schwefeldioxid

Auch SO_2 wird überwiegend durch die Verbrennung fossiler Brennstoffe freigesetzt. Der Jahresmittelwert liegt unter 20 ppb. In Luftverschmutzungsepisoden, besonders im Winter, können Spitzenwerte auch über 200 ppb vorkommen [31]. Epidemiologische Untersuchungen wiesen bei hohen SO_2-Werten vorübergehende FEV_1-Abfälle bei Kindern nach [36]. Ähnliche Befunde wurden bei erwachsenen Patienten mit einer vorbestehenden Atemwegsobstruktion ermittelt [37]. Offenbar reagieren besonders Patienten mit bereits bestehenden Atemwegserkrankungen oder einem hyperreagiblen Bronchialsystem nach einer SO_2-Exposition mit einer Obstruktion. Eine hohe Atemfrequenz (mit erhöhtem Atemminutenvolumen) vorausgesetzt, können Konzentrationen von 250−600 ppb einen Asthmaanfall provozieren [38]. Wird SO_2 in trockener und kalter Luft appliziert, ist die Atemwegsobstruktion ausgeprägter als in feuchter und warmer Umgebung [39].

Wie bei allen Untersuchungen zur Frage der Wirkung von Gasen auf die Atmung können nur unter experimentellen Bedingungen die Effekte der Einzelkomponenten quantifiziert werden, da sie in der Umwelt nur kombiniert vorkommen. Trotzdem versuchen epidemiologische Untersuchungen, den Effekt einzelner Komponenten in großen Kohortenstudien näher zu definieren. Die amerikanische Six-Cities-Study zeigt z. B. in diesem Zusammenhang, daß die Mortalität von Atemwegserkrankungen stärker mit der Partikel- als mit der SO_2-Konzentration korrelierte [40].

2.2.3.4 Klimafaktoren

Betrachtet man nur die Klimafaktoren und läßt die Umweltschadstoffe unberücksichtigt, so verbleiben Kälte, Wärme, Trockenheit und Feuchtigkeit als wichtige Kenngrößen. Kälte und Trockenheit können bei Patienten mit einem hyperreagiblen Bronchialsystem eine Bronchialobstruktion auslösen. Hitzeeinwirkung als alleiniger Faktor kann diesbezüglich vernachlässigt werden. Der Schadstoffexposition kommt bei der COPD-Morbidität in Mitteleuropa jedoch eine größere Bedeutung zu als den Klimafaktoren.

2.3 Soziale Faktoren

2.3.1 Sozioökonomischer Status

Der sozioökonomische Status korreliert mit der COPD-Prävalenz invers, d. h., die Prävalenz der COPD steigt mit abfallendem Sozialstatus und schlechteren Einkommensverhältnissen. Die Gründe für dieses Phänomen sind vielfältig und in der schlechteren (unausgewogeneren) Ernährungssituation, dem höheren Energiebedarf insbesondere schwerkranker COPD-Patienten (s. u.), dem höheren Zigarettenkonsum, den schlechteren Wohnverhältnissen (räumliche Enge, Schmutz, belastete Wohngegend) und den Arbeitsbedingungen zu suchen [41, 42]. In der Copenhagen City Heart Study konnte gezeigt werden, daß die Indikation für eine Krankenhauseinweisung bei Patienten, die wegen einer COPD hospitalisiert werden mußten, in der sozial niedrigsten Stufe dreimal höher war als bei Patienten mit einem höheren sozialen Status, unabhängig vom Geschlecht [43].

2.3.2 Ernährung

Der Einfluß der Ernährung auf Morbidität, Mortalität und Prognose der COPD ist gegenwärtig Anlaß intensiver Diskussion. Die Inzidenz der Untergewichtigen unter den COPD-Patienten schwankt je nach Studie zwischen 20 % und 70 %. Gute epidemiologische Daten existieren zu diesem Thema aber leider nicht, da fast ausschließlich Patienten evaluiert wurden, die sich wegen ihrer Grundkrankheit in irgendeiner Weise einer ärztlichen Behandlung, sei es ambulant, stationär oder im Rahmen von Rehabilitationsmaßnahmen, unterziehen mußten. Die Gründe für das Untergewicht (Körpergewicht > 9 % unter dem Idealgewicht), das insbesondere schwerkranke COPD-Patienten betrifft, liegt in dem Ungleichgewicht zwischen einem durch die Atemarbeit bedingten erhöhten Energieverbrauch und dem fehlenden Ausgleich über den Nahrungsweg. Bei schwerkranken und untergewichtigen COPD-Patienten zeigt sich eine gute Korrelation (r = 0,5−0,8) zwischen der Verschlechterung der

Lungenfunktion, der O_2-Utilisation und der physischen Leistungsfähigkeit, dafür aber gegenüber Lungengesunden oder nur leicht kranken Patienten ein signifikant (bis p < 0,001) erhöhter Energiebedarf. Die Unterernährung stellt einen wichtigen Prognosefaktor dar, da diese mit der COPD-Mortalität korreliert (pulmonale Kachexie) [3].

Ein anderer Aspekt betrifft den Einfluß von Nahrungsbestandteilen auf die Entwicklung bzw. den Verlauf einer COPD mit einem Lungenemphysem. In einer niederländischen Studie wurde ein Zusammenhang zwischen einer verminderten Vitamin-C-Aufnahme und den Symptomen einer Bronchitis bzw. der Häufigkeit des Lungenemphysems angenommen [46]. Eine britische Studie fand einen Zusammenhang zwischen erniedrigter Vitamin-C-Aufnahme in der Nahrung und einem bei diesen Patienten im Mittel um 20 ml erniedrigten FEV_1-Wert [47]. Eine weitere Studie an Erwachsenen zeigte, daß die FEV_1-Werte im Mittel um 80 ml niedriger lagen, sofern besonders in den Wintermonaten weniger Obst und Fruchtsäfte mit der Nahrung aufgenommen wurden [48]. Die Magnesiumaufnahme über Molkereiprodukte und grünes Gemüse soll einen größeren Einfluß auf den FEV_1-Verlauf haben als Vitamin C und E [49]. Es wird also ein Zusammenhang zwischen der antioxidativen Wirkung einzelner Nahrungsmittelbestandteile und der Entwicklung eines Lungenemphysems vermutet. In der Diskussion sind antioxidativ wirkende Enzyme, Vitamine (C und E) sowie Magnesium und ungesättigte Fettsäuren im Fischöl [44, 45].

Es gibt außerdem einen hypothetischen Hinweis, daß Fischöl (ungesättigte Fettsäuren) besonders in Meeresfischen einen protektiven Faktor gegenüber der Prävalenz und Schwere einer COPD hat [50, 51].

Unter Berücksichtigung aller exogener Faktoren spielen jedoch für die COPD die o. g. nutritiven Aspekte klinisch allenfalls eine untergeordnete Rolle.

2.4 Endogene Faktoren

Eine Reihe von endogenen Faktoren sind für Entstehung, klinischen Verlauf und Prognose der COPD von Bedeutung.

2.4.1 Lebensalter und Geschlecht

Die COPD ist eine Erkrankung der zweiten Lebenshälfte. In einer WHO-Studie von 1990 wurde eine Prävalenz der COPD für Männer von 9,34/1000 und für Frauen von 7,33/1000 ermittelt [27]. Gründe für einen erhöhten Anteil des männlichen Geschlechtes können im unterschiedlichen Rauchverhalten und z. T. auch in der beruflichen Exposition gegenüber krankheitsfördernden Noxen gesehen werden. Ob Männer grundsätzlich COPD-empfänglicher sind, ist hypothetisch. Durch den steigenden Zigarettenkonsum bei Frauen scheint sich in den letzten Jahren das Verhältnis zuungunsten der Frauen zu verschieben [52, 53].

2.4.2 Geburtsgewicht und Lungenentwicklung

Das Lungenwachstum und damit auch verbunden die sich entwickelnde Lungenfunktion ist während der Schwangerschaft und der Kindheit von verschiedenen Faktoren abhängig. Faktoren, die die Schwangerschaft maßgebend beeinflussen, wie Alkohol und Zigarettenrauchen, führen zu einem verminderten Geburtsgewicht und damit zu schlechteren Ausgangsbedingungen auch hinsichtlich der Lungenfunktion (Tab. 2-2). Das Risiko für die Entwicklung einer Lungenerkrankung ist gesteigert [54, 55]. Eine prospektive Studie an Jugendlichen im Alter von 5−19 Jahren zeigte, daß Jugendliche, die mit dem 15. Lebensjahr zu rauchen begannen, mit 20 Jahren ein um 8 % niedrigeres FEV_1 hatten [56]. Zigarettenkonsum im frühen Jugendalter führt auch zu einer verzögerten Lungenentwicklung mit einer im Vergleich zu den nichtrauchenden Jugendlichen langsameren Zunahme des FEV_1 und Verminderung der maximal erreichbaren Lungenfunktion im Erwachsenenalter. Bei rauchenden Mädchen wurde ein um 340 ml und bei Jungen ein um 390 ml verringertes maximal erreichbares FEV_1 ermittelt [56]. Selbst bei Passivrauch-exponierten Kindern und Jugendlichen wurde ein solcher Effekt beschrieben, wenn auch in geringerem Umfang. Die Unterschiede in den FEV_1-Werten betrugen nach 1 Jahr 28 ml und nach 5 Jahren schon 100 ml [57]. Bei Kindern und Jugendlichen zeigen Mädchen, die rauchen, eine schlechtere Lungenfunktion als Jungen; wahrscheinliche Ursache sind ihre physiologisch kleineren Atemwege [58]. Bei der Untersuchung von 18- bis 25jährigen rauchenden Jugendlichen wurde nachgewiesen, daß junge Männer eher eine *Small airway disease* entwickeln, junge Frauen dagegen eher eine vaskuläre Reaktion zeigen [59].

Tabelle 2-2 Die Entwicklung einer COPD kann schon in den beiden ersten Lebensjahrzehnten durch diverse Faktoren „gebahnt" werden. Die Summation diverser Risikofaktoren, die in 4 Risikophasen eingeteilt werden können, beeinflussen die Lungenentwicklung (FEV_1-Verlauf) negativ [mod. nach 64].

Phase 1 Lungenreifung während der Schwangerschaft Genetische Prädisposition Rauchen in der Schwangerschaft Ernährung Allergene Exposition Hormonelle Faktoren Sozialer Status
Phase 2 Kindes- und Jugendalter (0–20 Jahre) – Lungenfunktionsanstieg Aktiv-/Passivrauchen Umweltverschmutzung (indoor/outdoor) Unterernährung Bronchiale Hyperreaktivität Niedriger sozialer Status
Phase 3 Erwachsener (20–40 Jahre) – Maximale Lungenfunktion Aktiv-/Passivrauchen Berufsnoxen (Stäube) Umweltluftverschmutzung (Emissionen) Bronchiale Hyperreaktivität Untertherapie Unterernährung Niedriger sozialer Status
Phase 4 Erwachsene (über 40 Jahre) – Lungenfunktionsabfall Aktiv-/Passivrauchen Berufsnoxen (Stäube) Umweltverschmutzung (Emissionen) Bronchiale Hyperreaktivität Unterernährung Niedriger sozialer Status

2.4.3 Alpha-1-Proteaseninhibitormangel (Alpha-1-Antitrypsinmangel)

Proteasen sind Endopeptidasen, deren Aufgabe in der Degradierung von Proteinen durch die Hydrolyse von Peptidbindungen besteht. Die neutrophile Elastase hat eine molekulare Masse von $27-31$ kD und wird, sofern durch Antiproteasen nicht inhibiert, wegen ihrer hohen elastolytischen Kapazität (100 %) als bedeutendste Protease für die Lungenemphysementstehung angesehen. Andere wichtige elastolytisch wirkende Proteasen sind: Protease 3, die Kathepsine G, L und S und Gelatinasen. Ein Übergewicht an (nicht-inhibierten) Elastasen führt zu einer chronischen und progressiven Zerstörung des Lungengewebes, insbesondere der Alveolarwände mit der Ausbildung eines Lungenemphysems im terminalen Stadium.

Der Alpha-1-Proteaseninhibitormangel (α_1-PI-Mangel) stellt den einzigen gesicherten genetischen Faktor für die Entstehung des Lungenemphysems dar. Bei 0,02 % der mitteleuropäischen Bevölkerung liegt ein hereditärer homozygoter α_1-PI-Mangel vor (PiZZ). Infolgedessen ist der Antiproteasenspiegel auf 10−20 % der bei Gesunden vorliegenden Werte erniedrigt, womit ein ausreichender Antiproteasenschutz in der Lunge nicht mehr gewährleistet ist. Max. 2 % aller Emphyseme in Mitteleuropa sind durch einen hereditären α_1-PI-Mangel bedingt. Bei heterozygoten Merkmalsträgern, bei denen der Proteasen-Spiegel über 30 % liegt, ist diese Art der Emphysementwicklung nicht gesichert. α_1-PI ist ein Glykoprotein mit einem Molekulargewicht von 56 kD, das in der Leber synthetisiert wird und über den Blutkreislauf in die meisten Gewebe diffundiert. Im Lungenparenchym macht es ca. 80 % der Hemmkapazität gegenüber Proteasen aus. Andere Inhibitoren, wie z. B. SLPI (*secretory leukoprotease inhibitor*), TIMP (Gewebeinhibitoren von Matrixmetalloproteasen) und Cystatin spielen dagegen im Proteasen-Antiproteasengleichgewicht eine untergeordnete Rolle, zumal es keine entsprechenden Mangelzustände gibt (Ausnahme: Alpha-2-Makroglobulinmangel).

Bei Rauchern ist die Antiproteasen-Kapazität erniedrigt, was durch eine Zigarettenrauch-geförderte Proteasenfreisetzung und/oder durch eine oxidative Inaktivierung der aktiven Zentren (Methionin) in Antiproteasen bedingt sein kann. Folge der doppelten Belastung der Raucher − hohe Oxidanzien- und Elastasenkonzentration bei niedrigen antioxidativen bzw. antiproteolytischen Schutzmechanismen − ist eine Schädigung des Atemwegsepithels und auch des Lungenparenchyms. Bestätigend dazu unterscheidet sich die Lebenserwartung zwischen nichtrauchenden und rauchenden α_1-PI-Patienten wesentlich: Rauchende α_1-PI-Mangelpatienten entwickeln 10−15 Jahre eher ein Lungenemphysem als die nichtrauchenden Patienten.

2.5 Erworbene und angeborene Immunopathien

Immunopathien mit Immunglobulinsubklassendefekten stellen die häufigste Form des primären Antikörpermangels dar und werden familiär gehäuft gefunden. Außerdem sind sekundäre und milde passagere Formen von Antikörpermangelzuständen bekannt. Immunmangelzustände gehen mit einer gesteigerten Infektanfälligkeit einher. Die COPD ist keine Erkrankung, bei der primär eine Immunopathie der Pathogenese zugrunde liegt, obwohl im Einzelfall versucht wurde, derartige Defektzustände durch eine Immunglobulinsubstitutionstherapie (passive Immunisierung) auszugleichen und damit die Infektanfälligkeit und die Exazerbationsrate zu senken.

2.5.1 IgA-Mangel

Immunglobulin A ist das wichtigste Sekretimmunglobulin. Es findet sich in allen Schleimhautsekreten. Die Angaben zur Häufigkeit des primären IgA-Mangels bei rezidivierender akuter und chronischer Bronchitis schwanken sehr. Die Mehrzahl der IgA-Mangelpatienten ist jedoch beschwerdefrei, was für einen Kompensationsmechanismus, möglicherweise über eine gesteigerte Produktion anderer Immunglobuline oder Zunahme von Becherzellen, spricht. Ob ein lokaler IgA-Mangel in den Atemwegen hinsichtlich des Schweregrades, der Entstehung oder dem späteren klinischen Verlauf der chronischen Bronchitis eine relevante Bedeutung besitzt, bleibt unklar. Der sekundäre IgA-Mangel ist klinisch für die COPD unbedeutend. Auslösende Faktoren sind hier neben viralen Infekten meist auch Medikamente, wie Sulfasalazin oder Phenytoin [60].

2.5.2 IgM-Mangel

Im Bronchialsekret ist IgM in niedrigen Konzentrationen nur bei chronischen Infekten nachweisbar [61]. Der IgM-Mangel ist selten, die Prävalenz beträgt 0,03 % [62]. Er wird aber bei chronischen Atemwegserkrankungen mit oder ohne Fehlen anderer Immunglobuline bei bis zu 7 % aller Patienten beschrieben, bei denen Infektionen, wie Meningokokkensepsis, Pneumokokkenmeningitis oder Bronchiektasen, bestanden [63].

2.5.3 IgG-Mangel

Immunglobulin G stellt quantitativ und funktionell die Hauptklasse der Immunglobuline im Serum, nicht jedoch in den Schleimhautsekreten dar. Es gibt vier Subklassen: IgG_1-IgG_4. Der Gesamt-IgG-Serumspiegel kann bei einem isolierten Subklassendefizit noch normwertig sein. Auch beim IgG-Mangelsyndrom sind zahlreiche Merkmalsträger beschwerdefrei. Bei Patienten mit einer chronischen Bronchitis werden gelegentlich Kombinationen mehrerer IgG-Subklassen-Mangelzustände sowie ein IgA-Mangel beschrieben, deren klinische Relevanz aber ebenfalls von untergeordneter Bedeutung ist [60].

2.6 Bedeutung bronchialer Infektionen

Infektionen, ob durch Viren oder Bakterien verursacht, führen zu einer akuten COPD-Exazerbation. Die Bedeutung einer chronischen bronchialen Keimbesiedlung in der stabilen Erkrankungsphase für den klinischen Verlauf ist unklar. Eine Korrelation zwischen dem Auftreten akuter bronchialer Infektionen und der Zunahme des jährlichen FEV_1-Abfalls ist nicht belegt, obwohl eine Assoziation zwischen wiederholten bronchialen Infekten in der Kindheit und der COPD-Entwicklung im Erwachsenenalter besteht. Ob diese Infektionen reaktiv durch eine bestehende Bronchitisneigung entstehen oder kausal die Entwicklung einer COPD fördern, ist unklar [64−66].

2.6.1 Virale Infektionen

Tierexperimentelle Studien belegen eine Zunahme der bronchialen Mucusproduktion, der zellulären peribronchialen Infiltration mit Entzündungszellen und eine geringgradige chronische Entzündungsreaktion der peripheren Atemwege bei persistierender Adenovirusinfektion [67]. Möglicherweise kann eine Virusinfektion den inflammatorischen Prozeß in den peripheren Atemwegen eines COPD-Kranken unterhalten [68].

2.6.2 Bakterien

Die Atemwege von bis zu einem Drittel aller COPD-Patienten werden im Laufe des Lebens mit Bakterien (positiver Schwellenwert $> 10^2$-10^3 *colony-forming units*/ml = cfu/ml) besiedelt. Patienten im fortgeschrittenen Erkrankungsstadium scheinen aber nicht notwendigerweise durch eine erhöhte bronchiale Keimzahl oder gar eine vermehrte Besiedlung mit Problemkeimen belastet zu sein [69]. Häufig (bei bis zu ca. 50 % der Patienten) werden *Haemophilus influenzae* und *Streptococcus pneumoniae*, seltener *Moraxella catarrhalis*, *Staphylococcus aureus* und gramnegative Enterobakterien (GNEB) nachgewiesen, selten sind *Pseudomonas spp.* Auch nicht-potentiell infektiöse normale Besiedler des Mund-/Rachenraumes werden isoliert: Keime der *Streptococcus-viridans*-Gruppe, *Corynebacterium spp.* und *Neisseria spp.* [70].

In der Phase der akuten Exazerbation steigt der Anteil Bakterien-positiver Patienten von 25 % auf 51 % an. Zudem fand man in der Exazerbation eine höhere Keimzahl und, im Vergleich zu den üblichen Isolaten (s. o.), auch eine

Häufung seltener Keime [71]. Bei beatmungspflichtigen COPD-Patienten ließen sich gehäuft Problemkeime wie GNEB und *Pseudomonas / Stenotrophomonas
spp.* isolieren [72, 73]. Der Erfolg einer Antibiotikatherapie ist von dem Schweregrad der Atemwegsobstruktion abhängig, da sich im Mittel bei den schwerer
kranken Patienten die Symptome und die Lungenfunktion signifikant schneller
als bei den leicht Erkrankten (peak-flow) besserten [74]. Diese Beobachtung
führte zur Formulierung der „Teufelskreis-Hypothese", wonach die Atemwege durch exogene Noxen (s. o.) geschädigt werden und die in der Folge aktivierten Entzündungszellen eine bakterielle Kolonisation mit Infektionen fördern. Gehäufte Exazerbationen durch die lokale Abwehrschwäche der inflammatorischen Bezirke sind die Folge. Jede infektiöse Episode fördert eine weitere zelluläre Schädigung in den Atemwegen und ebnet damit den Boden für
weitere Infektionen mit Verschlechterung des klinischen Zustandes [75].

2.6.3 Infektion und Lungenfunktion

Neben der wichtigsten exogenen Noxe, dem Zigarettenrauchen, dürfte auch
die chronische Infektion zu einer progredienten Schädigung der Schleimhaut
mit Abnahme der muköziliären Clearance und konsekutiver bakterieller Besiedelung der Atemwege beitragen. Im Krankheitsverlauf einer COPD findet
man einen konstanten, aber individuell unterschiedlichen Verlauf der Lungenfunktion, dabei dient die FEV_1 als vergleichender Meßparameter. Bei Patienten
mit einer fortgeschrittenen COPD und einer stark eingeschränkten Lungenfunktion (FEV_1 unter 0,75 l) findet sich ein verändertes Keimspektrum während der Infektexazerbation. Sind zu Beginn der Erkrankung (FEV_1 über 1,5 l)
vorwiegend grampositive Erreger wie Pneumokokken im Sputum nachweisbar, dominieren im späteren Krankheitsverlauf auch gramnegative Erreger wie
Enterobakterien und *Pseudomonaden* [76]. Möglicherweise spielt im Verlauf der
Erkrankung, insbesondere bei der Exazerbation oder schweren Verlaufsfor-
men, ein Keimwechsel pathophysiologisch eine Rolle.

2.7 Muköziliäre Clearance und Ziliendysfunktion (Immotile cilia syndrome)

Die muköziliäre Clearance ist der wesentliche mechanische Reinigungsmechanismus der oberen und unteren Atemwege. Ihre Wirkung wird vorwiegend
durch die Funktionalität und Frequenz der Zilientätigkeit bestimmt. Es werden

Tabelle 2-3 Ursachen der erworbenen mukoziliären Clearancestörung [mod. nach 78].

Umweltschadstoffe	Zigarettenrauchen SO_2, O_3, NO_2, H_2SO_4 Ionisierende Strahlen
Infektionen	Rhinoviren, Adenoviren Mycoplasma pneumoniae Aspergillen Die meisten Bakterien
Medikamente	Atropin Lidocain (Lokalanästhetikum) Betablocker
Physikalische/mechanische Ursachen	Exsikkose (Austrocknung) Hyperoxie Intubation, Tracheostoma

angeborene Störungen von erworbenen Störungen unterschieden. Eine *angeborene Störung* der mukoziliären Clearance besteht bei der Mukoviszidose, bei der durch eine erhöhte Mucusproduktion das bronchiale Reinigungssystem überfordert ist und damit insuffizient wird. Ist eine primäre ziliäre Dyskinesie mit einem Situs inversus verbunden, spricht man vom sog. *Kartagener-Syndrom.*

Bei den *erworbenen Störungen* der mukoziliären Clearance stehen vorwiegend physikalische, chemische, infektiöse und chronisch-entzündliche Ursachen im Vordergrund (Tab. 2-3). Der chronische inhalative Zigarettenabusus führt zu strukturellen Veränderungen des Flimmerepithels und der schleimproduzierenden Becherzellen mit einer daraus resultierenden Insuffizienz der mukoziliären Clearance [78].

Literatur

1. American Thoracic Society. Standards for the diagnosis and care of patients with chronic obstructive pulmonary disease. Am J Respir Crit Care Med 1995; 152: 77−120.
2. Romain A, Pauwels RA, Buist AS et al. Global Strategy for the Diagnosis, Management and Prevention of Chronic Obstructive Pulmonary Disease. Am J Respir Crit Care Med 2001; 163: 1256−76.
3. Fichter J. Chronische Bronchialobstruktion und Lungenemphysem. In: Fabel H, Hrsg. Pneumologie. München: Urban & Schwarzenberg, 1995.
4. Aguayo SM. Determinants of susceptibility to cigarette smoke. Am J Respir Crit Care Med 1994; 149: 1692−8.

5. Fletcher C, Peto R. The natural history of chronic airflow obstruction. Br Med J 1977; 1: 1645−8.

6. Clément J, van de Woestijne KP. Rapidly decreasing forced expiratory volume in one second or vital capacity and development of chronic airflow obstruction. Am Rev Respir Dis 1982; 125: 553−8.

7. Burrows B, Knudsen P, Cline MD, Lebowitz MD. Quantitative relationship between cigarette smoking and ventilatory function. Am Rev Respir Dis 1977; 115: 195−205.

8. Higenbottam T, Shipley MJ, Clark J, Rose G. Lung function and symptoms of cigarette smokers related to tar yield and number of cigarettes smoked. Lancet 1980; 1: 409−11.

9. Tashkin DP, Clark VA, Coulson AH, Bourque LB. The UCLA population studies of chronic obstructive respiratory disease. VIII. Effects of smoking cessation on lung function: A prospective study of a free-living population. Am Rev Respir Dis 1984; 130: 707−15.

10. Brown NE, McFadden ER Jr, Ingram RH. Airway responses to inhaled histamine in asymptomatic smokers and nonsmokers. J Appl Physiol 1977; 42: 508−13.

11. Malo JL, Martin RR. Bronchial responsiveness to inhaled methacholine in young asymptomatic smokers. J Appl Physiol 1982; 52: 1464−70.

12. Gerrard JW. Increased nonspecific bronchial reactivity in cigarette smokers with normal lung function. Am Rev Respir Dis 1980; 122: 577−81.

13. Sluiter HJ, Koeter GH, De Monchy JG, DeVries K, Orie NGM. The Dutch hypothesis (chronic non-specific lung disease). Eur Respir J 1991; 4: 479−89.

14. O'Shaugnessy TC, Ansari TW, Barnes NC, Jeffery PK. Inflammation in bronchial biopsies of subjects with chronic bronchitis: inverse relationship of CD8 T lymphocytes with FEV1. Am J Respir Crit Care Med 1997; 155: 852−7.

15. Kaufmann F, Drouet D, Lellouch J, Brille D. Twelve years spirometric changes among Paris area workers. Int J Epidemiol 1979; 8: 201−12.

16. Tabona M, Chan-Yeung M, Enarson D, Mac Lean L, Dorken E, Schulzer M. Host factors affecting longitudinal decline in lung spirometry among grain elevator workers. Chest 1984; 85: 782−6.

17. Soutar C, Campbell S, Gurr D, Lloyd M, Love R, Cowie H et al. Important deficits of lung function in three modern colliery populations. Relations with dust exposure. Am Rev Respir Dis 1993; 147: 797−803.

18. Meijers JMM, Swaen GMH, Slangen, JJM. Mortality of dutch coal miners in relation to pneumoconiosis, chronic obstructive pulmonary disease, and lung function. Occup Environ Med 1997; 54: 708−13.

19. Baader EW. Chronic cadmium poisoning. Ind Med Surg 1952; 21: 427−30.

20. Davison AG, Fayers PM, Tayler AJ, Venables KM et al. Cadmium fume inhalation and emphysema. Lancet 1988; 26: 663−7.

21. Noertjojo H, Dimich-War H, Peelen S, Dittrick M, Kennedy S, Chan-Yeung M. Western red-cedar dust exposure and lung function: a dose response relationship. Am J Respir Crit Care Med 1996; 154: 968−73.

22. Christiani DC, Ye TT, Wegmann DH, Eisen EA, Dai HI, Lu PL. Cotton dust exposure, across-shift drop in FEV 1 and five year change in lung function. Am J Respir Crit Care Med 1994; 150: 1250−5.

23. Köhler D. Ätiologie und Pathogenese. In: Konietzko N, Hrsg. Bronchitis. München: Urban & Schwarzenberg, 1995: 52−66.

24. Moller DR, Brooks SM, McKay RT, Cassedy K, Kopp S, Bernstein IL. Chronic asthma due to toluene diisocyanate. Chest 1986; 90: 494.

25. Banks DE, Rando RJ, Barkmann HW Jr. Persistence of toluene diisocyanate-induced asthma despite negligible workplace exposure. Chest 1990; 97: 121.

26. Mapp C, Corona PC, De Marzo N, Fabbri L. Persistent asthma due to isocyanates: follow-up study with occupational asthma due to toluene diisocyanate (TDI). Am Rev Respir Dis 1988; 137: 1326.

27. National Heart LaBI, World Health Organization. Global initiative for Chronic Obstructiv Lung Disease (GOLD). Global strategy for the diagnosis, management, and prevention of chronic obstructive pulmonary disease. NIH and WHO, 2000.

28. Pandey MR. Prevalence of chronic bronchitis in a rural community of the Hill Region of Nepal. Thorax 1984; 39: 331−6.

29. Behera D, Jindal SK. Respiratory symptoms in Indian women using domestic cooking fuels. Chest 1991; 100: 385−8.

30. Dennis R, Maldonado D, Norman S, Baena E, Martinez G. Woodsmoke exposure and risk for obstructive airways disease among women. Chest 1996; 109: 115−9.

31. Jörres R, Nowak D, Magnussen H. Außenluftschadstoffe: Gas- und partikelförmige Außenluftschadstoffe. In: Schultz K, Petro W, Hrsg. Pneumologische Umweltmedizin. Berlin-Heidelberg-New York: Springer Verlag, 1998: 307−30.

32. Gerrity TR, Weaver RA, Bernsten J, House DE, O'Neil JJ. Extrathoracic and intrathoracic removal of O3 in tidal-breathing humans. J Appl Physiol 1988; 65: 393−400.

33. Jörres R, Nowak D, Magnussen H. The effect of ozone exposure on allergen responsiveness in subjects with asthma or rhinitis. Am J Respir Crit Care Med 1996; 153: 56−64.

34. McDonnell WF, Smith MV. Description of acute ozone response as a function of exposure rate and total inhaled dose. J Appl Physiol 1994; 76: 2776−84.

35. Morrow PE, Utell MJ, Bauer MA et al. Pulmonary performance of elderly normal subjects and subjects with chronic obstructive pulmonary disease exposed to 0,3 ppm nitrogen dioxide. Am Rev Respir Dis 1992; 145: 291−300.

36. Brunekreef B, Lumens M, Hoek G et al. Pulmonary function changes associated with an air pollution episode in January. JAPCA 1989; 39: 1444−7.

37. Wichmann HE, Sugiri D, Islam MS. Pulmonary function and carboxyhaemoglobin during the smog episode in January 1987. Zentralbl Bakteriol Mikrobiol Hyg Ser B 1987; 187: 31−43.

38. Linn WS, Venet TG et al. Respiratory effects of sulfur dioxide in heavily exercising asthmatics. A dose-response study. Am Rev Respir Dis 1983; 127: 278−83.

39. Sheppard D, Eschenbacher WL, Boushey HA, Bethel RA. Magnitude of the interaction between bronchomotor effects of sulfur dioxide and those of dry (could) air. Am Rev Respir Dis 1984; 130: 52−5.

40. Dockery DW, Pope CA, Xiping X. An association between air pollution and mortality in six U.S. cities. N Engl J Med 1993; 329: 1753−9.

41. Menezes AMB, Victora CG, Rigatto M. Prevalence and risk factors for chronic bronchitis in Pelotas, RS, Brazil: a population-based study. Thorax 1994; 49: 1217−21.

42. Bakke PS, Hanoa R, Gulsvik A. Educational level and obstructive lung disease given smoking habits occupational airborne exposure: a Norwegian community study. Am J Epidemiol 1995; 141: 1080−8.

43. Prescott E, Lange P, Vestbo J. Socioeconomic status, lung function and admission to hospital for COPD: results from the Copenhagen City Heart Study. Eur Respir J 1999; 13: 1109−14.

44. Bast A, Haenen GR, Doelman CJA. Oxidants and antioxidants: state of the art. Am J Med 1991; 91: 2−13.

45. Cantin A, Crystal RG. Oxidants, antioxydants and the pathogenesis of emphysema. Eur J Respir Dis 1985; 66(7): 17.

46. Miedema I, Feskens EJ, Kromhout D. Dietary determinants of long-term incidence of chronic nonspecific lung disease. The Zufphen study. Am J Epidemiol 1993; 138: 37−45.

47. Schwartz J, Weiss ST. The relationship between dietary vitamin C intake to level of pulmonary function in the first National Health and Nutrition Survey (NHANESI I). Am J Clin Nutr 1994; 59: 110−4.

48. Strachan DP, Cox BD et al. Ventilatory function and winter fresh fruit consumption in a random sample of British adults. Thorax 1991; 46: 624−9.

49. Britton J, Pavord ID, Richards K. Dietary magnesium, lung function, wheezing, and airway hyperreactivity in a random adult population sample. Lancet 1994; 344: 357−62.

50. Holtzmann MJ. Implications of biological chemistry for lung function and disease. Am Rev Respir Dis 1991; 143: 188−203.

51. Ritter JM, Tayler GW. Fish oil in asthma. Thorax 1988; 43: 81−3.

52. Ulmer WT. Epidemiologie der Bronchitis. Lebensversicherungsmagazin 1974; 3: 49.

53. Ulmer WT. Die Lebenserwartung von Patienten mit chronisch obstruktiver Atemwegserkrankung. Prax Klin Pneumol 1980; 34: 158.

54. Gulsvik A. Birth characteristics and asthma symptoms in young adults: results from a population-based cohort study in Norway. Eur Respir J 1998; 12: 1366−70.

55. Morgan WJ. Maternal smoking and infant lung function. Further evidence for an in utero effect. Am J Respir Crit Care Med 1998; 158: 689−90.

56. Tager IB, Munoz A, Rosner B, Weiss ST, Carey V, Speizer FE. Effect of cigarette smoking on the pulmonary function of children and adolescents. Am Rev Respir Dis 1985; 131: 752−9.

57. Tager IB, Weiss ST, Munoz A, Rosner B, Speizer FE. Longitudinal study of the effects of maternal smoking on pulmonary function in children. N Engl J Med 1983; 309: 699−703.

58. Gold DR, Wang X, Wypij D, Speizer FE, Ware JH, Dockery DW. Effects of cigarette smoking on lung function in adolescent boys and girls. N Engl J Med 1996; 335: 931−7.

59. Enjeti S, Hazelwood B, Permutt S, Menkes H, Terry P. Pulmonary function in young smokers: male-female differences. Am Rev Respir Dis 1978; 118: 667−76.

60. Bergmann KC, Müns G. Bronchitis bei Immundefekt. In: Konietzko N, Hrsg. Bronchitis. München-Wien-Baltimore: Urban & Schwarzenberg, 1995: 299−311.

61. Stelzner A, Groh KH et al. Vergleichende Bronchialsekretuntersuchungen bei Kindern mit chronischen, nichttuberkulösen Lungenerkrankungen. Allerg Immunol 1988; 34: 87−97.

62. Cassidy JT, Nordby GL. Human serum immunglobulin concentrations: prevalence of immunglobulin deficiencies. J Allergy Clin Immunol 1975; 55: 35−48.

63. Stanley PJ, Corbo G, Cole PJ. Serum IgG subclasses in chronic and recurrent respiratory infections. Clin Exp Immunol 1984; 58: 703−8.

64. Rijcken B, Britton J. Epidemiology of chronic obstructive pulmonary disease. In: Postma DS, Siafakas NM, eds. Management of chronic obstructive pulmonary disease. Sheffield: European Respiratory Society Journals Ltd, 1998: 41−73.

65. Fletcher C, Peto R. The natural history of chronic airway obstruction. Br Med J 1977; 1(6077): 1645−8.

66. Shaheen SO, Barker DJ, Shiell AW, Crocker FJ, Wield GA, Holgate ST. The relationship between pneumonia in early childhood and impaired lung function in late adult life. Am J Respir Crit Care Med 1994; 149: 616−9.

67. Vitalis TZ, Kern I, Croome A, Behzad H, Hayashi S, Hogg JC. The effect of latent adenovirus 5 infection on cigarette smoke-induced lung inflammation. Eur Respir J 1998; 11: 664−9.

68. Hogg JC. Childhood viral infection and the pathogenesis of asthma and chronic obstructive lung disease. Am J Respir Crit Care Med 1999; 160: 26−8.

69. Soler N, Ewig S, Torres A, Filella X, Gonzalez J, Zaubet A. Airway inflammation and bronchial microbial patterns in patients with stable chronic obstructive pulmonary disease. Eur Respir J 1999; 14(5): 1015−22.

70. Sachs AP, Waaij van der D, Groenier KH, Koeter GH, Schiphuis J. Oropharyngeal flora in asthma and in chronic obstructive pulmonary disease: indigenous oropharyngeal microorganisms in outpatients with asthma or chronic obstructive pulmonary disease. Am Rev Respir Dis 1993; 148: 201−7.

71. Monsó E, Ruiz J, Rosell A, Manterola J, Fiz J, Morera J et al. Bacterial infection in chronic obstructive pulmonary disease. A study of stable and exacerbated outpatients using the protected specimen brush. Am J Respir Crit Care Med 1995; 152: 1316−20.

72. Fagon JY, Chastre J, Trouillet JL, Ombart Y, Ombret MC, Bornet M et al. Characterization of distal microflora during acute exacerbations of chronic bronchitis. Am Rev Respir Dis 1990; 142: 1004−8.

73. Soler N, Torres A, Ewig S, Gonzalez J, Celis R, El-Ebiary M et al. Bronchial microbial patterns in severe exacerbations of chronic obstructive pulmonary disease (COPD) requiring mechanical ventilation. Am J Respir Crit Care Med 1998; 157: 1498−1505.

74. Saint S, Bent S, Vittinghof E, Grady D. Antibiotics in chronic obstructive pulmonary disease exacerbations. JAMA 1995; 273: 957−60.

75. Wilson R. The pathogenesis and management of bronchial infections: the vicious circle of respiratory decline. Rev Contemp Pharmacother 1992; 3: 103−12.

76. Eller J, Lode H. Infektexazerbation der chronisch-obstruktiven Lungenerkrankung. Atemw Lungenkrkh 1997; 23(3): 134−7.

77. Wiesner B. Deformierende Bronchitis. In: Konietzko N, Hrsg. Bronchitis. München-Wien-Baltimore: Urban & Schwarzenberg, 1995: 295−8.

78. Konietzko N. Der mukoziliare Transport und dessen therapeutische Beeinflußbarkeit. Atemw Lungenkrkh 1985; 11(4): 145−50.

Kapitel 3
Pathogenese

T. Welte, Th. Köhnlein, H. Golpon

Die chronisch-obstruktive Bronchitis (Chronic Obstructive Pulmonary Disease, COPD) ist keine klar abgegrenzte pathologische Einheit, sondern als Vernetzung verschiedener pathophysiologischer Phänomene zu erklären. Gemeinsame Endstrecke ist die chronische Obstruktion des exspiratorischen Atemluftflusses und die progrediente Destruktion des Lungenparenchyms.

3.1 Mechanismen der Obstruktion

In der Pathogenese der Obstruktion spielt die Kontraktion der glatten Muskulatur in den Wänden der peripheren Atemwege eine entscheidende Rolle. Der Tonus der glatten Muskulatur ist inadäquat häufig und langdauernd erhöht. Das führt zur faltigen Vorwölbung der Atemwegsmucosa in das Bronchiallumen, wodurch der Querschnitt des Bronchiallumens stark verkleinert und der mechanische Widerstand für die Ausatmungsluft stark erhöht wird [1]. Als weiterer Faktor ist bei chronisch-obstruktiver Bronchitis die Mucosa ödematös verschwollen. Dahinter steht eine pathologisch erhöhte Entzündungsaktivität in der Bronchialschleimhaut, die durch das Vorhandensein von zahlreichen Entzündungszellen charakterisiert ist. Langfristig kann es durch diese chronische Inflammation zur peribronchialen Fibrosierung mit chronischer Fixierung des verengten Bronchiolen-Lumens kommen [2].

Während die Fibrosierung und die Veränderungen im Aufbau der kleinen Atemwege wichtige Faktoren im Rahmen der pathophysiologischen Veränderungen bei der obstruktiven Bronchitis darstellen, können bei Patienten mit Lungenemphysem noch weitere Mechanismen abgegrenzt werden. Die beim Lungenemphysem beobachteten bullösen Veränderungen der Lunge resultieren aus einer chronischen Destruktion der Alveolarwände. Es kommt zu einer Rarefizierung des Lungengerüstes, d. h., die elastischen und bindegewebigen Verstrebungen zwischen benachbarten terminalen Bronchien nehmen ab. Damit wird einem exspiratorischen Kollabieren der kleinen Atemwege Vorschub geleistet. Der Kollaps der kleinen Atemwege hat eine erhebliche exspiratorische Flußlimitierung und eine Überblähung im Bereich der Alveolen zur Folge [3].

Patienten mit fortgeschrittener chronisch-obstruktiver Bronchitis weisen häufig eine erhöhte Mucussekretion und eine verlangsamte intrabronchiale Mucusclearance auf. Beides trägt zusätzlich zur Flußlimitierung in den Atemwegen bei. In Extremfällen wird ein kompletter Verschluß der peripheren Bronchien durch zähen Schleim, das sog. „Mucus plugging", beobachtet [4].

Die multifaktorielle Entstehung der chronischen Obstruktion wurde bereits angedeutet. Inflammationsprozesse scheinen pathophysiologisch im Mittelpunkt zu stehen. Neutrophile Granulozyten sind der dominierende und am besten untersuchte Zelltyp in der Pathogenese der COPD. Diese Zellen können weitreichende Gewebeschäden durch die Freisetzung von zahlreichen Zytokinen, proteolytischen Enzymen und Oxidanzien verursachen [5].

Die Bronchialobstruktion scheint mit der Zahl der Neutrophilen anzusteigen. In Bronchialbiopsien konnte zudem eine Häufung von CD8-positiven Lymphozyten und von aktivierten Alveolarmakrophagen gefunden werden [6]. Langfristig kommt es zu einer Plattenepithelmetaplasie im Bereich der Mucosa und zu einer Metaplasie submuköser Drüsen mit übermäßiger Sekretion von zähem Bronchialsekret [7].

3.2 Mechanismen der Gewebeschädigung

3.2.1 Proteasen-/Antiproteasen-Imbalance

Inhalierbare Irritanzien, wie z. B. Zigarettenrauch oder schwefelhaltige Aerosole, führen zu einer Aktivierung der Makrophagen und der T-Helferzellen. Diese sezernieren chemotaktische Faktoren für neutrophile Granulozyten, die dann in großer Zahl in die Bronchialschleimhaut einwandern. Makrophagen und Granulozyten sind in der Lage, große Mengen proteolytischer Enzyme freizusetzen, die entscheidend zur Zerstörung der Lungenmatrix beitragen. Die bekannteste Protease ist die neutrophile Elastase, eine Serinprotease, die beim Gesunden durch Alpha-1-Proteaseninhibitor (α_1-PI, Alpha-1-Antitrypsin), den sekretorischen Leukoproteaseinhibitor und andere Antiproteasen neutralisiert wird. α_1-PI kann jedoch durch exogene Atemluftschadstoffe, z. B. durch Tabakrauch, inaktiviert werden. Es kommt zur Oxidation einer Sulfhydrylgruppe an der Aminosäure Methionin in Position 358, und damit verliert

α_1-PI die Affinität zu Elastase [8]. Bei Rauchern scheint also eine erworbene Imbalance zwischen Proteasen und Antiproteasenkapazität eine wichtige Ursache bei der Entstehung der Lungenschädigung zu sein [9].

Neben der Elastase sind eine Vielzahl weiterer Matrixmetalloproteasen (MMP) und Kathepsine an der Destruktion des Lungenparenchyms beteiligt. Die Bedeutung der Kathepsine, die hochpotente elastinolytische und kollagenolytische Eigenschaften haben, ist bei Patienten mit COPD noch nicht vollständig klar. Im Gegensatz zur Elastase und zu den Metalloproteasen scheinen diese Enzyme vor allem regulatorische Eigenschaften zu besitzen, die den Schädigungsprozeß aufrechterhalten. So spielt Kathepsin L beispielsweise eine wichtige Rolle bei der Steuerung der Zahl der zellulären Interleukin-8-Rezeptoren [10].

3.2.2 Oxidanzien-/Antioxidanzien-Imbalance

Neutrophile Granulozyten haben darüber hinaus die Fähigkeit, Oxidanzien (Superoxid-Anionen, Wasserstoffperoxid, Hydroxylradikale) zu synthetisieren und freizusetzen. Zwar besitzen alle Säugetierzellen Schutzmechanismen gegen oxidative Schäden. Dazu zählen die intrazellulären Enzyme Superoxiddismutase, Katalase, der Glutathion-Redoxzyklus und der Gammaglutamylzyklus. Extrazellulär wirken Katalase, Glutathion, Coeruloplasmin, Vitamin A, Methionin und Bilirubin antioxidativ. Im gesunden Gewebe verhindert dieses redundant aufgebaute Abwehrsystem weitgehend oxidative Schäden. Im Falle einer exogenen Lungenschädigung durch die erwähnten Mechanismen können die antioxidativen Kapazitäten jedoch schnell erschöpft werden [11]. Hochpotente Oxidanzien können zu schweren strukturellen Schäden an Proteinen, Lipiden und Nukleinsäuren führen und haben darüber hinaus chemotaktische Effekte auf neutrophile Granulozyten [12]. Letzteres könnte ein weiterer, wichtiger Mechanismus für die beobachtete, chronisch persistierende Entzündung in den Atemwegen sein.

3.2.3 Inflammatorische Vorgänge und deren Regulation

Zytokine stehen im Zentrum des pathophysiologischen Geschehens obstruktiver Atemwegserkrankungen. Asthma und COPD charakterisieren sich dabei als unterschiedliche Erkrankungen, da die Aktivierung verschiedener Zellpopulationen zur Freisetzung erkrankungsspezifischer Zytokine führt. Beim Asthma steht eine lymphozytär-eosinophile Infiltration im Vordergrund. Die

Inflammation wird hierbei durch Zytokine wie Interleukin-4, IL-5 und IL-13 unterhalten. Weiterhin trägt die fehlende Expression entzündungshemmender Substanzen wie IL-10, IL-12 oder IL-18 gleichermaßen zur Krankheitsentwicklung bei [13]. Pathologische Reparationsvorgänge als Folge einer überschießenden Freisetzung von Wachstumsfaktoren führen zu irreversiblen Schäden an Bronchus und Epithel und damit zu schweren Erkrankungen. Die asthmatypischen Zytokine lassen sich hierbei durch Steroidtherapie modulieren, was für die COPD bisher nicht in entsprechendem Umfang gezeigt werden konnte (s. u.).

Die COPD ist eine pathomorphologisch inhomogene Erkrankung. Das Spektrum reicht von der chronisch-obstruktiven Bronchitis mit einem überwiegend inflammatorischen Korrelat bis zum ausgeprägten Lungenemphysem mit Destruktion von Alveolarsepten. Bei der COPD kommt es infolge eines toxischen Reizes, bei uns in der Regel Zigarettenrauch, zu einer Aktivierung von Makrophagen und Granulozyten und zur Einwanderung von Entzündungszellen in das bronchopulmonale Kompartiment [14]. Bei der Aktivierung unterschiedlicher Zellpopulationen und der Aufrechterhaltung der chronischen Inflammation durch spezifische, aus diesen Zellen freigesetzte Substanzen spielen Zytokine eine zentrale Rolle [15]. Das Zytokin Interleukin-8, welches zur Gruppe der CXC-Chemokine gehört, ist als Schaltenzym mit der Krankheitsentwicklung eng verbunden. Erhöhte Werte von IL-8 konnten sowohl im Sputum, in der BAL und in Biopsaten von Patienten mit COPD nachgewiesen werden. Hierbei zeigte sich, daß das IL-8 mit der Anzahl der Neutrophilen und deren Aktivierungszustand, sichtbar durch die Expression des Markers Myeloperoxidase, eng korreliert. Daneben wird das IL-8 aber auch von Makrophagen und Epithelzellen produziert. Die Produktion von IL-8 wird nach Stimulation durch TNF-α (Frühphase) und IL-1 (Spätphase) über NF-$\varkappa$B, aber auch andere Transkriptionsfaktoren reguliert. Es wirkt über die Expression von Adhäsionsmolekülen wie z. B. CD11b/CD18. Gleichzeitig aktiviert es die 5-Lipoxygenase in Neutrophilen, was zu einer vermehrten Produktion von Eikosanoiden führt. Von Bedeutung ist dabei vor allem die Produktion von Leukotrien B4, da dieser Mediator selbst ebenso Granulozyten an den Ort der Entzündung anlocken kann [16]. Die klassische chemotaktische Wirkung des IL-8 ist Folge einer Konformationsänderung der Zellen nach IL-8-Bindung. Es kommt dabei zu einem Anstieg intrazellulärer Kalziumkonzentrationen mit nachfolgender Exozytose von Enzymen (z. B. Proteasen) sowie Freisetzung von freien Sauerstoffradikalen. Bei der COPD werden IL-8-Konzentrationen beobachtet, die nahezu im Bereich der bei akuten Pneumonien gemessenen Werte liegen. Hierbei zeigt sich, daß Kortikosteroide nicht in der Lage sind, die IL-8-Produktion zu beeinflussen und damit die Granulozytenaktivierung zu stoppen. Interessanterweise wird eine vermehrte IL-8-Produktion nicht bei allen Rauchern, sondern nur in ca. 1/3 aller Fälle gefunden. Was den unempfindlichen vom empfindlichen Raucher unterscheidet, ist zur Zeit weitgehend ungeklärt.

Neben dem IL-8 wird neuerdings auch dem Interleukin-15 eine bedeutende Rolle in der Pathogenese der COPD beigemessen. Das IL-15 wird von einer Vielzahl von Zellen wie Monozyten/Makrophagen, Epithelzellen und Fibroblasten exprimiert. Es stimuliert hierbei die Proliferation von aktivierten (nicht von ruhenden) B-Zellen mit entsprechend gesteigerter Synthese von IgM, IgG und IgA in Kombination mit CD40-Liganden. IL-15 stimuliert weiterhin die Migration und Proliferation humaner T-Lymphozyten und induziert die Synthese von TNF-α. In der Frühphase von Infektionen wird IL-15 von antigenpräsentierenden Zellen zur Rekrutierung von Neutrophilen und zur Aktivierung von CD8$^+$-Zellen in erhöhter Konzentration sezerniert [17]. Es konnte gezeigt werden, daß IL-15 bei der COPD in hohen Konzentrationen in die BAL sezerniert wird. Die Konzentrationen liegen dabei deutlich über denen, die bei entzündlichen Lungenerkrankungen wie Pneumonien oder interstitiellen Alveolitiden gefunden werden. Neue Untersuchungen bestätigen, daß Proteasen durch Zytokineinfluß aktiviert werden. Insbesondere kommt dem IL-8 eine zentrale Rolle zu. Ob bestimmte Proteasen im Rahmen autokriner Regulationsmechanismen auf die Regulation von Zytokinen und ihre Rezeptoren rückwirken können, ist Gegenstand aktueller Forschung.

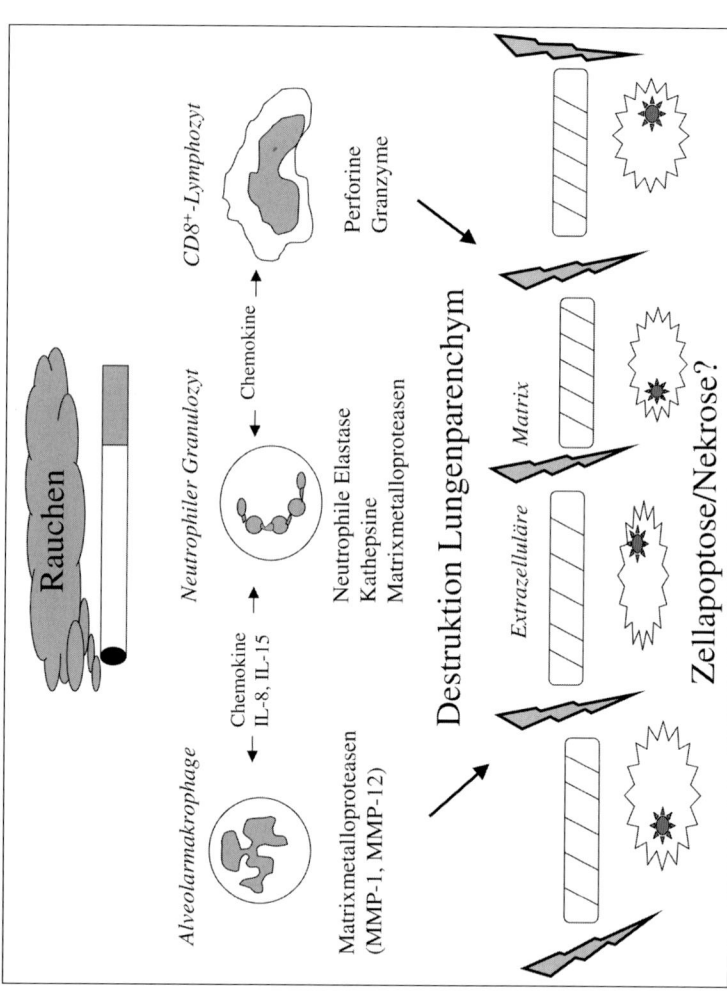

Abbildung 3-1 Mechanismen der Erweiterung der Lufträume beim Emphysem. Das traditionelle Konzept der Emphysementstehung beschreibt eine durch Zigarettenrauch induzierte, zytokinvermittelte Anlockung von Entzündungszellen mit nachfolgender Freisetzung von Proteasen, proteolytischen Enzymen und Oxidanzien. Hierdurch kommt es zu einer Destruktion von extrazellulärer Matrix und der Basalmembran. Infolge des verlorenen Kontaktes der Zellen zur Basalmembran kommt es konsekutiv zu vermehrter Apoptose.

3.2.4 Vaskuläre Theorie zur Emphysementstehung

Das Lungenemphysem ist pathologisch-anatomisch definiert und beschreibt eine Entität, die durch eine irreversible Dilatation von Lufträumen jenseits der Bronchioli terminales infolge Zerstörung ihrer Wände gekennzeichnet ist. Die letzten Jahrzehnte dominierte das Konzept einer Imbalance von Proteasen zu Antiproteasen die Vorstellung zur Pathogenese des Lungenemphysems. Untermauert wurde dieses Konzept durch die klinische Beobachtung von Laurell und Eriksson, daß Patienten mit einem hereditären Alpha-1-Antitrypsinmangel signifikant häufig ein Lungenemphysem entwickelten bzw. einen erhöhten Atemwegswiderstand aufwiesen [18]. Parallel hierzu konnten Gross et al. experimentell ein Lungenemphysem erzeugen, indem sie Papain in Rattenlungen applizierten [19]. Diese klinischen und experimentellen Daten ließen vermuten, daß ein Ungleichgewicht von Proteasen zu Antiproteasen zur Destruktion des Lungenparenchyms führt. Unter der Dominanz des Proteasen-Antiproteasen-Konzeptes geriet hierbei ein von Liebow in den fünfziger Jahren postuliertes Modell in Vergessenheit. Liebow konnte zeigen, daß Alveolarsepten von Emphysem-Lungen praktisch keine Gefäßquerschnitte mehr aufweisen [20]. Er erklärte den Schwund der Gefäße und der Alveolarsepten mit einer verringerten Blutversorgung in den kleinen Blutgefäßen. In den letzten Jahren wurde das Konzept von Liebow unter Zuhilfenahme moderner Zell- und molekularbiologischer Arbeitstechniken wieder aufgegriffen. So konnte die Arbeitsgruppe von Tuder und Voelkel zeigen, daß der für das Emphysem typische Verlust von Alveolarsepten durch eine gesteigerte Apoptose (programmierter Zelltod) hervorgerufen wird [21]. Am Rattenmodell konnte weiterhin nachgewiesen werden, daß der durch eine gesteigerte Apoptose hervorgerufene Verlust von Kapillarendothel und Epithel den Untergang von Zellen im Bereich der Alveolarsepten hervorruft. Bei diesem Prozeß spielt die Expression von VEGF (Vascular Endothelial Growth Factor) und seinem Rezeptor KDR/Flk-1 eine herausragende Rolle [22]. VEGF ist ein Polypeptid, das das Wachstum von Endothelzellen induziert. Die Expression von VEGF und seinen Rezeptoren ist zwingend erforderlich für die normale, embryonale Entwicklung von Blutgefäßen. Darüber hinaus ist VEGF notwendig für das Überleben von Endothelzellen. So führt der Entzug von VEGF zu einer Apoptose von Endothelzellen sowohl in vitro als auch in vivo. Da VEGF im hohen Maße in der Lunge exprimiert wird, postulierten Tuder et al., daß VEGF als Überlebensfaktor von Lungenzellen, insbesondere Endothelzellen, fungiert. Am Rattenmodell konnte gezeigt werden, daß die spezifische Inhibierung von KDR/Flk1 zu einem Lungenemphysem führt. Offenbar scheinen Entzündungszellen bei diesem Prozeß nur eine untergeordnete Rolle zu spielen. So bleibt eine Infiltration des bronchopulmonalen Kompartiments mit Entzündungszellen aus. Inwieweit bei diesem Modell auch Proteasen und oxidativer Streß eine Rolle spielen, ist derzeit Gegenstand intensiver Forschung. Kürzlich konnte gezeigt werden, daß ebenfalls beim Elastase-induzierten Lungenemphysem-Modell eine vermehrte Apoptose von Lungenzellen auftritt [23]. Diese Beobachtung spricht dafür, daß die verschiedenen Konzepte zur Pathogenese des Lungenemphysems ineinander übergreifen und sich ergänzen.

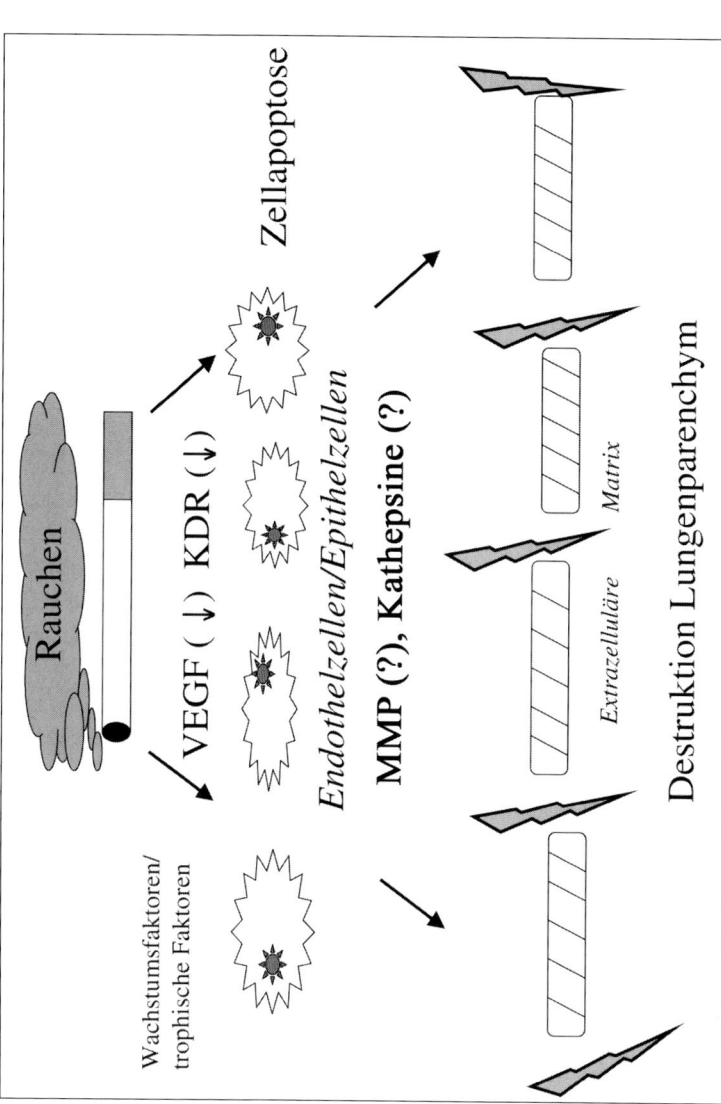

Abbildung 3-2 Mechanismen der Erweiterung der Lufträume beim Emphysem. Das vaskuläre Konzept der Emphysementstehung beschreibt eine gesteigerte Apoptose als Initialfaktor der Zerstörung von Alveolarsepten. Infolge von Zigarettenrauch kommt es zu einer verminderten Expression trophischer Faktoren (z. B. VEGF/KDR-Flk1), die für das Überleben von Zellen innerhalb der Alveolarsepten (z. B. Endothel- und Epithelzellen) notwendig sind. Durch einen vermehrten programmierten Zelltod kommt es konsekutiv zur Freisetzung von Proteinasen, die zu einer Destruktion extrazellulärer Matrix führt. MMP = Matrixmetalloproteasen

Literatur

1. Kuwano K, Bosken CH, Paré PD, Bai TR, Wiggs BR, Hogg JC. Small airways dimensions in asthma and chronic obstructive pulmonary disease. Am Rev Respir Dis 1993; 148: 1220−5.
2. Matsuba K, Wright JL, Wiggs BR, Paré PD, Hogg JC. The changes in airways structure associated with reduced forced expiratory volumen in one second. Eur Respir J 1989; 2: 834−9.
3. Kim WD, Eidelman DH, Izquierdo JL, Ghezzo H, Saetta MP, Cosio MG. Centrilobular and panlobular emphysema in smokers: two distinct morphologic and functional entities. Am Rev Respir Dis 1991; 144: 1385−90.
4. Nadel JA. Mechanisms of Airway Hypersecretion and Novel Therapy. Chest 2000; 117: 262−6.
5. Rennard S. Pathophysiological mechanisms of COPD. Eur Respir Rev 1997; 7: 206−10.
6. Rouhani F, Paone G, Smith NK, Krein P, Barnes P, Brantly ML. Lung neutrophil burden correlates with increased pro-inflammatory cytokines and decreases lung function in individuals with alpha-1 antitrypsin deficiency. Chest 2000; 117: 250−1.
7. Mills PR, Davies RJ, Devalia J. Airway epithelial cells, cytokines, and pollutants. Am J Respir Crit Care Med 1999; 160: 38−42.
8. Gadek JE, Fells GA, Crystal RG. Cigarette smoking induces functional antiprotease deficiency in the lower respiratory tract of humans. Science 1979; 206: 1315−6.
9. Fujita J, Nelson NL, Daughton DM et al. Evaluation of elastase and antielastase balance in patients with chronic bronchitis and pulmonary emphysema. Am Rev Respir Dis 1990; 142: 57−62.
10. Bühling F, Gerber A, Ansorge S, Welte T. Katheptische Zysteinproteasen in der Lunge. Pneumologie 1999; 53: 400−7.
11. Gillissen A. Pathophysiologie der COPD. In: Gillissen A, Hrsg. Die chronisch-obstruktive Lungenerkrankung. Bremen: Unimed, 2000; 46−62.
12. Schaufstatter IK, Cochrane CG. Oxidants: types, sources and mechanisms of injury. In: Crystal RG, West JB, Barnes PJ, Cherniack NS, Weibel ER, eds. The Lung: Scientific Foundations. New York: Raven Press Ltd, 1991: 1803−10.
13. Bousquet J, Jefferey PK, Busse WW, Johnson M, Vignola AM. Asthma. Am J Respir Crit Care Med 1999; 160: 3−4.
14. Jeffery PK. Inflammation in chronic obstructive lung disease. Am J Respir Crit Care Med 1999; 160: 3−4.
15. Bühling F, Ittenson A, Kaiser D et al. MRP8/MRP14, CD11b, and HLA-DR expression of alveolar macrophages in pneumonia. Immunol Lett 2000; 71: 185−90.
16. Barnes PJ. Mechanisms in COPD. Differences from Asthma. Chest 2000; 117: 10−4.
17. Girard D, Paquet ME, Paquin R, Beaulieu AD. Differential effects of IL-15 and IL-2 on human neutrophils: modulation of phagocytosis, cytoskeleton rearrangement, gene expression and apoptosis by IL-15. Blood 1996; 88: 3176−84.
18. Laurell CB, Eriksson SE. The electrophoretic alpha-globulin pattern of serum in alpha-antitrypsin deficiency. Scand J Clin Lab Invest 1963; 15: 132−40.

19. Gross P, Pfitzer E, Tolker E, Babyak M, Kaschak M. Experimental emphysema: 1st production with papain in normal and silicotic rats. Arch Environ Health 1965; 11: 50–8.

20. Liebow A. Pulmonary emphysema with special emphasis to vascular changes. Am Rev Respir Dis 1959; 80: 67–93.

21. Kasahara Y, Tuder RM, Cool CD, Lynch DA, Flores SC, Voelkel NF. Endothelial cell death and decreased expression of vascular endothelial growth factor and vascular endothelial growth factor receptor 2 in emphysema. Am J Respir Crit Care Med 2001; 163: 737–44.

22. Kasahara Y, Tuder RM, Taraseviciene-Stewart L, Le Cras TD, Abman S, Hirth PK, Waltenberger J, Voelkel NF. Inhibition of VEGF receptors causes lung cell apoptosis and emphysema. J Clin Invest 2000; 106(11): 1311–9.

23. Lucey EC, Keane J, Snider GL, Goldstein RH. Apoptosis and the early evolution of elastase-induced emphysema in mice. Am J Respir Crit Care Med 2001; 163(6).

Kapitel 4
Klinik und Diagnostik
H. Wirtz

4.1 Symptomatik und klinische Erscheinungsbilder

Die COPD ist eine Erkrankung, die sich typischerweise in der fünften oder sechsten Lebensdekade manifestiert. Meist liegt eine Raucheranamnese von über 20 Packungsjahren vor, und besonders in solchen Fällen, wo dies nicht der Fall ist, müssen gleichzeitig vorliegende zusätzliche Erkrankungen wie z. B. ein Alpha-1-Antitrypsinmangel oder die primäre ziliäre Dyskinesie ausgeschlossen werden oder an Differentialdiagnosen wie z. B. ein Asthma bronchiale gedacht werden. Die Spannweite der klinischen Ausprägung der Erkrankung reicht von einem wenig beeinträchtigten Zustand mit lästigen Symptomen bis zu der lebensbegrenzenden respiratorischen Insuffizienz, die den Patienten zur völligen Untätigkeit zwingt. Dennoch ist der Zusammenhang zwischen Symptomatik und Veränderungen der Lungenfunktionsparameter gering [67]. Auch in fortgeschrittenen Stadien liegen nicht immer alle Symptome vor.

4.1.1 Husten und Auswurf

Die Erkrankung beginnt mit einem unterschiedlich langen, symptomarmen und daher fast beschwerdefreien Intervall. Das symptomarme Intervall variiert individuell erheblich in seiner Dauer, ohne daß bislang gesicherte Erkenntnisse über die dafür entscheidenden Einflußfaktoren existieren. In dieser Zeit wird gering- bis mäßiggradiger, produktiver Husten bemerkt, der bevorzugt morgens auftritt (Bronchialtoilette), den Schlaf aber meist wenig beeinträchtigt (einfache Bronchitis). Der wichtige Reinigungsmechanismus Husten ist nicht Ausdruck einer Schädigung der Lunge, sondern Ausdruck der inhalativen Partikellast [24] und wird nach Beendigung des Nikotinabusus geringer, während sich die Lungenfunktion deswegen kaum bessert [96]. 50 % aller Raucher haben chronischen Husten, der sich nach ca. 10 Jahren Rauchen einstellt. Die Auswurfmenge ist anfangs relativ gering (weniger als ein Eierbecher) und nimmt später zu. Lange werden der morgendliche Husten und Auswurf als

Raucherhusten von Patient und Arzt toleriert. Die Intensität des Hustens und die Auswurfmenge bleiben im Verlauf der Erkrankung variabel und können sich rasch ändern. Die chronische Hypersekretion wurde als Marker für spätere pneumonische Komplikationen und eine raschere Verschlechterung des FEV_1 beschrieben [230]. In fortgeschrittenen Fällen scheinen Auswurf und Husten wieder eine geringere Rolle zu spielen, wenn Belastungsdyspnoe oder sogar Ruhedyspnoe in den Vordergrund treten. Komplikationen des intensiven Hustens, besonders von Hustensalven oder anhaltenden Hustenattacken, können Hustensynkopen sein, die wohl am besten durch die massive exspiratorische Druckerhöhung im Thorax mit vermindertem venösem Rückfluß und schließlich systemischem Druckabfall zu erklären sind. Gelegentlich kommt es außerdem zu Rippenfrakturen, einerseits aufgrund der hohen mechanischen Kräfte der an den Rippen ansetzenden Atem- und Stützmuskulatur, andererseits durch die häufig vorliegende Osteoporose, bedingt durch eine Therapie mit Kortikosteroiden und Immobilität der Patienten. Entweder im Rahmen der Rippenfrakturen oder auch aufgrund der Druckschwankungen im Thorax kann es zu einem Pneumothorax kommen.

Während Exazerbationen wird das Sputum, das anfänglich hell oder weißlich gefärbt ist, purulent (gelblich), und gleichzeitig nimmt das Volumen erheblich zu (eitrige Bronchitis). Die grünliche Verfärbung reflektiert die Degradation von Leukozyten durch die Verdoperoxidase und ist damit als genereller Indikator für eine vermehrte Inflammation zu werten. Analog ist die Hustenfrequenz vermehrt. Häufig ist die Körpertemperatur gering erhöht, und es besteht eine ebenfalls eher geringe Leukozytose. Rezidivierende Exazerbationen zeigen einen ungünstigeren Verlauf an. Eine Obstruktion liegt dann oft, aber nicht in allen Fällen vor.

4.1.2 Dyspnoe

Dyspnoe stellt das andere wesentliche Symptom dar, das erst später und dann zunächst bei Belastung oder im Rahmen einer Exazerbation auftritt. Dyspnoe ist Ausdruck einer Obstruktion der Atemwege. Sie tritt oft erst eine Dekade nach Beginn der Symptomatik auf, kann dann aber schnell zu einem die Lebensqualität stark beeinträchtigenden Zustand führen. Eine detaillierte Anamneseerhebung ergibt allerdings in vielen Fällen eine schon länger zurückreichende Einschränkung der körperlichen Belastbarkeit [7].

Dyspnoe kann jedoch auch gleich zu Beginn der Symptomatik vorhanden sein und gegenüber dem Husten und Auswurf im Vordergrund stehen (chronisch-obstruktive Bronchitis). In diesen Fällen besitzt die COPD dann Charakteristika des Asthma bronchiale, die eine Abgrenzung nicht immer einfach machen. Hier muß die Anamnese besonders sorgfältig auf Unterscheidungsmerkmale wie Anfallscharakter, symptomfreie Intervalle und den ätiologischen Zusammenhang hin untersucht werden. Plötzlich einsetzende Dyspnoe in einer Phase weitgehender oder völliger Beschwerdefreiheit ist nicht Teil des klinischen Bildes der COPD, während andererseits ein langjähriges Asthma bronchiale nicht mehr mit intermittierender Symptomfreiheit einhergehen muß oder aufgrund zusätzlicher inhalativer Noxen gleichzeitig eine chronische Hypersekretion und gefärbtes Sputum vorliegen können.

Der Mechanismus der Dyspnoe ist nicht vollständig geklärt. Allerdings scheint die Dyspnoe besser mit der bei der Atmung eingesetzten Kraft (P0.1) und mit dem im Ösophagus gemessenen „pleuralen" Druck (Ppl) zu korrelieren als mit der Atemwegsobstruktion [19, 39]. Eine Hyperkapnie verstärkt das Gefühl der Dyspnoe. Die Dyspnoe ist auch verstärkt, wenn die Atemfrequenz zu- oder der Inspirationsanteil des Atemzyklus abnimmt (Ti/Ttot). Bei Belastungen steigt bei COPD-Patienten im Gegensatz zu Gesunden das endexspiratorische Lungenvolumen an, und dieses Zeichen der zunehmenden Hyperinflation ist gut korreliert mit dem Gefühl der vermehrten Atemnot [158], gemessen anhand der Borg-Skala. Die Gabe von Sauerstoff bei der Belastung vermag die Dyspnoe zu vermindern. Dieser Effekt wird über einen reduzierten Ventilationsbedarf bei niedrigeren Laktatspiegeln erklärt [157].

Erreicht die Reduktion des FEV_1 einen Wert kleiner als 30% des Sollwertes, führen in der Regel selbst geringste Belastungen zu massiver Atemnot. Muskelgruppen, die zur Atemhilfsmuskulatur zählen, werden ständig eingesetzt und stehen für andere Belastungen nicht mehr zur Verfügung.

4.1.3 Weitere Symptome

Thorakale Schmerzen sind häufig, stehen aber oft nicht in Verbindung mit der Erkrankung, sondern eher mit einer koronaren Herzerkrankung bei dem gleichen Risikofaktor Rauchen. Unklar ist, ob Thoraxschmerzen durch die Hyperinflation und Überdehnung der Interkostalmuskulatur allein bedingt sein können, wie gelegentlich vermutet. Ödeme müssen an die Entwicklung eines Cor pulmonale denken lassen. Morgendliche Kopfschmerzen und Tagesmüdigkeit können Symptome einer gleichzeitig vorliegenden Schlafapnoe oder einer Hyperkapnie im Rahmen der globalen respiratorischen Insuffizienz sein. Hämoptysen kommen vor und sind natürlich immer abklärungsbedürftig. Die Hauptursachen sind Bronchialkarzinom, Tuberkulose, Bronchiektasen, akute Inflammation (z. B. im Rahmen einer Bronchitis), wobei die COPD-Patienten einerseits besonders gefährdet sind, an einem Bronchialkarzinom zu erkranken, andererseits aber die Hämoptysen im Rahmen einer Zunahme der Inflammation und der bakteriellen Entzündung in Bronchiektasen ebenfalls häufig sind und die Mehrzahl der Blutungen auf entzündliche Ursachen schließen lassen [34]. In fortgeschrittenen Fällen entwickelt sich nicht selten eine zentrale Zyanose, meist ist diese Ausdruck von Hypoxie, Hyperkapnie und einer reaktiven Polyzythämie. Gewichtsverlust ist ein Charakteristikum, das ein Teil der Patienten früh, in späten Stadien fast alle Patienten entwickeln.

4.1.4 Klinische Bilder

Die einfache chronische Bronchitis mit dem besonders morgendlich auftretenden Husten und Auswurf, gelegentlichen Exazerbationen im Rahmen von viralen Infekten und relativ gering eingeschränkter Belastungsfähigkeit ist häufig. Auf dem meist langjährigen Weg zu einer schweren COPD mit hochgradiger Belastungs- oder sogar Ruhedyspnoe scheint es unterschiedliche Reaktionsarten zu geben. Insgesamt entsteht so das Bild einer Erkrankung, die anfänglich relativ homogen verläuft, sich im weiteren Verlauf jedoch dadurch unterscheidet, daß die beiden hauptsächlichen Symptomenkomplexe Husten und Auswurf einerseits und Atemnot andererseits in unterschiedlichem Ausmaß vorliegen. Dies ist vermutlich Folge der Tatsache, daß die COPD eine in ihrer Gewichtung variable Kombination aus chronischer Bronchitis und Emphysem darstellt. Ein grober FEV_1-Richtwert von ca. 1 l oder ca. 30 % des Sollwertes wurde vorgeschlagen, bei dem eine solche Auftrennung klinisch erkennbar wird [30], aber dies entspricht bereits einer weit fortgeschrittenen Erkrankung. Dadurch kommt es zu zwei Extremvarianten, die selten in dieser Ausprägung vorliegen und auch keine Einteilung der Erkrankung darstellen können. Dennoch sind sie so charakteristisch, daß Schlußfolgerungen auf die respiratorische Situation schon aus dem klinischen Bild heraus gezogen werden können. Zwischen diesen Extremvarianten liegt die große Zahl von COPD-Patienten mit Charakteristika beider Varianten.

Bei der einen Gruppe von Patienten, die als „Pink puffer" (synonyme Bezeichnungen: Emphysem-Typ oder Typ A der COPD) bezeichnet wurden, steht also die Atemnot im Vordergrund. Diese Patienten steigern ihre Ventilation enorm, um die dynamische Hyperinflation und Obstruktion zu kompen-

Tabelle 4-1 Merkmale der COPD-Extremvarianten „Pink puffer" und „Blue bloater" [nach 30].

	Pink puffer	Blue bloater
Synonyme	Emphysem-Typ Typ A	Bronchitis-Typ Typ B
Klinik	Ausgeprägte Dyspnoe, bereits in Ruhe	Relativ geringe Dyspnoe, meist nicht in Ruhe
	Überbläht	Ödeme
Ernährungszustand	Kachexie gering bis stark	Obesitas
PaO₂	8,0 kPa oder höher in Ruhe	< 8,0 kPa
PaCO₂	6,0 kPa oder geringer	> 6,0 kPa
TLC	Mäßig erhöht	Gering erhöht
Statische Lungencompliance	Normal bis erhöht	Normal
Pulmonalarteriendruck (m)	Normal	Leicht bis mäßig erhöht
Hämatokrit	Normal bis vermindert	Erhöht

sieren, und es gelingt lange Zeit zumindest in Ruhe, Hypoxie und Hyperkapnie zu vermeiden. Die angestrengte Atmung und möglicherweise der für das Emphysem typische exspiratorische Atemwegskollaps vermitteln das Gefühl der Dyspnoe, die Atemmuskulatur arbeitet an der Grenze der Leistungsfähigkeit, wesentliche körperliche Belastungen sind nicht möglich. Eine Zyanose besteht konsequenterweise nicht. Unklar ist bis heute, ob bei diesen Patienten tatsächlich ein deutlicher ausgeprägtes Emphysem besteht als bei der anderen Extremgruppe der „Blue bloater", wie es lange Zeit angenommen wurde. Berichtet wurden morphologische Veränderungen im Sinne eines Emphysems wechselnden Ausmaßes in beiden Gruppen, stärker ausgeprägt jedoch in der Pink-puffer-Gruppe [65, 216, 217]. Ein Charakteristikum der Patienten ist der Gewichtsverlust, der bei gesteigerter Nahrungsaufnahme [194] am ehesten mit dem höheren Energieverbrauch bei vermehrter Atemarbeit zu erklären ist. Der BMI liegt niedriger als in der Gruppe der Bronchitiker oder „Blue bloater". Dabei ist besonders die fettfreie Körpermasse vermindert, in der die Muskulatur enthalten ist [58]. Tabelle 4−1 verdeutlicht die Unterschiede der zwei Extremvarianten.

Zu dem Erscheinungsbild des „Blue bloater" (synonyme Bezeichnung: Bronchitiker oder Typ B der COPD) gehören Zyanose, Hypoxie, häufig auch Hyperkapnie, Obesitas, periphere Ödeme, mäßige pulmonale Hypertonie, aber nur geringe Dyspnoe, die in der Regel in Ruhe fehlt. Der Hämatokrit ist oft deutlich erhöht. Gerade bei dieser Patientengruppe besteht oft gleichzeitig eine obstruktive Schlafapnoe (Overlap-Syndrom), gelegentlich sogar eine Obesitas-Hypoventilation mit Hyperkapnie auch am Tage. Da die Hypoxie gut behandelt werden kann und die Langzeit-Sauerstofftherapie auch die Prognose dieser Patienten verbessert, ist die Identifikation von COPD-Patienten mit Hypoxie wichtig.

Unter dem klinischen Bild einer COPD kann sich eine Bronchiektasie verbergen. Diese kann sekundär bei schwerer chronischer Bronchitis, nach Pneumonien oder einer Tuberkulose entstanden sein und tritt dann meistens in den mittleren oder späteren Lebensjahrzehnten auf, sie kann jedoch auch angeboren oder frühkindlich erworben sein und ist dann schon im dritten oder vierten Lebensjahrzehnt anzutreffen. Je nach der Ätiologie ist die Bronchiektasie also eine Differentialdiagnose oder eine Komplikation der COPD und Zeichen einer Schädigung der bronchialen Abwehrmechanismen, insbesondere der mukoziliären Elimination von Partikeln und Sekreten. Das klinische Bild unterscheidet sich durch größere Auswurfmengen (20−500 ml/d) und gelegentliche Hämoptysen (50 % der Patienten mit Bronchiektasen), besonders aber durch häufige, fieberhafte Infektexazerbationen mit viel, stark gefärbtem, übelriechendem Sputum („3 Schichten": schaumig, serös bräunlich, eitrig grünlich). Trommelschlegelfinger sollen häufig sein, sie sind bei anderen chronisch-obstruktiven Atemwegserkrankungen nicht anzutreffen [151].

Bei einer schweren COPD können die Zeichen einer dekompensierten Rechtsherzinsuffizienz vorliegen: Periphere Ödeme, gestaute Halsvenen, Hepatomegalie, hepatojugulärer Reflux, Aszites, Somnolenz und Antriebslosigkeit aufgrund der fehlenden Möglichkeit, das HZV zu steigern.

4.2 Diagnostik und Untersuchungstechniken

4.2.1 Körperliche Untersuchung

Patienten mit leichter (FEV_1 > 80 % des Sollwertes) und mittelgradiger COPD (FEV_1 > 30 < 80 % des Sollwertes) erscheinen bei der Inspektion nicht sehr auffällig. Tritt dagegen bereits beim Ausziehen oder Sprechen Atemnot auf, so liegt schon eine hochgradige COPD vor (FEV_1 < 30 % des Sollwertes). Die Atemfrequenz ist auf Werte zwischen 16 und 30/min gesteigert, selten darüber hinaus, und stellt dann einen Hinweis auf ein baldiges respiratorisches Versagen dar. Eine Hyperkapnie besteht oft bei Werten über 25/min [160]. Um der Obstruktion während der Exspiration des Atemzugvolumens zu begegnen, muß das endexspiratorische Atemzugvolumen gesteigert werden (dynamische Hyperinflation). Diese Strategie führt jedoch zu einer großen Belastung der Atemmuskulatur und durch Abflachung des Zwerchfells zu verminderter Effizienz. Zusätzliche Muskulatur wird eingesetzt, dabei spielen bei Atmung in Ruhe der M. latissimus dorsi und die Skalenus-Muskeln eine Rolle und nur im Extremfall der M. sternocleidomastoideus, ebenfalls Zeichen einer bald versagenden Atempumpe.

Bei der Auskultation von Patienten mit einer COPD fallen meist die Geräuschphänomene der Obstruktion zuerst auf. Anfänglich kann ein Giemen nur bei forcierter Exspiration hörbar sein. Ein deutlicheres Zeichen der Obstruktion ist Giemen bei normaler Exspiration. Die Intensität korreliert mit dem Schweregrad der Obstruktion [134]. Giemen ist allerdings nicht spezifisch für die COPD, und eine Obstruktion kann auch ohne Giemen vorhanden sein. Andere Zusatzgeräusche sind Knistern und Rasselgeräusche, die vermutlich durch plötzliches Eröffnen kleiner Atemwege mit schnellem Druckausgleich entstehen (Dauer < 20 ms) und daher inspiratorisch zu hören sind. Das frühe zeitliche Auftreten in der Inspiration unterscheidet sie am besten von ähnlichen Geräuschen bei restriktiven Lungenerkrankungen. Sie sind in den basalen Lungenanteilen besser zu hören und im Gegensatz zur Pneumonie weniger frequent und „gröber". Zusammengenommen können diese Geräuschphänomene den Eindruck eines relativ lauten Atemgeräusches entstehen lassen, obwohl das eigentliche vesikuläre Atemgeräusch ohne die Zusatzgeräusche abgeschwächt ist. In schweren Fällen kann die Atemflußlimitierung so weitgehend sein, daß kein Atemgeräusch und keine zusätzlichen Geräuschphänomene mehr hörbar sind. Der Klopfschall ist hypersonor.

Charakteristische Veränderungen können den Thorax betreffen. Dazu gehören der faßförmig deformierte Thorax und die supraklavikulär vorgewölbten „Emphysemkissen". In fortgeschrittenen Fällen kann eine paradoxe Atmung beobachtet werden. Das komplett abgeflachte oder gar nach abdominal gewölbte Zwerchfell bewegt dabei inspiratorisch die Rippen nach innen (Hoover-Zeichen) und läßt einen negativen abdominalen Druck entstehen. Die inspiratorisch tätige Muskulatur am knöchernen Thorax arbeitet mit verstärkter Anstrengung, um im Bereich des Oberkörpers eine Expansion besonders in sagittaler Richtung zu erreichen. Zeichen dieser verstärkten Inspirationsanstrengungen sind besonders bei schlanken Menschen als inspiratorische Einziehungen im Bereich der Interkostalmuskulatur, der Supraklavikulargruben (bei Fehlen der „Kissen") und des Jugulums zu sehen.

Der respiratorische Alternans zeigt dagegen das Dekompensieren der Atempumpe an. Die Atmung wechselt zwischen einem vorwiegend diaphragmalen und einem vorwiegend kostalen Muster, vermutlich um der jeweils nicht so stark geforderten Muskelgruppe Zeit für eine partielle Erholung zu gewähren. Eine zentrale Zyanose ist Zeichen der Hypoxämie, ihr Fehlen schließt aber die Hypoxämie nicht aus.

4.2.2 Funktionsuntersuchungen, Methoden, Aussagewert

Es wird angenommen, daß die Krankheit COPD unterdiagnostiziert wird [37, 170, 183]. Unter den Gründen hierfür finden sich die zu geringe Anwendung der Spirometrie bei den in Frage kommenden Patienten und die nicht ausreichende Kenntnis von Ärzten im jeweiligen Primärarztsystem weltweit. Eine breite Anwendung der Spirometrie bei allen Patienten auch mit nur leichter Einschränkung der Belastungsfähigkeit ist daher eine Aufgabe der jeweiligen Primärarztsysteme. Auf die Frage, ob insbesondere ältere, nicht symptomatische Patientengruppen systematisch einem Screening unterzogen werden sollten, wird in Kapitel 4.3 (Früherkennung) eingegangen.

Lungenvolumina, die in Funktionsuntersuchungen gemessen werden, stehen nur in sehr lockerem Zusammenhang mit dem Gasaustausch in der Lunge. Sie werden danach bewertet, ob sie Sollwerten entsprechen oder wie weit sie von diesen entfernt sind. Sollwerte sind ihrerseits abhängig von Alter, Größe (bzw. dem Broca-Index: Körpergewicht [kg]/(Körpergröße [cm] − 100)) und Geschlecht. Zumeist werden Sollwerte von einer definierten Population erhalten. Die in Deutschland sehr gebräuchlichen Sollwerte der Europäischen Gemeinschaft für Kohle und Stahl (EGKS) sind anhand der Messungen von 2000 Berg- und Stahlarbeitern erstellt worden [31]. Damit kann keine allgemeine Gültigkeit angenommen werden (um etwa 5 % zu hoch). Andere gebräuchliche Sollwerte sind die von Islam und Ulmer publizierten [95], die im Vergleich internationaler Sollwerte für verschiedene Individuen einen Platz im gut besetzten Mittelfeld, z. B. im Hinblick auf die Vitalkapazität, einnehmen. In Europa sind die von Quanjer veröffentlichten Referenzwerte verbreitet [178]. Vor einiger Zeit wurden die Ergebnisse der Schweizer Studie zum Einfluß der Luftverschmutzung auf die Lungenfunktion, der SAPALDIA-Studie veröffentlicht [22]. Die daraus erstellten Lungenfunktionssollwerte wurden separat im deutschen Sprachraum dargestellt [49]. Im Vergleich zu den Werten nach Quanjer liegen die Sollwerte der FVC um 9 % und des FEV_1 um 5 % höher, die des MEF_{50} und des MEF_{25} insbesondere bei Älteren niedriger. Der Vergleich zeigt, daß durch Anwendung unterschiedlicher Sollwerte die Soll-Vitalkapazität eines definierten Individuums um bis zu 25 % abweicht [224]. Für Kinder existieren eigene Sollwerte [z. B. 154], die von erwachsenen Kollektiven sind bei Kindern nicht durch Extrapolieren anwendbar. Einschränkungen beim Vergleich individueller Werte mit Sollwerten liegen auch dann vor, wenn Körpergewicht und -größe von der statistischen Norm abweichen.

Aufgrund der genannten Gründe zur Vorsicht beim Vergleich individueller Lungenfunktionswerte mit Sollwerten werden erst deutlichere Abweichungen (20–30 %) als pathologisch gewertet.

4.2.2.1 Peak-flow-Meter

Im Originalgerät von Wright war ein drehbarer Windflügel im Inneren einer Trommel gelagert (Prinzip Turbine) [237]. Inzwischen wurde das Prinzip weiter vereinfacht. Meist wird eine Kunststoffscheibe durch den festen Atemstoß auf einem zentralen Metallstab gegen den Widerstand einer Feder verschoben, ein mitgenommener Indikator zeigt die maximale Entfernung der Scheibe vom Ruhepunkt an und verbleibt auf der erreichten Höchstmarke, auch nachdem die Scheibe in die Ruheposition zurückgekehrt ist. Während die Scheibe sich gegen die Feder bewegt, vergrößert sich gleichzeitig die exspiratorische Öffnung, wodurch der Druck auf die Kunststoffscheibe nachläßt (Prinzip der variablen Öffnung). Dieser grundsätzliche Unterschied zwischen den Geräten führt auch zu unterschiedlichen Messungen, d. h., die Turbinengeräte messen eher niedrigere PEF-Werte im Vergleich zu einem Pneumotachographen, die Geräte mit variabler Öffnung dagegen eher höhere Werte. Im Vergleich der beiden Peak-flow-Geräte untereinander addieren sich diese Unterschiede, wodurch die Werte wenig vergleichbar sind [104, 214]. Während der Messung soll der Hals nicht stark nach ventral oder dorsal flektiert werden, da dies eine Flußbegrenzung in den oberen Atemwegen bedingen kann. Der höchste von drei Meßwerten wird registriert. Es sollten nicht mehr als fünf Versuche durchgeführt werden. Bei elektronischen Peak-flow-Meßgeräten kann die Anstiegszeit des exspiratorische Flusses (Zeit zwischen 10 und 90 % des PEF) als Parameter für die Beurteilung der Validität des Testversuchs herangezogen werden [59]. Nach zwei Tagen werden die Meßwerte besser reproduzierbar, bei 90 % innerhalb von 40 ml × min^{-1}. Löst der Atemstoß Husten aus, muß die Messung nur dann verworfen werden, wenn dieser direkt zu Anfang erfolgte oder wenn der Husten mit einer vollständigen Einatmung interferierte. Bei 4,4 % der Patienten mit Asthma und 3,3 % der Testpersonen ohne Asthma bewirkt der Test eine zunehmende Obstruktion, erkennbar an kontinuierlich abnehmenden Meßwerten bei serieller Testung (>10 l × min^{-1}/Messung) [60]. Bei Flußwerten unter 100 l × min^{-1} sind einige der handelsüblichen Geräte nicht mehr verläßlich [142]. Nach den Empfehlungen der ATS (Update 1994) müssen die Geräte einen Widerstand kleiner 2,5 cm H$_2$O/l/s aufweisen und Flüsse zwischen 0 und 14 l/s mit einer Richtigkeit von ± 10% des angezeigten Wertes oder mindestens ± 20 l × min^{-1} im Bereich von 60–400 (Kinder) bzw. 100–850 l × min^{-1} (Erwachsene) registrieren. Bei Gesunden wird der PEF von vier Faktoren beeinflußt:

1) Der Dimension der großen intra- und extrathorakalen Atemwege (Länge und Durchmesser). Die Länge hängt von der Körpergröße ab, der Durchmesser intraindividuell vom transbronchialen Druck, i. e. vom Volumen und den elastischen Eigenschaften der Lunge sowie der Compliance der Atemwege. Sowohl der thorakale Atemwegsdurchmesser als auch die Compliance werden durch Beugung und Dehnung des Halses beeinflußt.

2) Der Kraft der Exspirationsmuskulatur, besonders der abdominellen. Diese wird durch die Relation von Kraft zu Länge beschrieben und variiert damit mit dem Ausmaß der Inflation.

3) Der Geschwindigkeit, mit der der maximale Alveolardruck erreicht wird, i. e. von den Kraft-Geschwindigkeits-Eigenschaften der respiratorischen Muskulatur.

4) Der „Volume history" der Lunge, i. e., wie stark die Lunge vor dem PEF-Manöver gedehnt wurde. Direkt nach einer tiefen Einatmung wird der PEF höher gemessen als nach einer Pause auf TLC-Niveau.

Die häufigste pathophysiologische Situation, die den PEF negativ beeinflußt, ist eine strukturelle oder funktionelle Veränderung der Atemwege, wodurch der Widerstand dort erhöht wird. Thorakale Restriktionen oder muskuläre bzw. neuronale Störungen führen ebenfalls zu einer Verminderung des PEF. Interstitielle Erkrankungen müssen nicht mit einer Verminderung des PEF einhergehen, weil das reduzierte Lungenvolumen durch eine Erhöhung der Retraktionskraft der Lunge zu einem großen Teil aufgehoben werden kann.

Die Messung des Peak flow ist stark mitarbeitsabhängig, noch mehr, als dies für das FEV$_1$ zutrifft. Absolutwerte sind auch deshalb nicht gut vergleichbar und besitzen eher geringe Aussagekraft. Normalwerte wurden veröffentlicht [155, 202]. Allerdings gibt es keinen Hinweis auf die Gültigkeit der Annahme, daß eine Reduktion des PEF auf 80% des Referenzwertes noch im niedrig normalen Bereich liegt und daher nicht pathologisch ist. Statt mit Referenzwerten zu arbeiten, wird daher der sog. persönliche Bestwert oder Maximal at-

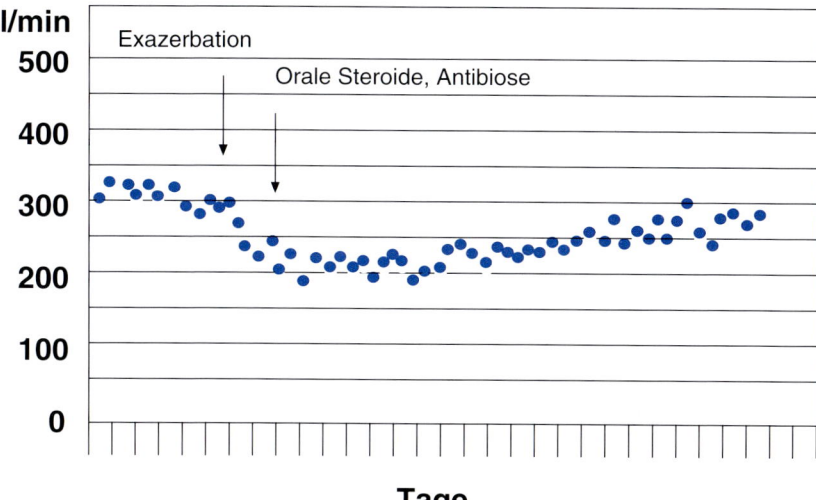

Abbildung 4-1 PEF-Protokoll eines COPD-Patienten.

tained value bestimmt [177]. Dabei muß beachtet werden, daß dieser Wert z. B. bei Jugendlichen im Wachstum starken Veränderungen unterworfen ist und hier allenfalls 6 Monate, sonst wenige Jahre Gültigkeit hat.

Der Vorteil der Methode liegt in der leichten Wiederholbarkeit und der großen Verfügbarkeit aufgrund des relativ geringen Preises mit der Möglichkeit der Eigenmessung durch den Patienten und der Messung am Ort der vermuteten Auslösung, z. B. am Arbeitsplatz. Dadurch kann ein stark wechselnder Obstruktionsgrad, wie z. B. beim Asthma bronchiale („Morning dip"), von einem konstanteren, wie bei der COPD, unterschieden werden, die Verschlechterung im Rahmen einer Exazerbation frühzeitig vom Patienten oder Arzt bemerkt und beurteilt und der Erfolg von Medikamenten oder anderen Maßnahmen auf die Obstruktion objektiviert werden (Abb. 4-1). Stark abweichende Werte sollten Anlaß zu einer weiterführenden Lungenfunktionsmessung sein.

Der Einsatz der PEF-Messung bei der COPD kann aus differentialdiagnostischen Überlegungen geschehen oder zur Kontrolle des Verlaufes und der Therapie. Die Messung des PEF unterschätzt die Flußlimitierung beim Emphysem (Abb. 4-2) und wird somit dem Krankheitsbild der COPD in der Regel nicht gerecht. Hier ist der FEV_1 der zuverlässigere Wert. Eine Besserung des PEF um 60 ml $\times$ min^{-1} wurde als klinisch signifikante Besserung vorgeschlagen [177].

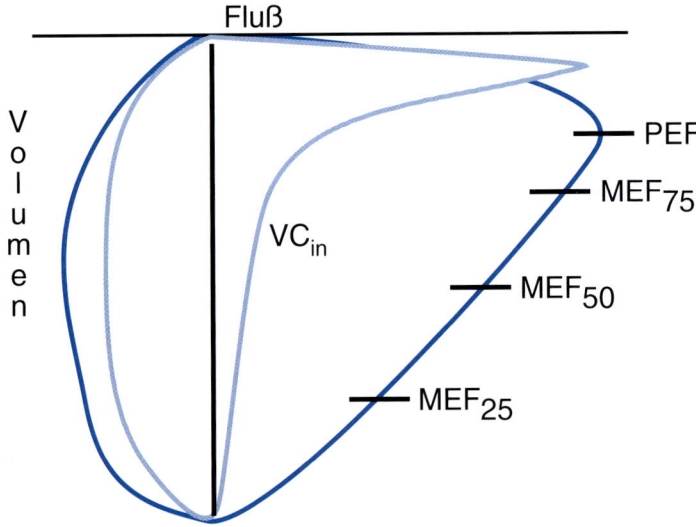

Abbildung 4-2 Vergleich PEF und Fluß-Volumenkurve.
Der Peak flow kann das Ausmaß der Obstruktion unterschätzen: Da der maximale Fluß erreicht wird, bevor der Kollaps der kleinen Atemwege einsetzt, erscheint der PEF-Wert hoch, obwohl die weitere Exspiration stark behindert ist. In der Fluß-Volumenkurve sind die Verhältnisse besser zu erkennen.

4.2.2.2 Statische Volumina

Totale Lungenkapazität (TLC) = Residualvolumen (RV) + exspiratorisches Reservevolumen (ERV) + Atemzugvolumen (AZV oder VT = Tidalvolumen) + inspiratorisches Reservevolumen (IRV). Vitalkapazität (VC) = ERV + AZV + IRV.

Lungenfunktionsmessungen sollten mehrfach (3mal) durchgeführt werden. Atemmanöver müssen dem Patienten zuvor verständlich erläutert werden. Das Mundstück muß mit den Lippen fest umschlossen werden, eine Nasenklemme ist obligatorisch, locker sitzende Prothesen sollten entfernt werden. Die Messung wird aufrecht sitzend durchgeführt. Das Mundstück muß dabei individuell in Mundhöhe fixiert werden.

4.2.2.3 Ruhespirometrie

Bestimmung von VC (in oder ex, sog. relaxierte VC), IRV, AZV, ERV (Abb. 4–3). Der Patient atmet aus der Normalatmung langsam aus (ERV), lang-

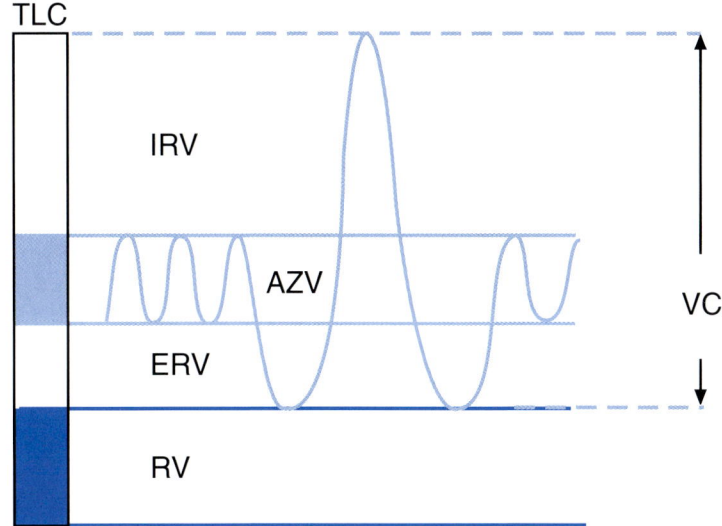

Abbildung 4-3 Ruhespirometrie.

sam bis zum Maximum ein (VCin) und anschließend maximal aus (VCex). Die Messung der Ruhespirometrie wird in der Regel in Kombination mit einem forcierten Atemmanöver durchgeführt.

4.2.2.4 Forcierte Spirometrie

Bestimmung des während einer Sekunde forciert exspirierten Volumens (FEV_1) und der forcierten Vitalkapazität (FVC, Abb. 4-4). Die forcierte Vitalkapazität, die normalerweise von der relaxierten VC kaum abweicht, kann bei einer Obstruktion, besonders bei einem Kollaps der peripheren Atemwege wie beim Emphysem mit Obstruktion, erheblich unter deren Wert abfallen. 75% oder mehr der relaxierten Vitalkapazität können vom Gesunden in einer Sekunde ausgeatmet werden. Eine Reduktion des FEV_1-Wertes im Vergleich zu den Normalwerten, die von Alter, Geschlecht, Rasse und Größe abhängig sind, kann für sich genommen noch nicht zwischen einer Obstruktion und einer Restriktion unterscheiden. Dies gelingt besser mit dem Quotienten FEV_1/VC, dem Tiffeneau-Index, der auch als besonders sensitiv bei einer leichten COPD gilt. Der Wert wird unterhalb von 70% als pathologisch gewertet. In fortgeschrittenen Fällen wird allerdings die Sensitivität wieder geringer, weil

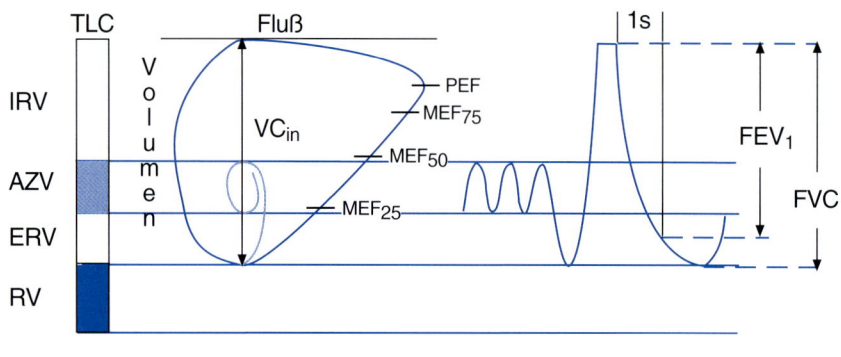

Fluß-Volumen-Kurve   **Forcierte Spirometrie**

Abbildung 4-4 Forcierte Spirometrie.

die VC dann ebenfalls abnimmt, wenn auch nicht so schnell wie das FEV_1. Aus diesem Grund hat sich das FEV_1 im Vergleich mit dem jeweiligen Referenzwert als gängiger Parameter zur Beurteilung der Schwere einer COPD durchgesetzt [73, 178]. Die Variabilität der Untersuchung liegt von Mal zu Mal sowie von Tag zu Tag unabhängig vom Ausgangswert bei 140 bzw. 170 ml [221]. Inspiratorische Parameter wie z. B. die FIV_1 werden bereits in einer Reihe von pneumologischen Zentren angewandt. Ihnen könnte zukünftig eine größere Rolle in der Verlaufsdiagnostik der COPD zukommen [210a].

Die Anforderungen an das Spirometer liegen bei einem Meßvolumen von mindestens 8 l bei einem Flow von $0-14 \, l \times min^{-1}$ und einer Richtigkeit von ± 3 % des angezeigten Wertes bzw. mind. ± 0,050 l. Das Gerät muß in der Lage sein, Volumen über einen Zeitraum von 15 s zu akkumulieren. Der exakte Beginn der Exspiration muß anhand des steilsten mittleren Flußanstieges über 80 ms rückwärtig extrapoliert werden [4, 204]. Für Geräte zur Überwachung (Monitoring) gelten etwas geringere Anforderungen: Die Richtigkeit muß hier bei ± 5 % des angezeigten Wertes oder mindestens ± 0,100 l liegen, die Präzision bei ± 3 % oder mindestens ± 0,050 l. Der Widerstand des Gerätes muß weniger als 2,5 cm $H_2O/l/s$ betragen, und die Teststart-Kriterien müssen wie bei den diagnostischen Geräten erfüllt werden.

Nur serielle Messungen über einen Zeitraum von über drei Jahren ergeben bei der COPD eine gute Beurteilung über die beschleunigte Rate des FEV_1-Abfalls (> 50 ml/anno) [26], der die COPD charakterisiert. Relativ willkürlich muten die verschiedenen Versuche der Einteilung der COPD anhand des FEV_1-Wertes an. Während die Werte im Falle einer leichten COPD in den

Tabelle 4-2 Einteilung der COPD in Schweregrade anhand des FEV_1 in % des individuellen Sollwertes.

Schweregrad	„at risk"	Leicht	Mittel	Schwer
ATS	-	$\geq 50\,\%$	35–49 %	$< 35\,\%$
ERS	-	$\geq 70\,\%$	50–69 %	$< 50\,\%$
BTS	-	60–79 %	40–59 %	$< 40\,\%$
„GOLD"-Initiative/Stadien	Stadium 0	Stadium 1	Stadium 2	Stadium 3
	Normal Aber: Husten/Auswurf Risikofaktoren vorhanden	80 % Aber: FEV_1/FVC $< 70\,\%$	IIA) $FEV_1/FVC < 70$ $50 \leq FEV_1$ $< 80\,\%$ S $\pm$ Symptome IIB) $FEV_1/FVC < 70$ $30 \leq FEV_1$ $< 50\,\%$ S $\pm$ Symptome	$FEV_1 \leq 30$ S oder: $FEV_1 \leq 50$ S und: Rechtsherzinsuff. oder respir. Insuff.

USA, Europa und Großbritannien noch einigermaßen übereinstimmen, gehen sie im unteren Bereich, der auch für gutachterliche und sozialrechtliche Fragen wichtig ist, deutlich auseinander (Tab. 4-2). Eine weltweite Einigung auf vergleichbare Werte wird möglicherweise die Global Initiative for Chronic Obstructive Lung Disease („GOLD") erreichen können. Deren Vorschläge sind in der Tabelle 4-2 ganz unten dargestellt. Erstmals beinhalten diese auch eine Einteilung in Stadien; darunter eines, das den symptomarmen Zeitraum mit Husten und Auswurf ohne spirometrisch faßbare Veränderungen als Vorstufe einer COPD beschreibt, aus dem heraus sich die eigentliche Erkrankung entwickeln kann.

4.2.2.5 Fluß-Volumenkurve

Über die gesamte FVC wird die Atemwegsfunktion besser charakterisiert durch die maximale exspiratorische Flußkurve oder Fluß-Volumenkurve. Dabei werden zusätzlich zum PEF die Form der Kurve und die maximalen exspiratorischen Flußwerte bei 75, 50 und 25 % des ausgeatmeten Volumens (MEF_{75}, MEF_{50}, MEF_{25}) beurteilt und mit Referenzwerten verglichen. Diese letzteren Werte zeigen eine größere Variabilität als das FEV_1 und haben daher auch breitere Sollwertbereiche. Sie besitzen den Vorteil, weniger mitarbeitsabhängig zu sein als der erste Teil der Fluß-Volumenkurve und der PEF, aber eine

Reduktion dieser Werte ist weniger spezifisch für eine Obstruktion als der FEV_1/VC-Quotient [128]. Erst eine Reduktion unter 50 % der Referenzwerte kann als sicher pathologisch angesehen werden.

Mit zunehmender Obstruktion wird die Kurve statt leicht konvex (von der Volumenachse weggerichtet) konkav (zur Volumenachse hin) verformt (Abb. 4-5 bis 4-7). Bei einem ausgeprägten Emphysem ist der PEF nur wenig reduziert, jedoch liegen die Flußwerte schon des MEF_{75}, besonders aber des MEF_{50} und MEF_{25} erheblich niedriger, oft bei nur $10-20$ % des Referenzwertes. Zudem ist der Übergang des steilen Abfalls nach Erreichen des PEF zu dem plateauartigen Rest der Kurve als Emphysemknick deutlich erkennbar (Abb. 4-7).

Es sollte beachtet werden, daß die Fluß-Volumenkurve auch durch die Art der Messung beeinflußt wird. Messungen des exspirierten Volumens (Spirometrie) neigen dazu, einen spitzeren PEF-Gipfel durch Entleerung der zentralen, wenig behinderten Atemwege, gefolgt von einem deutlichen Abfall durch langsame Entleerung der späten Anteile, aufzuweisen, als dies bei Messungen der Fluß-Volumenkurve im Body-Plethysmographen der Fall ist. Dieser stellt ja die Abnahme des intrathorakalen Gasvolumens als Fluß dar. Der Abfall der Kurve wird hier durch die Kompression dieses Volumens nach dem Atemwegskollaps bedingt, und die verzögerte Entleerung läßt den Fluß dann im Laufe der Ausatmung noch höher erscheinen. Dieser Effekt ist auch bei Gesunden nachweisbar, tritt jedoch bei einer Obstruktion deutlicher hervor [73].

Die Registrierung der Fluß-Volumenkurve erlaubt eine recht gute Beurteilung der Mitarbeit durch den Patienten und möglicher störender Einflüsse. So sind z. B. ein mangelnder eindeutiger PEF-Gipfel und ein Volumenmißverhältnis in Form eines größeren exspiratorischen als inspiratorischen Volumens Zeichen für eine mangelhafte Mitarbeit. Einzelne Peaks im späteren Verlauf der Fluß-Volumenkurve zeigen Hustenstöße an, die durch die forcierte Ausatmung ausgelöst werden.

4.2.2.6 Body-Plethysmographie

Im Ganzkörperplethysmographen kann die Lungenfunktion technisch am exaktesten gemessen werden. Gleichzeitig können die meisten Parameter, neben der Spirometrie auch der Atemwegswiderstand (Raw) und das bei der Diagnostik des Emphysems notwendige intrathorakale Gasvolumen (TGV oder ITGV), bestimmt werden. Beide Messungen haben den Vorteil, daß sie schnell und unabhängig von der Mitarbeit des Patienten auch bei schwerkranken Pa-

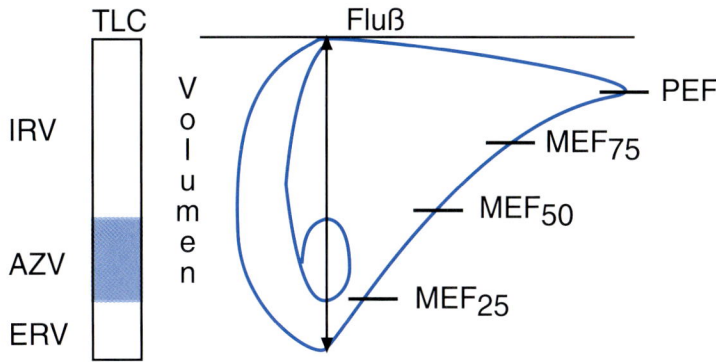

Abbildung 4-5 Fluß-Volumenkurve: Leichte Obstruktion.

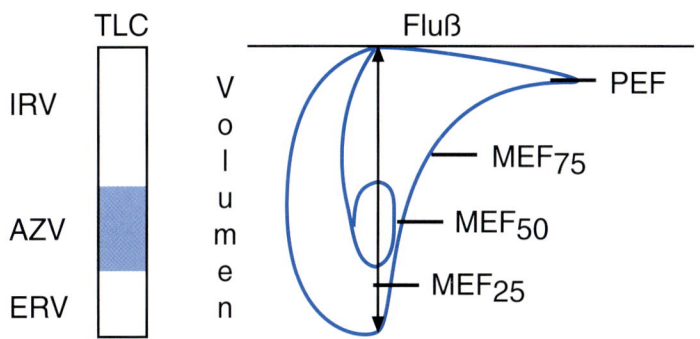

Abbildung 4-6 Fluß-Volumenkurve: Schwere Obstruktion.

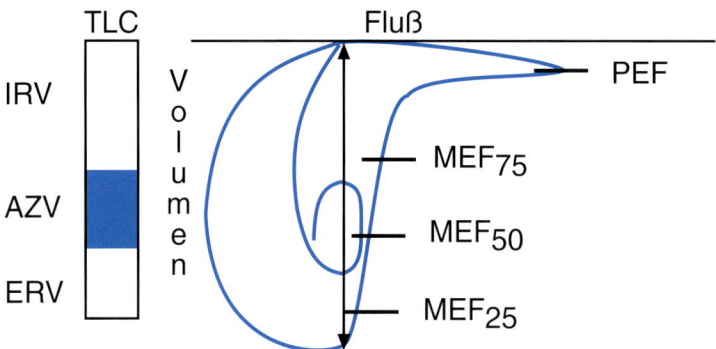

Abbildung 4-7 Fluß-Volumenkurve: Emphysem.

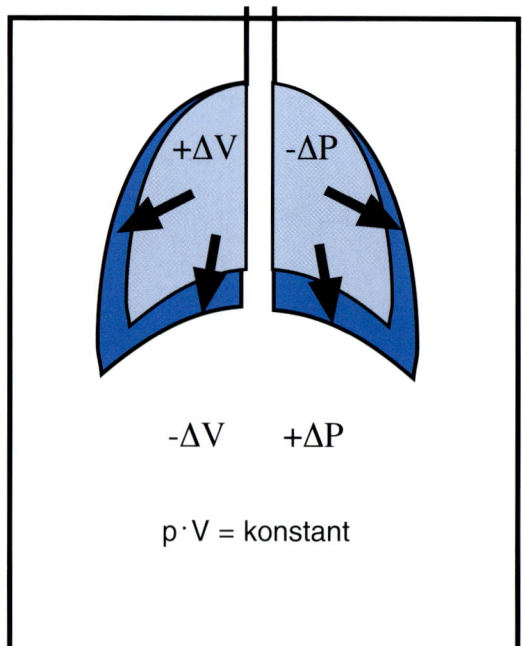

Abbildung 4-8
Body-Plethysmographie:
Prinzip (Boyle-
Mariotte-Gesetz).

$+\Delta V$ $-\Delta P$

$-\Delta V$ $+\Delta P$

$p \cdot V = \text{konstant}$

tienten meist gut durchführbar und daher auch zur Verlaufskontrolle gut einsetzbar sind.

Das zugrundeliegende Prinzip der Messung ist das Boyle-Mariotte-Gesetz, nach dem das Produkt aus Druck und Volumen in einem gasgefüllten Raum bei gleichbleibender Temperatur konstant ist ($p \times V$ = konstant; s. Abb. 4-8).

Die Resistance, der bronchiale Strömungswiderstand, wird errechnet aus Alveolardruck (ΔP_A) und Fluß ($\dot{V}$):

$$R = \frac{\dot{V}}{\Delta P_A} .$$

Dazu wird der Fluß mittels eines Pneumotachographen ermittelt, der sich im Body-Plethysmographen befindet, während Kammerdruckänderungen von einem Druckwandler erfaßt werden (Abb. 4-9). Die Steilheit (tan α) der so erhaltenen Druck-Strömungskurve stellt für die Bestimmung der Resistance die wichtigste Größe dar. Bei erhöhtem Strömungswiderstand ist sie stärker zur Abszisse hin geneigt. Bei Vorliegen von inhomogenen Verteilungsstörungen

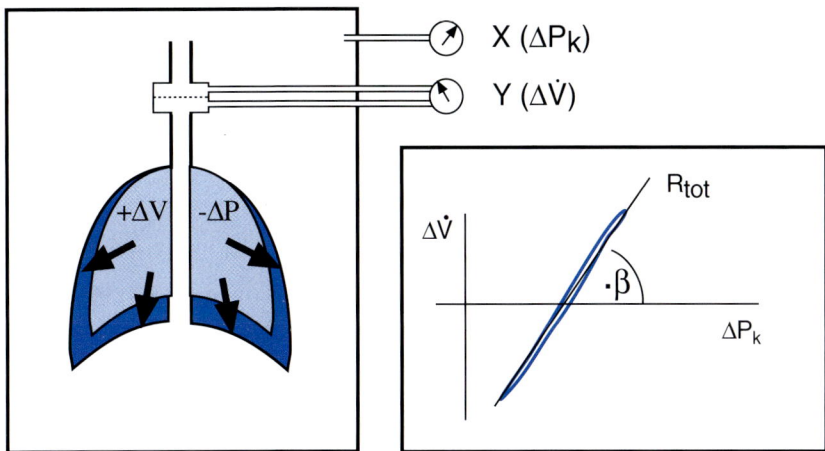

Abbildung 4-9 Body-Plethysmographie: tan β.

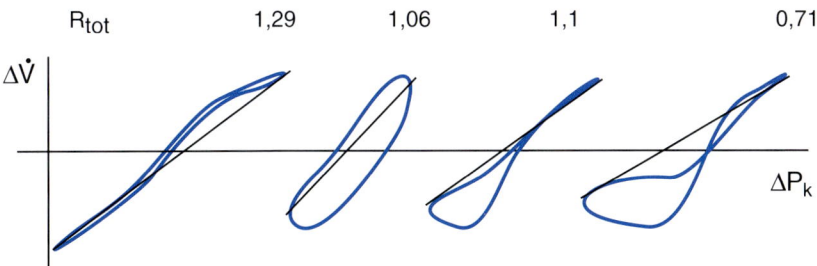

Abbildung 4-10 Body-Plethysmographie: tan β.
Druck-Strömungskurven (Resistancekurven) von vier Patienten mit unterschiedlicher Obstruktion [nach 224].

kommt es zu teils ovalen, teils schleifen- oder keulenförmigen Kurvenbildern, die nicht mehr durch den Nullpunkt laufen (Abb. 4-10). Zur Bestimmung des Winkels sind dann Hilfslinien anzulegen, die, je nachdem, ob sie den Gesamtatemwegswiderstand (R_{tot}) darstellen, Ein- und Ausatmung berücksichtigen und vom höchsten Kammerdruck zum geringsten reichen (s. Abb. 4-11) oder vom maximalen zum Beginn des inspiratorischen Teils der Kurve (inspiratorischer Widerstand R_i) bzw. vom minimalen Kammerdruck zum Beginn des exspiratorischen Teils der Kurve reichen (exspiratorischer Widerstand R_{ex}). Das

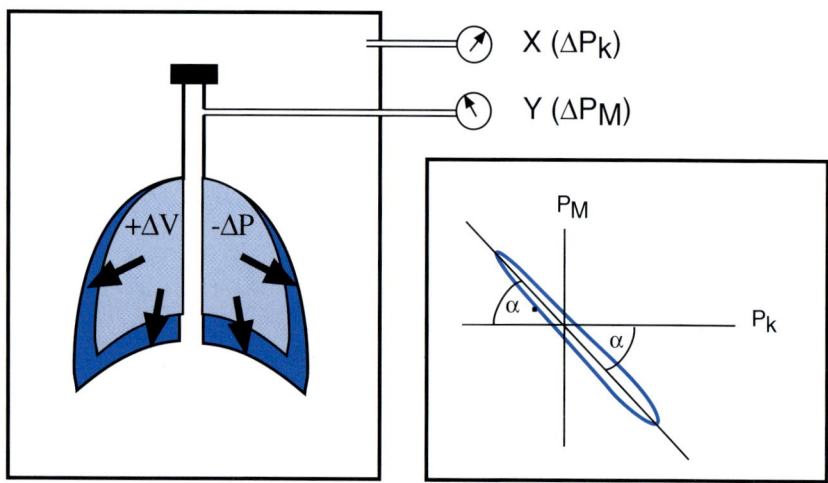

Abbildung 4-11 Body-Plethysmographie: tan α.

Betrachten der Druck-Strömungskurve erlaubt mit etwas Übung eine schnelle Beurteilung der dynamischen Verhältnisse des Strömungswiderstandes in den Atemwegen. Die Steigung der Druck-Strömungskurve führt jedoch noch nicht zu einer absoluten Aussage über die Resistance, da ja nicht der alveoläre Druck gemessen wurde, sondern der Kammerdruck:

$$\frac{\dot{V}}{\Delta P_k} = \tan \beta.$$

Die Beziehung zwischen Kammerdruckänderung und Alveolardruckänderung ($\Delta P_A : \Delta P_k$) muß also noch hergestellt werden. Zu diesem Zweck müssen simultan Kammerdruckänderungen und Alveolardruckänderungen stattfinden. Der Alveolardruck (P_A) entspricht nach Druckausgleich am verschlossenen Mundstück dem dortigen Druck (P_M); der Kammerdruck (P_k) wird über den Druckwandler registriert (s. Abb. 4-11). Während der Patient jetzt am verschlossenen Mundstück Atembewegungen durchführt und damit wechselseitig Druck und Volumen im Thorax und in der Kammer verändert, kann die Beziehung durch die Steigung (tan α) der entstehenden Verschlußdruckkurve beschrieben werden:

$$\frac{\Delta P_A}{\Delta P_k} = \tan \alpha.$$

Die Resistance errechnet sich dann aus dem Quotienten der Steigungen der beiden Kurven:

$$\frac{\tan \alpha}{\tan \beta} = \frac{\Delta P_A}{\dot{V}} = R.$$

Die Verschlußdruckkurve erlaubt aber gleichzeitig auch noch die Bestimmung des intrathorakalen Gasvolumens (IGV). Durch das schon erwähnte Boyle-Mariotte-Gesetz gilt für kleine Änderungen:

$$\Delta P \times V + \Delta V \times P = 0$$

und

$$V = -\frac{\Delta V}{\Delta P} \times P,$$

im Body:

$$IGV = \frac{\Delta V}{\Delta P_A} \times (\text{atm. Druck} - pH_2O).$$

Nach Ermittlung der Eichkonstante, mit der bestimmt wird, um wieviel ein gegebenes Volumen den Druck im Body erhöht ($\Delta V = \Delta P_k \times$ Eichkonstante), kann ΔV ersetzt werden:

$$IGV = \frac{\Delta P_k}{\Delta P_A} \times [(\text{atm. Druck}) \ (kPa) - (6{,}27 \ kPa)].$$

$\Delta P_k / \Delta P_A$ entspricht $1/\tan \alpha$ (aus der Verschlußdruckkurve), so daß bei Kenntnis des aktuellen atmosphärischen Drucks und nach Erhalt der Eichkonstante, die beim Hochfahren der computerisierten Geräte einmal täglich bestimmt wird, das IGV einfach durch die Verschlußdruckmessung (Shutter-Messung) bestimmt werden kann. Je flacher die Kurve, desto größer das IGV. Hieran erkennt man sofort, daß die vermehrte Kompressibilität der eingeschlossenen Luft bei großen intrathorakalen Gasvolumina dazu führt, daß aufgrund größerer Volumenänderungen bei der Atmung gegen den Verschluß der Kammerdruck analog größeren Änderungen unterlegen ist, während der Alveolardruck (bestimmt als Munddruck) nicht in gleichem Maße ansteigt.

Auch mit Fremdgasmethoden läßt sich das IGV bestimmen. Allerdings wird dabei nur das Volumen erfaßt, zu dem das Fremdgas Zugang hat, während die bodyplethysmographische Bestimmung das gesamte (auch abgeschlossene) Gasvolumen mißt. So würde z. B. das im Pleuraraum befindliche Gasvolumen bei Vorliegen eines Pneumothorax mitbestimmt werden. Der Begriff „Trapped air" beschreibt Lungenvolumen, das nicht an der Ventilation teilnimmt und von Fremdgasmethoden nicht erreicht wird. Seine Größe kann aus der Differenz von IGV und FRC (Fremdgasmethode) bestimmt werden.

Die Messung der Resistance und des IGV, die beide eine große Bedeutung bei der Diagnosestellung, bei der Verlaufskontrolle und in der Therapieüberwachung der COPD haben, sollte vor der forcierten spirometrischen Messung oder der Fluß-Volumenkurve durchgeführt werden, um jeden Einfluß des gelegentlich zu beobachtenden Anstiegs des Widerstandes nach forcierten Atemmanövern auf die Meßwerte zu vermeiden.

In technischer Hinsicht ist die Messung von Resistance und IGV anspruchsvoller als die Fluß-Volumenmessung mit dem Pneumotachographen. Die Drucktransduktoren des Plethysmographen müssen eine Richtigkeit von 0,01 kPa besitzen [178]. Die Messung im Body darf erst dann durchgeführt werden, wenn die Kabine „stabil" ist. Zunächst wird das Tidalvolumen aufgezeichnet. Am Ende einer regulären Exspiration wird das Mundstück für 2−3 s verschlossen. Während dieser Zeit soll der Patient leichte Atembewegungen gegen den Verschluß durchführen (Frequenz < 1/s; die Druckänderung von Peak zu Peak sollte 2 kPa nicht überschreiten: Bestimmung von tan α). Zu hohe Atemfrequenzen können zu einer erheblichen Überschätzung des IGV führen. Nach Öffnung des Verschlusses soll der Patient entweder ganz aus (ERV) oder ganz einatmen (TLC). Anschließend folgt die Aufzeichnung der Druck-Strömungskurve. In der Regel werden solche Kurven digital registriert und ein Drift schon durch die Software eliminiert. Sonst wird gefordert, daß sich mindestens zwei Kurven überlagern. Mindestens drei befriedigende Messungen mit ähnlichem Winkel und ohne „Looping" (hervorgerufen durch schlaffe Muskulatur im Bereich der Wangen und des Mundbodens) sollten bei jeder Messung aufgezeichnet werden.

4.2.2.7 Impulsoszillometrie

Diese Methode ist eine Weiterentwicklung der Oszillometrie, technisch vereinfacht bei gleichzeitig verbesserter Aussagekraft. Über einen Lautsprecher werden dem Atemstrom für einen Moment Testimpulse unterschiedlicher Frequenz überlagert. Gemessen werden das vom Impuls erzeugte Flow-Signal und die resultierende Druckreaktion des Lungen-Thorax-Systems. Diese Werte führen zur gesuchten Impedanz.

Ein Vorteil besteht in der weitgehenden Unabhängigkeit von der Mitarbeit des Patienten, der lediglich spontan atmen soll. Daher ist die Messung auch bei

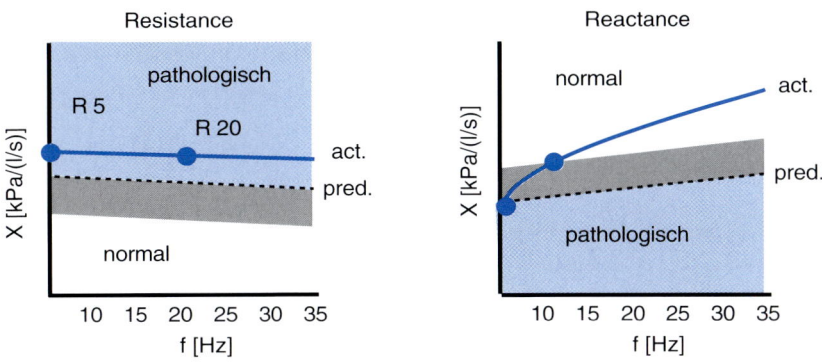

Abbildung 4-12 Impulsoszillometrie: zentrale Obstruktion.

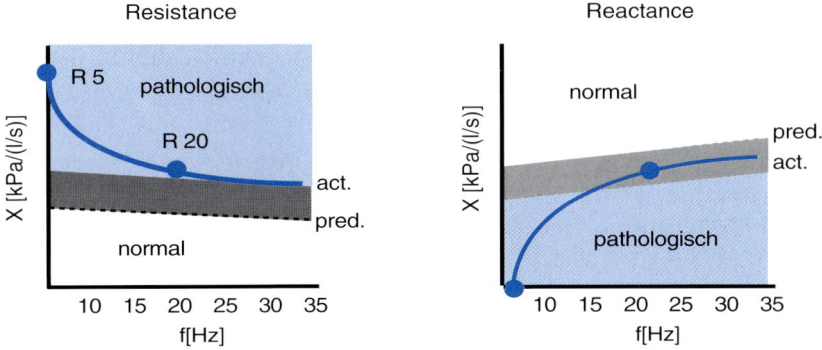

Abbildung 4-13 Impulsoszillometrie: periphere Obstruktion.

kleinen Kindern und wenig kooperativen erwachsenen Patienten möglich. Die Impedanzwerte bei unterschiedlichen Frequenzen lassen eine gute Trennung in periphere und zentrale Widerstandserhöhung zu sowie die Registrierung von Instabilitäten des Bronchialsystems (Trapped air). Damit ist die Methode geeignet, frühe Veränderungen zu erfassen. Die Darstellung der Meßwerte erfolgt in Form eines graphischen Lungenmodells mit zentralen und peripheren Atemwegen, wodurch eine rasche Interpretation gelingt (Abb. 4-12 bis 4-14). Die Methode ist allerdings nicht sehr verbreitet.

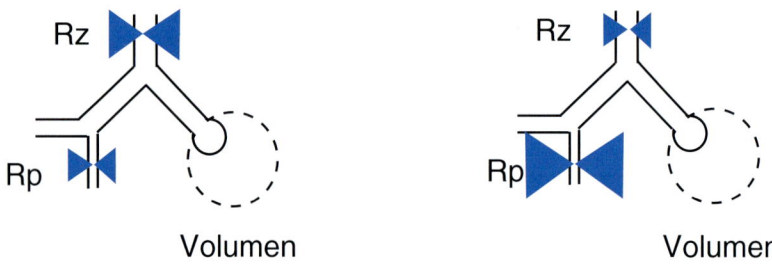

Abbildung 4-14 Impulsoszillometrie: zentrale/periphere Obstruktion.

4.2.2.8 Blutgasanalyse

Die Effektivität der Atmung wird an den arteriellen Partialdrucken des Sauerstoffs und Kohlendioxids sowie des pH gemessen. Sie sind die Zielgrößen. Liegt eine Verminderung des arteriellen paO_2 vor, so bestehen die Möglichkeiten, daß die umgebende Sauerstoffspannung zur Erzielung eines normalen Wertes nicht ausreicht, die ventilatorische Leistung zur Erreichung normaler Werte nicht verfügbar ist oder daß venöses Blut dem arteriellen beigemischt wird. Die reine Verminderung des paO_2 unter den altersentsprechenden Sollwert wird als respiratorische Partialinsuffizienz bezeichnet (Abb. 4–15). Bei jeder Hypoventilation, ob aus zentraler, pulmonaler, muskulärer oder thorakaler Ursache, steigt der $paCO_2$ an. In diesem Fall sind aber immer beide Partialdrucke verändert, der Sauerstoff ist also zusätzlich vermindert, so daß eine respiratorische Globalinsuffizienz vorliegt.

Für die Messung in einem automatisierten Blutgasanalysator (z. B. AVL, Ciba Corning, Radiometer) werden etwa 40–80 µl Blut benötigt. Die kleine Menge ermöglicht die Abnahme mit Glaskapillaren. Mit diesen wird arterialisiertes Blut aus hyperämisiertem Gewebe entnommen. Besonders geeignet ist das Ohrläppchen. Zur Vorbereitung des Gewebes wird ein 1–2 cm langer Strang einer hyperämisierenden Salbe (z. B. Finalgon® forte) 10 Minuten zuvor aufgebracht und mit dem Handschuh einmassiert. Der Patient muß darauf hingewiesen werden, die Stelle nicht zu berühren und besonders nichts von der Salbe an das Auge zu bringen. Vor der Abnahme werden Salbenreste abgewischt und die Stelle mit einem Alkoholtupfer abgerieben. Anschließend wird mit einer sterilen Lanzette kurz, aber beherzt eingestochen. Der erste austre-

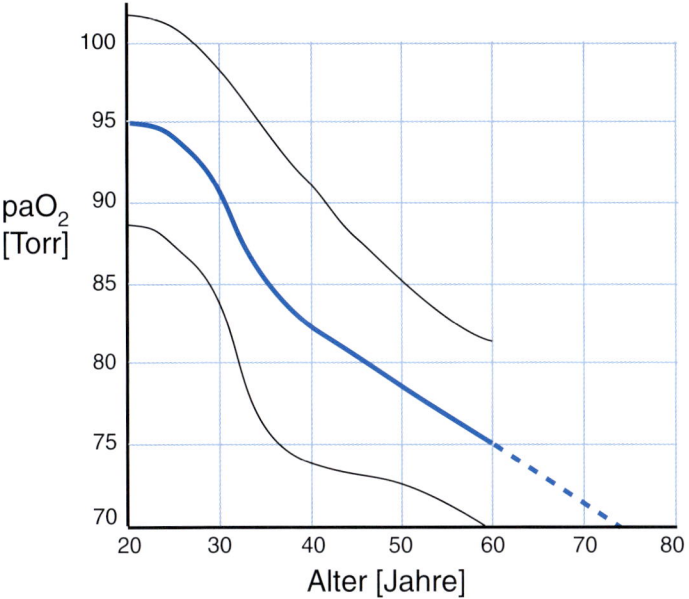

Abbildung 4-15 paO$_2$-Altersabhängigkeit.

tende Blutstropfen wird abgewischt und dann die Öffnung der heparinisierten Glaskapillare möglichst direkt an die blutende Wunde herangeführt. Ein kurzer Kontakt des Blutes mit der Raumluft führt aufgrund der besseren CO$_2$-Diffusionseigenschaften zu einem Absinken des paCO$_2$ um ca. 0,5 kPa oder 4 mmHg, während der paO$_2$ sich so schnell nicht wesentlich verändert [224]. Die Glaskapillare liegt bei der Abnahme nicht ganz waagerecht, sondern mit dem distalen Ende gering angehoben, so daß die Kapillarkraft noch ausreicht, die Kapillare zu füllen, aber die Schwerkraft nicht so groß ist, daß ein Teil der Blutsäule unter Ansaugung einer Luftblase nach distal laufen kann. Auf Blasenfreiheit muß unbedingt geachtet werden. Das Drücken des Ohrläppchens zur schnelleren Füllung des Röhrchens sollte vermieden werden. Nach Füllung der oder besser mehrerer Kapillaren bekommt der Patient einen Tupfer in die Hand, um ihn auf die Wunde zu halten und das Verschmutzen der Kleidung zu vermeiden. Die Glaskapillare sollte direkt analysiert werden; wo dies nicht geht (z. B. mehrere Abnahmen bei einer Spiroergometrie), sollte das Röhrchen mit Gummikappen verschlossen werden. Zuvor sollte noch ein Metallstift eingeführt werden, der mittels eines Magneten von außen zur Mischung und vollständigen Heparinisierung einige Male hin- und herbewegt wird. Derart versorgte Proben können 2 h bei Raumtemperatur lagern. Nach dieser Zeit wurde über ein Absinken des $paCO_2$ um ca. 1 Torr/h berichtet [193]. Eine längere Lagerung sollte im Kühlschrank erfolgen. Zur Vermeidung von Verwechslungen der Proben können Klebeetiketten/Patientenetiketten angebracht werden. Vor der Messung ist die Entnahme des Stiftes mit dem Magneten wichtig. Außer in Situationen mit erheblicher Zentralisierung sind derart gewonnene Proben den Verhältnissen im arteriellen Blut in Ruhe und unter Belastung von Gesunden und von Herz- und Lungenkranken gleichzusetzen [181, 223].

Die Analysegeräte bestehen aus drei Elektroden (für O_2, CO_2 und pH-Wert). Bei 37 °C wird das Blut in einer Kapillare des Gerätes an den drei Elektroden vorbeigeführt. Die Sauerstoffelektrode ist ein Platindraht (Kathode), der von einer Silber-/Silberchloridelektrode (Ag/AgCl; Anode) umgeben ist. Dazwischen befindet sich eine gesättigte KCl-Lösung. Eine Polarisationsspannung liegt zwischen Kathode und Anode an. Die Spitze der Elektrode, die mit dem Blut in Berührung kommt, ist mit einer Teflonmembran überzogen, die Sauerstoffmoleküle passieren läßt. In Abhängigkeit von den durchtretenden Sauerstoffmolekülen, die an dem Platindraht reduziert werden, wird die Polarisationsspannung verändert. Diese Änderung wird digital weiterverarbeitet.

pH- und CO_2-Elektrode sind im Prinzip identisch. Eine Glaselektrode aus Spezialglas, das für H^+-Ionen durchgängig ist, stellt die Bezugselektrode dar, eine Ag/AgCl-Elektrode die Referenzelektrode. Auch zwischen diesen Elektroden befindet sich eine KCl-Lösung, eine konstante Spannung wird angelegt. Sie verändert sich, wenn H^+-Ionen durch das Glas dringen. Die erforderliche Meßgenauigkeit für pH-Elektroden liegt bei 0,01 pH-Einheiten. Bei der CO_2-Elektrode ist der Glaselektrode noch eine kleine Menge Bikarbonatlösung vorgeschaltet, die durch eine CO_2-durchlässige, für H^+-Ionen undurchlässige Membran vom vorbeiströmenden Blut getrennt ist. Diffundieren CO_2-Moleküle durch diese Membran, so reagieren sie mit dem Bikarbonat, und H^+-Ionen werden frei. Diese werden von der Glaselektrode gemessen. Blutgasanalysegeräte müssen sorgfältig geeicht werden. Dies geschieht in den automatisierten Geräten mittels Gaseichung weitgehend selbständig. Referenzgemische aus Ampullen müssen jedoch in regelmäßigen Abständen zur Kontrolle durchgeführt werden.

Zusätzlich zu den genannten Messungen werden Parameter des Säure-Basen-Haushaltes errechnet. Die wichtigsten Größen sind das Standardbikarbo-

Tabelle 4-3 Säure-Basenhaushalt [nach 64].

Störung	pH	paCO$_2$	HCO$_3$
Dekompensierte respiratorische Azidose	↓	↑	= ↑
Kompensierte respiratorische Azidose	=	↑	↑
Dekompensierte respiratorische Alkalose	↑	↓	= ↓
Kompensierte respiratorische Alkalose	=	↓	↓
Dekompensierte metabole Azidose	↓	= ↓	↓
Kompensierte metabole Azidose	=	↓	↓
Dekompensierte metabole Alkalose	↑	= ↑	↑
Kompensierte metabole Alkalose	=	↑	↑

nat und der Basenüberschuß (mmol Säure oder Base, um einen pH von 7,4 in 1 l Blut bei einem pCO$_2$ von 40 mmHg bei 37 °C zu erreichen), die nach Nomogrammen von Thews [213] bestimmt werden. Zu dessen Bestimmung muß der Hämoglobingehalt der Probe bekannt sein, dieser wird entweder eingegeben oder in komfortableren Geräten auch gemessen. Beide Größen erfassen metabolische, also nicht-respiratorische Komponenten und sind daher wichtig für die Differentialdiagnostik von Veränderungen des pH und des pCO$_2$. Die wichtigsten Konstellationen sind in der Tabelle 4-3 dargestellt.

Während der stabilen Krankheitsphasen der COPD läßt sich ein Zusammenhang zwischen der Reduktion des FEV$_1$ und dem arteriellen Sauerstoffpartialdruck erkennen [124]. Der paCO$_2$ bleibt lange im normalen Bereich, er steigt erst an, wenn das FEV$_1$ unter einen Wert von 1,2−1,5 l abfällt (ca. 30−40% des Sollwertes), allerdings besteht auch hier eine große individuelle Variabilität, wie in Abbildung 4-16 dargestellt. Ganz anders können die Verhältnisse in der Nacht und bei Belastung aussehen. Die Messung der Blutgase in Ruhe und bei Raumluft wird für COPD-Patienten mit mittlerem oder schwerem Erkrankungsgrad empfohlen. Bei leichteren Fällen kann die Bestimmung der Sauerstoffsättigung erfolgen, unterhalb einer Sättigung von 94% sollten Blutgase gemessen werden.

Während einer Exazerbation müssen die Blutgase z. T. engmaschig verfolgt werden, insbesondere, wenn ein Anstieg des paCO$_2$ den Übergang einer partiellen in eine globale respiratorische Insuffizienz erkennen läßt. Der pH-Wert, der bei einer stabilen Hyperkapnie normal oder sogar gering alkalisch ist (Diurese und Steroide bewirken eine geringe metabolische Alkalose), wird bei einem akuten ventilatorischen Versagen abfallen.

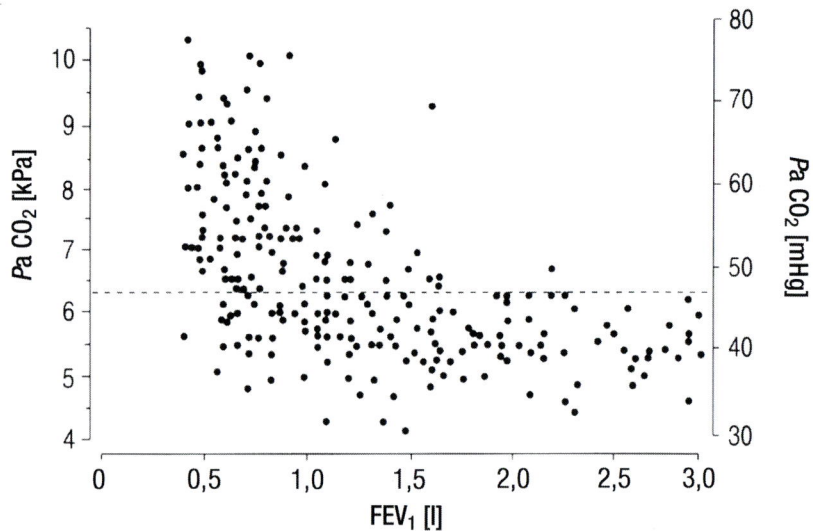

Abbildung 4-16 Beziehung zwischen arteriellem pCO_2 und FEV_1.
Die Daten stammen von 13 Patienten mit unterschiedlich ausgeprägter COPD. Jeder Patient wurde verschiedene Male gemessen [nach 73, 124].

4.2.2.9 Transferfaktor

Die Gasmenge, die in der Lunge diffundiert (Q), ist abhängig von dem Konzentrationsunterschied (Δc: Druckunterschied zwischen Alveole und Kapillare, ca. 60 Torr für O_2, ca. 6 Torr für CO_2), der Diffusionsstrecke (l, normal 2 μm zwischen Alveole und Hämoglobin), der Diffusionsfläche (F), der Kontaktzeit (t) und der Art des diffundierten Stoffes (D):

$$Q/t = DF \, \Delta c/l \, [mol/s].$$

Eine Vergrößerung der Diffusionsstrecke (Verbreiterung des Interstitiums) oder eine Verkleinerung der Diffusionsfläche (z. B. Emphysem oder Resektion mit Verlust von Alveolen und Gefäßen) führt zu einer verminderten Diffusion. Auch eine Verminderung der Bindungsstellen durch Reduktion des Hämoglobins und eine Verminderung der Kontaktzeit, z. B. bei erhöhter Strömungsgeschwindigkeit des Blutes, verringern die Diffusion.

Die Messung des Transferfaktors (TL) bzw. der Diffusionskapazität (DL) geschieht durch Berechnung der Menge an O_2 oder meist CO, die pro Zeiteinheit und alveolo-arterieller Druckdifferenz von der Alveole in das Blut übertritt. Die DLCO wird zur Berechnung als Indikator für die Diffusionskapazität für O_2 vorgezogen, weil sie technisch einfacher ist, nicht so stark von anderen Ventilationsparametern beeinflußt wird und außerdem nicht durch die Perfusion limitiert ist. Zur Sättigung von Hämoglobin reicht schon ein CO-Druck von 0,07 kPa (0,5 mmHg) statt ca. 13,3 kPa (100 mmHg) O_2. Da die Bindung an Hämoglobin nahezu vollständig ist, fällt eine bei der Messung der DLO_2 schwierig zu bestimmende Größe, nämlich die kapilläre O_2-Spannung, weg. Allerdings stellt die DLCO aufgrund etwas anderer Diffusionsbedingungen nur einen angenäherten Wert der eigentlich gesuchten Größe DLO_2 dar. Die DLCO ergibt sich aus dem Quotienten von CO-Aufnahme pro Minute zur mittleren alveolären CO-Spannung:

$$\text{DLCO} = \frac{\dot{V}_{CO}}{pCO_A} \left[\frac{ml}{min \times kPa} \right] \text{ oder } \text{DLCO} = \frac{\dot{V}_{CO}}{pCO_A} \left[\frac{ml}{min \times mmHG} \right].$$

Die Messung kann nach der Single-breath-Methode (SB) erfolgen oder nach der Steady-state-Methode (SS).

Bei der Single-breath-(Ein-Atemzug-)Methode wird ein Gasgemisch aus 0,2−0,3 % CO, 8−10 % He und Luft in einen Atembeutel gefüllt. Zuvor muß die Vitalkapazität gemessen werden. In maximaler Exspiration wird der Atembeutel zugeschaltet und das Gasgemisch bis zur TLC eingeatmet. Der Patient hält dann 10 s die Luft an und atmet anschließend forciert aus. Während der Ausatmung wird die Alveolarfraktion nach Verwerfen von ca. 750 ml Gas (Totraum) in einem weiteren Beutel gesammelt. Aus diesem Reservoir werden Helium und CO bestimmt. Die Diffusionskapazität DLCO ergibt sich aufgrund der Konzentrationsänderungen von Helium und CO, dem aus der Verdünnung des nicht aufgenommenen Helium errechneten Alveolarvolumens (VA) und der Atemanhaltezeit (Diffusionszeit). Moderne Analysegeräte steuern die Ventile der beiden Reservoirs, die Auswertung ist automatisiert. Die Messung sollte mehr als einmal durchgeführt werden, allerdings müssen mindestens fünf Minuten dazwischen liegen, um das Kohlenmonoxid abzuatmen. Die Single-breath-Methode ist die allgemein gebräuchlichste. Diese Methode ist am besten standardisiert, und Referenzwerte existieren für fast alle klinischen Situationen. Bei chronischen Rauchern mit erhöhten CO-Hb-Spiegeln werden reduzierte Werte gemessen. Die American Thoracic Society (ATS) und die American Association for Respiratory Care (AARC) haben Empfehlungen zu Testgeräten und Testdurchführung veröffentlicht [1, 4], von denen einige hier wiedergegeben werden sollen:

Geräteempfehlungen:
- Volumenmessung: $\pm$ 3 % bei 8 l des Testgemisches.
- Gasanalysatoren (He/CO): Von 0−maximal: linear mit $\pm$ 1 % des Maximalwertes für die Dauer des Tests.
- Widerstand im System: < 1,5 cm H_2O/l/s bei einem Flow von 6 l/s.

Durchführungsempfehlungen:
- Patient sollte 24 h nicht geraucht haben.
- Während und mind. 5 min vor dem Test soll der Patient aufrecht sitzen.
- 4 Minuten müssen mind. zwischen 2 Tests vergehen.
- Die Einatmung muß 90 % der VC übertreffen.
- Die Einatmung soll in weniger als 2,5 s bei Gesunden und weniger als 4 s bei Patienten mit mittlerer bis schwerer Obstruktion erfolgen.
- Geachtet werden muß auf eine stabile Atemanhaltezeit von 9−11 s. Dabei soll kein Anhalt für Leckagen, ein Valsalva- oder Müller-Manöver auftreten.
- Die Sammelzeit sollte 4 s nicht übersteigen.
- Das Auswaschvolumen sollte 0,75−1,0 l betragen.
- Wenn die Vitalkapazität des Patienten < 2 l beträgt, kann das Auswaschvolumen auf 0,5 l reduziert werden.
- Das gemessene Sammelvolumen sollte 0,5−1,0 l umfassen.

Demgegenüber steht die Steady-state-Methode, bei der in Ruheatmung gemessen wird. Die Messung kann an Belastungsbedingungen adaptiert werden. Der Aufwand an Zeit und Technik ist erheblich höher. Ein exakt gemischtes Gas mit 0,15 Vol.% CO muß am besten fertig gemischt bereit stehen. Benötigt werden ein CO_2- und ein CO-Analysator sowie die Einrichtung zur Spirometrie. Nach einer Einwaschzeit (2−3 min) in Ruheatmung werden das Atemminutenvolumen, die inspiratorische und die endexspiratorische CO-Konzentration (Vol.%) in kurzen Abständen registriert. Problematisch ist die Bestimmung der alveolären CO-Konzentration. Diese wird meist durch gleichzeitige Bestimmung der alveolären und gesammelten exspiratorischen CO_2-Konzentration durchgeführt, da angenommen wird, daß der Totraum von CO_2 gleich dem von CO ist. Mit dem so errechneten Verhältnis wird dann von der gesammelten exspiratorischen auf die alveoläre CO-Konzentration rückgeschlossen. Eine Wiederholung dieser Messung darf frühestens nach 30 min stattfinden.

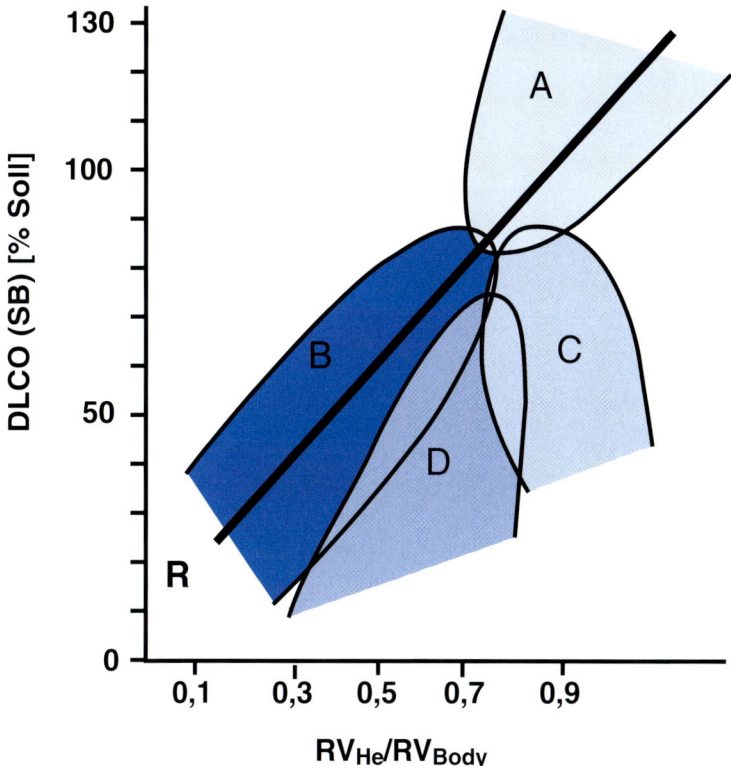

Abbildung 4-17 DLCO/Verteilungskoeffizient.
Ein Wert unterhalb der Linie zeigt eine reine Diffusionsstörung an.

Die Steady-state-Methode hat einen Vorteil bei Patienten, die z. B. aufgrund einer erheblichen respiratorischen Insuffizienz die Atmung nicht ausreichend lange anhalten können oder aufgrund einer erheblichen Restriktion das erforderliche Volumen nicht einatmen können. Kleinste Meßfehler haben allerdings einen erheblichen Einfluß auf die Ergebnisse.

Um den Einfluß von Verteilungsstörungen auf die Messung der DLCO zu reduzieren, wurde vorgeschlagen, die Diffusionskapazität gegen einen Verteilungsquotienten (RV_{He}/RV_{Body}) aufzutragen [199]. Nur unterhalb der resultierenden Regressionslinie R, die bei Patienten ohne Diffusionseinschränkung gewonnen wurde, finden sich die Patienten, bei denen eine Diffusionsstörung vorliegt (Abb. 4-17).

Tabelle 4-4 Transferkoeffizient (DLCO/VA) und andere Lungenfunktionsparameter bei 60jährigen Rauchern [nach 222].

HR(High Resolution)-CT Lungenfunktionswert	Kein Emphysem n = 32		Emphysem n = 25		
	Mittelwert	SD	Mittelwert	SD	p-Wert
LC (Body)	94	14	101	10	n. s.
RV (Body)	110	29	122	34	n. s.
VC	87	13	90	13	n. s.
FEV$_1$	94	17	94	18	n. s.
FEV %	109	10	103	11	n. s.
DLCO (SB)	86	15	78	15	n. s.
DLCO/VA	88	15	75	15	< 0,01

Die DLCO (SB) ist bei nahezu allen symptomatischen Patienten mit einer COPD vermindert, dies trifft besonders dann zu, wenn ein Emphysem vorliegt. In diesem Zusammenhang ist der Transferkoeffizient (DLCO/V$_A$: KCO) aussagekräftiger als die DLCO [222]. Tabelle 4-4 demonstriert die verbesserte Fähigkeit des Transferkoeffizienten, Unterschiede bei 60jährigen Rauchern mit und ohne Emphysem zu entdecken. Beim Fehlen eines reduzierten Transferfaktors kann eine schwere COPD schon ausgeschlossen werden. Für die Diagnostik des Emphysems wurde die DLCO als sensitivster Lungenfunktionstest für frühe Veränderungen, die im HR(High Resolution)-CT erkannt werden können, beschrieben [222]. Bei dieser Untersuchung bestand auch eine Korrelation zwischen dem Ausmaß der CT-Veränderungen und dem der DLCO-Reduktion. Auch das Ausmaß des Emphysems bei einer späteren Autopsie [25] bzw. einer Resektion [149] korrelierte mit dem Transferkoeffizienten.

Allerdings ist die Single-breath-Methode in der Diagnostik gerade bei COPD-Patienten möglicherweise der Steady-state-Methode unterlegen. Aufgrund von Verteilungsstörungen der Ventilation und einer möglicherweise inhomogenen Verteilung der Diffusionsstörung bei dieser Erkrankung summieren sich Effekte, die dazu tendieren, die Reduktion der DLCO bei Messung nach der Single-breath-Methode deutlich größer erscheinen zu lassen als bei einer Messung nach der Steady-state-Methode [99].

Bei der Differentialdiagnose symptomatischer obstruktiver Patienten ist die Diffusionskapazität bzw. der Transferkoeffizient hilfreich in der Abgrenzung der COPD von einem Asthma bronchiale, bei dem in der Regel keine Reduktion der DLCO und des KCO besteht.

4.2.2.10 Aerosol-Morphometrie, Aerosol-Bolus-Dispersion

Für die Diagnostik des Emphysems stehen mit der Aerosol-Morphometrie (Aerosol-derived airway morphometry, ADAM) und der Aerosol-Bolus-Dispersion (ABD) zwei neue diagnostische Methoden zur Verfügung, die nichtinvasiv sind und daher breiter eingesetzt werden können, um z. B. eine Risikopopulation gezielt auf das Vorliegen eines Emphysems zu untersuchen.

Dabei wird ein monodisperses Aerosol mit einem mittleren Partikeldurchmesser von ungefähr einem Mikrometer vom Patienten inhaliert, und die Zahl/ Konzentration der Partikel wird in Relation zum eingeatmeten Volumen bestimmt. Während der darauffolgenden Atempause sedimentieren die Aerosolpartikel mit einer konstanten Geschwindigkeit. Die nicht sedimentierten Partikel werden wieder ausgeatmet und laser-photometrisch wie bei der Inspiration gemessen. In peripheren luftgefüllten Hohlräumen mit größerem Durchmesser sedimentieren weniger Partikel/Zeiteinheit, daher ist während der Exspiration eine größere Anzahl meßbar. So kann aus der Relation von inspiratorischer zu exspiratorischer Partikelzahl/Konzentration auf die mittlere effektive Atemwegsdimension (Effektive airway diameter, EAD) geschlossen werden. Unterschiedliche inspiratorische Pausenlängen ergeben eine lineare Beziehung zwischen Reduktion der Particle recovery und der Pausenzeit. Aus dieser Beziehung kann der EAD für unterschiedliche Lungenvolumina abgeleitet werden [188]. An Tiermodellen wurde der so gemessene EAD mit dem histologisch gemessenen verglichen. Der EAD ist beim Emphysem in der Peripherie der Lunge (Alveolen) gegenüber der normalen Lunge erhöht [121]. Allerdings ist ein solcher Befund auch bei der Lungenfibrose beschrieben worden, dort waren jedoch die Lufträume in jeder Tiefe vergrößert (Atemwege und Alveolen) [20].

Monodisperse Aerosole können auch dazu dienen, die Konvektion des Atemgases deutlich zu machen [86]. Diese Technik wird als Aerosol-Bolus-Dispersion bezeichnet (ABD). Ein kleines Volumen eines monodispersen Aerosols wird als Bolus inspiriert und, wie oben erläutert, während der Inspiration die Zahl/Konzentration der Partikel gegen das inspirierte Volumen dargestellt. Im weiteren Verlauf der Inspiration teilt sich der Bolus an vielen dichotomen Teilungsstellen auf, wird in der folgenden Exspiration wieder zusammengeführt und nach Austritt aus dem Mund wieder wie zuvor gemessen. Die Zusammenführung ist nicht vollständig, und die Form der Kurve ist verbreitert, der Bolus hat eine Dispersion erfahren. Diese Dispersion ist beim Emphysem vermehrt, dagegen bei der Lungenfibrose [20], aber auch bei Patienten mit einer chronisch-obstruktiven Bronchitis ohne Emphysem [119] normal. Der genaue Grund für die Dispersion ist nicht vollständig geklärt.

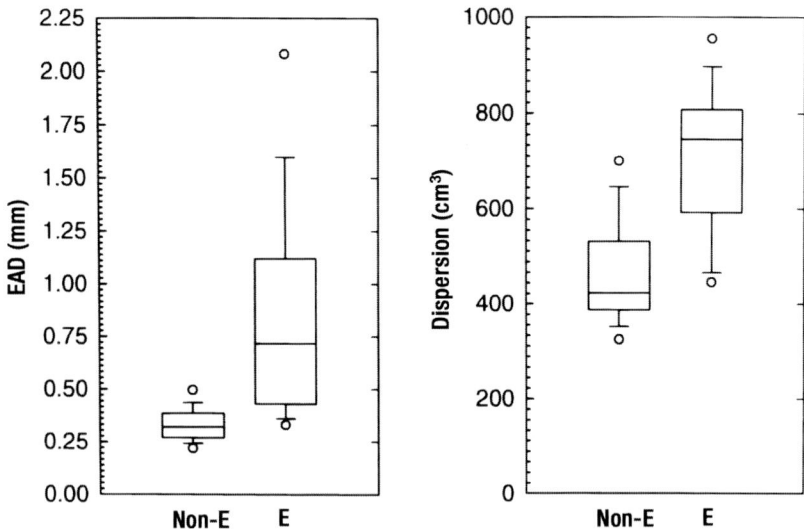

Abbildung 4-18 Effektiver Atemwegsdiameter (EAD) und Aerosol-Bolus-Dispersion (ABD) bei Patienten mit HR-CT-gesichertem Lungenemphysem (E) und Patienten mit unterschiedlichen, anderen Lungenerkrankungen (non-E). Die mittlere horizontale Linie zeigt den Median [nach 120].

Mit ADAM (Parameter EAD) und ABD stehen also zwei Parameter zur nichtinvasiven Messung der mittleren Vergrößerung der peripheren Lufträume (d. h. Substanzverlust) und des offenbar veränderten konvektiven Gastransportes (ungleiche „Zeitkonstanten" in unterschiedlichen Lungenarealen?) zur Verfügung. Einen Vergleich von EAD und ABD bei Lungenkranken ohne und mit Emphysem zeigt die Abbildung 4-18 aus [120]. Der EAD korrelierte in einer klinischen Untersuchung gut mit dem sog. „Visual score" im HRCT und dem „Pixel index" (< -950 HU, s. CT), der ABD korrelierte am besten mit dem „Pixel index", allerdings bei einem anderen Schwellenwert (< -900 HU) [120]. Der Test ist technisch anspruchsvoll, so müssen z. B. das eingeatmete Volumen und die Geschwindigkeit der Einatmung konstant gehalten werden. Der Zeitaufwand beträgt etwa eine halbe Stunde. Das System, einschl. Software für die Auswertung, ist kommerziell von der Firma Pari GmbH (Starnberg, D) erhältlich. Es kann derzeit vor allem für wissenschaftliche Zwecke und im Rahmen von klinischen Studien zur besseren Erkennung eines Emphysems dienen. In dieser Hinsicht konkurriert es mit dem CT, kommt jedoch ohne Strahlenbelastung aus. Natürlich ist die Verfügbarkeit mit der des HR-CT nicht vergleichbar.

4.2.2.11 Prüfung der Atempumpe

Die wesentlichen Mechanismen, die die Atempumpe bei einer COPD belasten, sind die Obstruktion und das Emphysem, wodurch einerseits die Umsetzung von Alveolardruck in Ventilation erschwert und andererseits die Effektivität der inspiratorischen Atemmuskulatur vermindert wird. Klinische Zeichen der Ermüdung der Atempumpe sind die inspiratorische Einziehung des Abdomens als Zeichen eines sich kaum oder gar nicht kontrahierenden Zwerchfells. Dieser Zustand wird als paradoxe Atmung bezeichnet. Ein weiterer typischer Befund ist das häufige Wechseln zwischen einer vorwiegend abdominellen Atmung und einer vorwiegend thorakalen Atmung, der respiratorische Alternans. Derartige Zeichen treten bei Gesunden unter Stenoseatmung auf und bei Ateminsuffizienten, die im Elektromyogramm Zeichen der Ermüdung der Atemmuskulatur aufweisen [44]. Globale Funktionstests der Atempumpe sind die Messung der Vitalkapazität (VC), das Elektromyogramm der Atemmuskeln, der transdiaphragmale Druck (Pdi und Pdi_{max}), der Tension-time-Index des Zwerchfells (TTdi) sowie die Mundverschlußdruckmessung (P0.1 und Pi_{max} bzw. $P0.1_{max}$).

Die VC ist erst bei stärkerer Belastung der Atempumpe eingeschränkt, früher reagiert dieser Parameter bei neuromuskulären Erkrankungen, wie z. B. der amyotrophen Lateralsklerose. Das Elektromyogramm der Atemmuskulatur ist kein Routineparameter, seine Ableitung und Interpretation sind schwierig (hoher technischer Aufwand, Störung des Zwerchfell-EMG und des EMG der Interkostalmuskulatur durch andere Muskelgruppen). Die Ermüdung wird durch eine Veränderung im Verhältnis von hoher (150−350 Hz) zu niedriger (20−40 Hz) EMG-Frequenz angezeigt. Da das EMG schon reagiert, bevor der Kraftverlust eintritt, und sich bei Erholung schon wieder normalisiert, wenn noch ein Kraftverlust nachweisbar ist, wurde angenommen, daß das EMG nicht den aktuellen Funktionszustand des Muskels anzeigt, sondern die zur Ermüdung führende Beanspruchung. Der transdiaphragmale Druck ist ein Index für die Zwerchfellfunktion. Er ist definiert als die Differenz zwischen abdominellem Druck (Pg) und ösophagealem Druck (Poes):

$$Pdi = Pg - Poes.$$

Bei Ruheatmung wird der Pdi endexspiratorisch gleich null gesetzt; während der Einatmung wird Poes negativ und Pg positiv. Ist das Zwerchfell inaktiv, geht der Pdi gegen null und kann sogar negative Werte erreichen [141]. Bei maximaler Anstrengung während der Inspiration kann der Pdi_{max} bestimmt und die Belastung der Atemmuskulatur als Pdi/Pdi_{max} in % ausgedrückt wer-

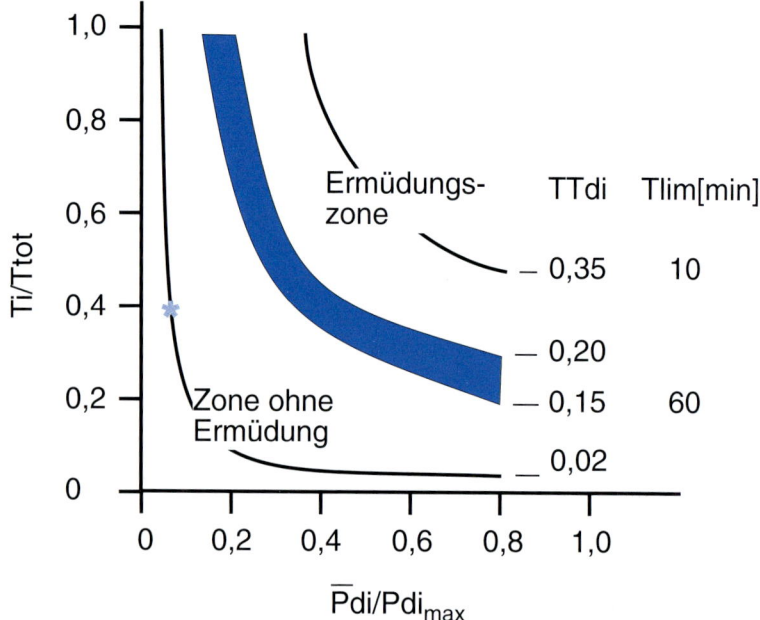

Abbildung 4-19 Iso-TTdi-Diagramm: TTdi entspricht dem transdiaphragmatischen Druck-Zeit-Integral pro Atemzug, normalisiert auf den maximalen transdiaphragmatischen Druck. Jede Iso-TTdi-Linie beschreibt Verhältnisse vergleichbarer Ausdauer. Die farbige Fläche beschreibt die kritische Zone, bei der Ermüdung in ca. 1 h erwartet wird. Bei einem TTdi darunter kann die Belastung unbegrenzt aufrechterhalten werden. Die Differenz zwischen TTdi in Ruhe (*) und dem TTdi$_{crit}$ zeigt die Kraftreserve des Zwerchfells an.

den. Der relative Kraftaufwand der Atemmuskulatur im Vergleich zur maximal zur Verfügung stehenden Kraft, also der Kapazität, kann auch allein im Öso-phagus bestimmt werden als Poes/Poes$_{max}$.

Für den Tension-time-Index wird ebenfalls der Pdi (oder nur der Poes) er-mittelt. Das Drucksignal wird gegen die Zeit aufgetragen, und der mittlere Pdi wird als Fraktion des Pdi$_{max}$ (Pdi/Pdi$_{max}$) mit der Zeitdauer der inspiratorischen Fraktion des Inspirationszyklus (Ti/Ttot) multipliziert. Der Tension-time-In-dex bringt also die Dimension der zeitlichen Belastung der Atemmuskulatur je Atemzyklus mit in die Beurteilung der Situation ein. Gesunde können auf Dauer einen Inspirationsdruck von 40 % des maximal möglichen Inspirations-druckes nicht leisten und ebensowenig einen Tension-time-Index des Zwerch-fells von über 0,15 aufrechterhalten [13]. Die Abbildung 4-19 zeigt die Abhän-

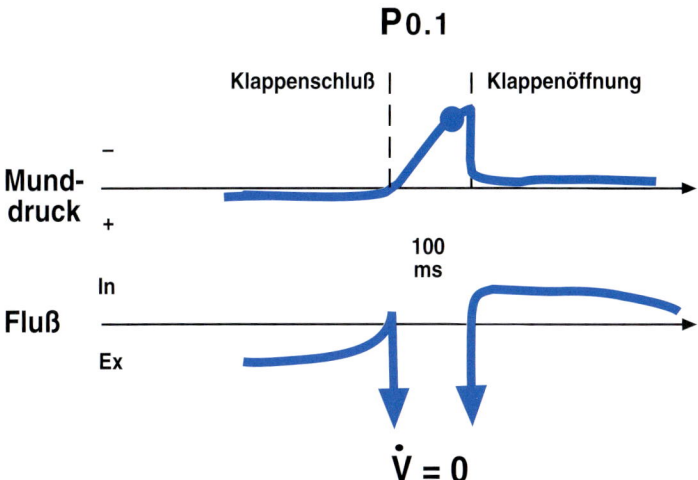

Abbildung 4-20 Mundverschlußdruckmessung: P- und $\dot{V}$-Kurven.

gigkeit des TTdi von Inspirationsdauer und eingesetzter relativer Inspirationskraft (Pdi/Pdi$_{max}$) sowie die kritische Zone der nur noch endlichen Ausdauer
(TTdi$_{crit}$), in der der TTdi in einem Bereich von 0,15−0,2 liegt [14]. Die Messung des Poes und des Pdi bzw. des TTdi ist allerdings invasiv und relativ aufwendig. Eine bzw. zwei Sonden werden benötigt, und die Messung ist für den
Patienten unangenehm.

Nicht-invasiv und daher angenehmer ist die Methode des Mundverschluß-
druckes P0.1. Diese Methode ist in der Klinik weit verbreitet und wird sogar im
niedergelassenen Bereich angewandt. Der P0.1 wird mittels eines Pneumotachographen mit angebautem Verschlußventil gemessen. Der Mundverschlußdruck ist ein negativer Druck, der jedoch meist positiv angegeben wird. Er
wird kurz nach Beginn der Einatmung ermittelt, wenn die Atemwege für
100 ms verschlossen sind, zu kurz, als daß der Proband darauf reagieren könnte.
Eine willkürliche Reaktion würde frühestens nach 150 ms zu erwarten sein
[236]. Die Verläufe von Druck und Volumen sind in Abbildung 4-20 dargestellt. Der P0.1 korreliert bei gesunden Probanden mit der elektromyographi-
schen Aktivität des Zwerchfells (wie auch der P0.15) [3]. Er ist ein Index der
Inspirationskraft und damit auch des Atemantriebes. Allerdings mißt der P0.1
nicht wirklich den Atemantrieb, sondern die durch den Atemantrieb ausgelö-
ste Betätigung der inspiratorischen Muskulatur. Der P0.1 ist also proportional

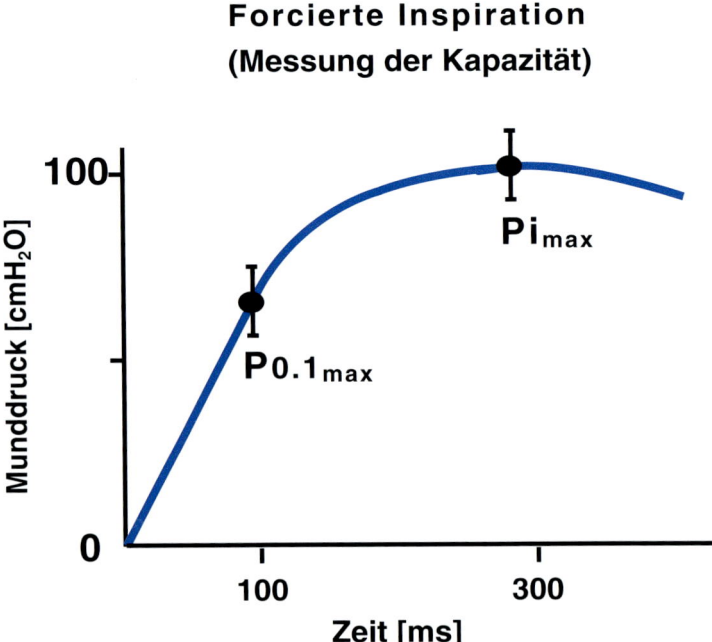

Abbildung 4-21 Mundverschlußdruckmessung: maximale Inspiration.

zum Inspirationsdruck, gemessen entweder als Mundverschlußdruck, als Pleuradruck oder als transdiaphragmaler Druck im späteren Verlauf des Atemzuges, zu dessen Beginn er gemessen wurde, oder anders ausgedrückt, zum Ausmaß des Krafteinsatzes für einen normalen Atemzug, vorausgesetzt, es wurde unter Ruheatmungsbedingungen gemessen.

Bei maximalem Krafteinsatz des Probanden lassen sich zwei markante Verschlußdrucke unterscheiden: Analog zum P0.1 kann der $P0.1_{max}$ abgelesen werden; der höchste während der Inspiration erreichte Druck ist der Pi_{max}. Abbildung 4−21 verdeutlicht die Lage der Punkte. Der $P0.1_{max}$ und der Pi_{max} korrelieren gut miteinander. Unter den Bedingungen der maximalen Inspiration ist der P0.1 ein Maß für die maximale Kontraktionskraft der Atemmuskulatur, die der Kapazität der Atempumpe entspricht [44]. Für dieses Manöver liegt die Verschlußzeit bei 400 ms. Innerhalb dieser Zeit hat sich der Maximaldruck aufgebaut. Es wird von der FRC aus mit maximaler Kraft eingeatmet.

Um eine optimale Messung durchzuführen, werden 7−10 Versuche durchgeführt.

Das Verhältnis von P0.1 zu $P0.1_{max}$ ist ein Maß für die aktuell eingesetzte Kraft im Verhältnis zur maximal möglichen Kraft der Atempumpe, es bildet die Last der Atempumpe relativ zur Kapazität der Atempumpe ab. Der Quotient wird daher als die Belastung der Atempumpe bezeichnet. Hier liegt der Grenzwert, der auf Dauer nicht aufrechtzuerhalten ist und daher bei mindestens 40 % der Fälle eine Erschöpfung der Atempumpe nach sich ziehen wird. Normalerweise müssen vom Gesunden nur ca. 5 % oder weniger der maximal möglichen Kraft eingesetzt werden. Der P0.1 kann auch relativ zum Pi_{max} dargestellt werden, ohne daß sich die Aussage wesentlich ändert. Dann liegt der Normwert allerdings etwas tiefer (P0.1 < 3 % des Pi_{max}). Für die Messung von P0.1, $P0.1_{max}$ und Pi_{max} wurde ein spezielles portables Gerät entwickelt (resPimax, Fa. Andos), das auch an einen Tubus oder eine Trachealkanüle angeschlossen werden kann. Das Gerät kommt in vielen pneumologischen Abteilungen zum Einsatz; da der Verkauf insgesamt jedoch hinter den Erwartungen zurückblieb, wird es seit einigen Jahren nicht mehr hergestellt. Für dieses Gerät gelten folgende Normwerte [44]:

- P0.1 $0,15 \pm 0,04$ kPa,
- $P0.1_{max}$ $6,4 \pm 1,4$ kPa,
- Pi_{max} $8,8 \pm 3,7$ kPa,
- Beanspruchung $2,4 \pm 1,2$ %.

Das Gerät führt eine automatische Beurteilung durch, die folgenden pauschalen Richtlinien folgt:

- Beanspruchung unter 10 %   = normal,
- Beanspruchung von   10−20 %   = mittel,
- Beanspruchung über   20 %   = hoch.

Neben diesem tragbaren Gerät gibt es Erweiterungen für bereits vorhandene Lungenfunktionsgeräte (z. B. Fa. Jaeger-Tönnies), mit denen die erforderlichen Messungen ebenfalls durchgeführt werden können, vorausgesetzt, der Patient ist mobil und nicht bettlägerig. Hier wurden zunächst folgende Normwerte in einer firmeneigenen Information veröffentlicht (Jaeger-Info, 11/1994):

- P0.1 $0{,}08 - 0{,}2$ kPa,
- $P0.1_{max}$ $40 - 60\%$ des Pi_{max},
- Pi_{max} Männer: > 8 kPa,
                       Frauen: > 6 kPa,
- $P0.1/P0.1_{max}$ $1 - 5\%$,
- $P0.1/Pi_{max}$ $1 - 3\%$.

Ebenfalls in der firmeneigenen Anwenderinformation (Jaeger-Info) wurde eine neuere Untersuchung veröffentlicht, die jeweils für Frauen (n = 256) und Männer (n = 248) altersabhängige Normwerte für den $P0.1_{max}$ und den Pi_{max} (jeweils für ein Lebensjahrzehnt zwischen 18 und 70) mit Standardabweichung und Angabe der 5. Perzentile darstellt [85]. Der $P0.1_{max}$ betrug dabei bei Frauen und Männern etwa 50% des Pi_{max}. Die Standardabweichung des Pi_{max} betrug ca. 25%. Zwischen dem ersten untersuchten Lebensjahrzehnt und dem letzten wurde ein Abfall des Pi_{max} bei Männern um 25%, bei Frauen um 15% beobachtet. Für die Bestimmung des Pi_{max} wurden Regressionsgleichungen erstellt:

- **Männer:** $Pi_{max} = (0{,}158 \times \mathbf{BMI}) - (0{,}051 \times \mathbf{Alter}) + 8{,}22;$
- **Frauen:** $Pi_{max} = (-0{,}024 \times \mathbf{Alter}) + 8{,}55.$

In einer Untersuchung an 25 COPD-Patienten fand sich eine erhöhte Belastung der Atemmuskulatur von $14 \pm 7\%$ bei Patienten ohne Hyperkapnie mit einer Ventilation (V_E) von 16 ± 3 l/min, in stabilem Zustand mit Hyperkapnie eine ähnliche Belastung von $14 \pm 6\%$ bei reduzierter V_E von $9{,}5 \pm 1{,}7$ l/min und bei Patienten mit einer akuten Exazerbation eine Belastung von $22{,}3 \pm 8{,}3\%$ bei einer VE von $8{,}7 \pm 1{,}6$ l/min. Die Abbildung 4-22 zeigt die Verhältnisse im Vergleich zu Gesunden (nahe der x-Achse) und als Pfeil jeweils die Verhältnisse unter willkürlicher Hyperventilation an, z. B. unter Belastung, wobei bei den ohnehin stark belasteten Patienten der weitere Anstieg der Belastung deutlich wird [45]. Abbildung 4-23 verdeutlicht, wie ungünstig sich die Situation bei der COPD durch hohen Widerstand (Last) und verminderte Kraft (Kapazität) darstellt. Ein Versagen der Atempumpe findet in dem dunkel eingefärbten Bereich jenseits der Linie statt, auf der der Quotient einen Wert von 0,3 hat [12].

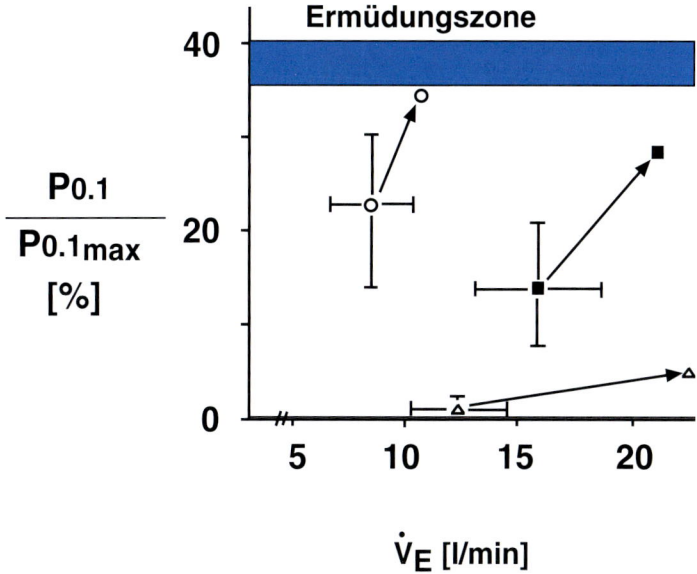

Abbildung 4-22 Beanspruchung der Atemmuskulatur und Ventilation bei COPD-Patienten: Eine Gruppe exazerbierter COPD-Patienten (Kreis) zeigt eine hohe Beanspruchung bei zusätzlich reduzierter Ventilation. Unter Belastung (Pfeil) gerät die Beanspruchung in den Bereich der Dekompensation. Nach Therapie gebesserte Verhältnisse (Viereck) mit reduzierter Beanspruchung und jetzt, wie für die COPD typisch, im Vergleich zu Gesunden kompensatorisch gesteigerter Ventilation. Allerdings sind die Verhältnisse noch weit von denen bei Gesunden (Dreieck) entfernt.

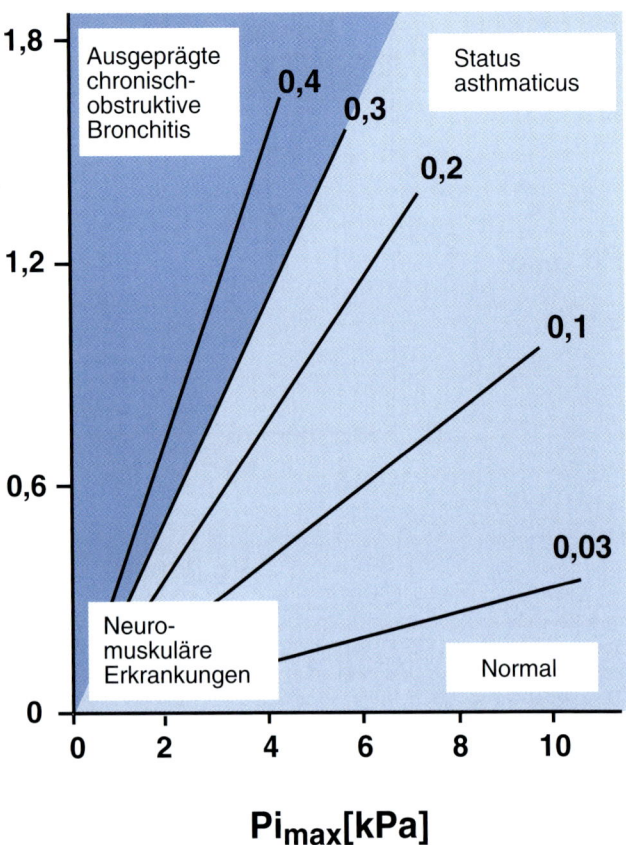

Abbildung 4-23 Raw/Pi$_{max}$: Zusammenhang zwischen Atemwegswiderstand und Atemmuskelkapazität.

4.2.2.12 6-Minuten-Gehtest

1968 wurde der 12-Minuten-Gehtest (international: 6 minute walking distance: 6MWD) beschrieben [42]. Später wurde der Test auch bei COPD-Patienten eingesetzt [137]. Die Reduktion von 12 auf 6 Minuten veränderte die Aussage des Tests nicht signifikant [27]. Der 6MWD-Test korreliert gut mit Belastung, Herzfrequenz, Sättigung und Dyspnoereaktion in der Standard-Ergospirometrie [126, 203], wenngleich manche Autoren auch über eine bessere

Korrelation mit dem 12- als mit dem 6MWD-Test bei COPD-Patienten berichten [15]. In einer Untersuchung an gesunden Probanden wurden die wesentlichen Einflußfaktoren auf die Gehstrecke aufgelistet. Dies waren Alter, Körpergröße, Gewicht und Geschlecht [61]. Diese Variablen erklären 40% der Variabilität, 60% bleiben noch offen. Trainingszustand und periphere muskuloskelettale Einschränkungen werden hier vermutlich eine große Rolle spielen. Referenzwerte lassen sich aufgrund der Daten aus der Studie mit Probanden nach folgenden Gleichungen erstellen [61], wobei entweder Gewicht und Größe oder der BMI eingesetzt werden:

- **Männer:**   6MWD = $(7,57 \times \mathbf{Größe}_{cm}) - (5,02 \times \text{Alter}) - (1,76 \times \mathbf{Gewicht}_{kg}) - 309$ m
- oder: 6MWD = $1,14$ m $- (5,61 \times \mathbf{BMI}) - (6,94 \times \text{Alter})$.

Für beide Gleichungen gilt: Der untere Normgrenzwert liegt 153 m unter dem als Norm errechneten Wert.

- **Frauen:**   6MWD = $(2,11 \times \mathbf{Größe}_{cm}) - (5,78 \times \text{Alter}) - (2,29 \times \mathbf{Gewicht}_{kg}) + 667$ m
- oder: 6MWD = $1,017$ m $- (6,24 \times \mathbf{BMI}) - (5,83 \times \text{Alter})$.

Für beide Gleichungen gilt: Der untere Normgrenzwert liegt 139 m unter dem als Norm errechneten Wert.

Die Durchführung des 6MWD-Tests erfolgt analog den Standard-Protokollen [27]. Die Patienten werden aufgefordert, auf einer ca. 30–50 Meter langen Strecke in einem selbstgewählten Schritt-Tempo zu gehen und dabei so weit wie möglich zu kommen. Dabei werden sie positiv verstärkt, indem immer dieselben, ermunternden Bemerkungen zugerufen werden wie: „Sie machen das sehr gut!" etc. Es kann bei Bedarf eine Unterbrechung stattfinden; wenn diese nicht zu vermeiden ist, sollte das Gehen aber sobald wie möglich wieder aufgenommen werden. Registriert wird die nach 6 Minuten gelaufene Strecke in Metern. Üblicherweise werden Herzfrequenz und Sättigung vor und nach dem 6MWD-Test registriert, evtl. wird zusätzlich die Dyspnoe analog der Borg-Skala ausgedrückt.

Der 6MWD-Test war ein guter Prädiktor für die Morbidität und Mortalität nach einem Jahr bei ca. 900 Patienten mit Herzinsuffizienz [17]. Eine ähnliche Funktion für die COPD läßt sich bisher nicht belegen. Allerdings konnte der 6MWD-Test so wie der Pi_{max} den Wert einer ausgedehnten Rehabilitation nach akuter Exazerbation, meist mit Beatmungspflichtigkeit, in einer Studie anzeigen, während z. B. die visuelle Dyspnoe-Analogskala (VAS) und das FEV_1 dies nicht konnten [153]. Weil die Lungenfunktion kein guter Prädiktor für die Belastungstoleranz von COPD-Patienten ist, gewinnen funktionelle Belastungstests wie der 6MWD-Test bei der Beurteilung des COPD-Schweregrades, der Therapiebeurteilung und des klinischen Verlaufs an Bedeutung.

4.2.2.13 Diagnostik der (sekundären) pulmonalen Hypertonie

Wenn bei einer COPD gleichzeitig eine sekundäre pulmonale Hypertonie als Folge der Lungenerkrankung besteht, so vermindert sich die mittlere Überlebenszeit der Patienten von 13,5 auf 7 Jahre [219]. Die sekundäre pulmonale Hypertonie erklärt sich zum größten Teil aus der Hypoxie-induzierten Vasokonstriktion und nachfolgenden Effekten, und der Nutzen der Sauerstoff-Langzeittherapie (LZOT), die die Prognose von hypoxischen (< 8,0 kPa) Patienten mit einer COPD verbessern kann [46], ist zu einem allerdings nicht bekannten Anteil auf die Besserung der hypoxischen Vasokonstriktion zurückzuführen. Bei Fällen von ausgeprägter sekundärer Hypertonie werden in jüngster Zeit auch weitergehende Therapieformen experimentell eingesetzt [138, 162]. Somit ist es nicht mehr nur für die Prognose, sondern schon jetzt und in Zukunft sicher zunehmend auch aus therapeutischen Erwägungen heraus wichtig, die pulmonale Hypertonie als Komplikation der COPD zu erfassen und zu quantifizieren. Klinisch fallen bei einer pulmonalen Hypertonie folgende Symptome auf:

- Dyspnoezunahme,
- Zyanose,
- Müdigkeit,
- Beinödeme,
- muskuläre Schwäche,
- Palpitationen,
- abdominales Völlegefühl,
- thorakale/s Enge/Druckgefühl oder „Angina pectoris",
- Synkopen und Präsynkopen.

Dabei lassen sich oft folgende klinische Befunde erheben:
- niedriger peripherer Blutdruck bis ausgesprochene Hypotonie,
- Tachykardie,
- erweiterte, auffallende Jugularvenen mit prominenter a- und v-Welle,
- hepatojugulärer Reflux,
- rechtsventrikulärer hebender und fühlbarer Pulsstoß,

- rechtsventrikulärer 3. und 4. Herzton,
- Systolikum über der Pulmonalklappe („Click" und Strömungsgeräusch im 2. und 3. ICR links),
- fixierte Spaltung des 2. Herztons,
- hörbare Trikuspidalinsuffizienz (Systolikum im 4. ICR links),
- Aszites.

Im EKG finden sich ebenfalls typische Zeichen:
- Rechtsdrehung der Herzachse: Steil- bis Rechtstyp,
- P-dextrocardiale (hohes P in II, III, aVF und V_1),
- Rechtsschenkelblock,
- rechtsventrikuläre Hypertrophiezeichen (R in V_1 + S in V_5 > 1,05 mV, R in V_1 > 0,5 mV, R/S-Quotient in V_6 > 1),
- ST-Senkung oder T-Negativierung in II, III oder aVF.

Zeichen der pulmonalen Hypertonie im Röntgenbild sind:
- zunächst erweiterte zentrale Pulmonalarterien (gemessen an der rechten Pulmonalarterie direkt in Höhe des Austritts aus dem Hilusbereich; Grenzwert für Männer 16 mm, für Frauen 15 mm [36] oder zwischen 16 und 20 mm [211], Sensitivität 68–95 %, Spezifität 65–88 %),
- Kalibersprung der Lungengefäße,
- gefäßarme Lungenperipherie,
- Linksverbreiterung des Herzens (!),
- Einengung des Retrosternalraumes im Seitenbild durch den rechten Ventrikel.

Die Methode der Wahl zur weiteren Untersuchung ist die 2D- und Doppler-Echokardiographie. Sowohl qualitative als auch quantitative Untersuchungen kann die Echokardiographie leisten. Die Basis ist die Beurteilung des Schnittbildes im apikalen Vierkammerblick (Abb. 4-24) und in der parasternalen kurzen Achse (Abb. 4-25). In der Morphologie lassen sich drei pathophysiologische Stadien nachvollziehen: Kompensatorische konzentrische Druckhypertrophie des rechten Ventrikels, der rechte Vorhof ist noch normal groß, das linke Herz unauffällig bis verkleinert (Stadium I). Nach beginnender Dekompensation nimmt die Größe des rechten Ventrikels zu, seine Spitze erscheint abgerundeter und dadurch die des linken Ventrikels etwas vermehrt zugespitzt. Der rechte Vorhof wird kugeliger, das Vorhofseptum wölbt sich nach links (Stadium II). Im Stadium III ist der rechte Ventrikel ebenfalls kugelig verformt,

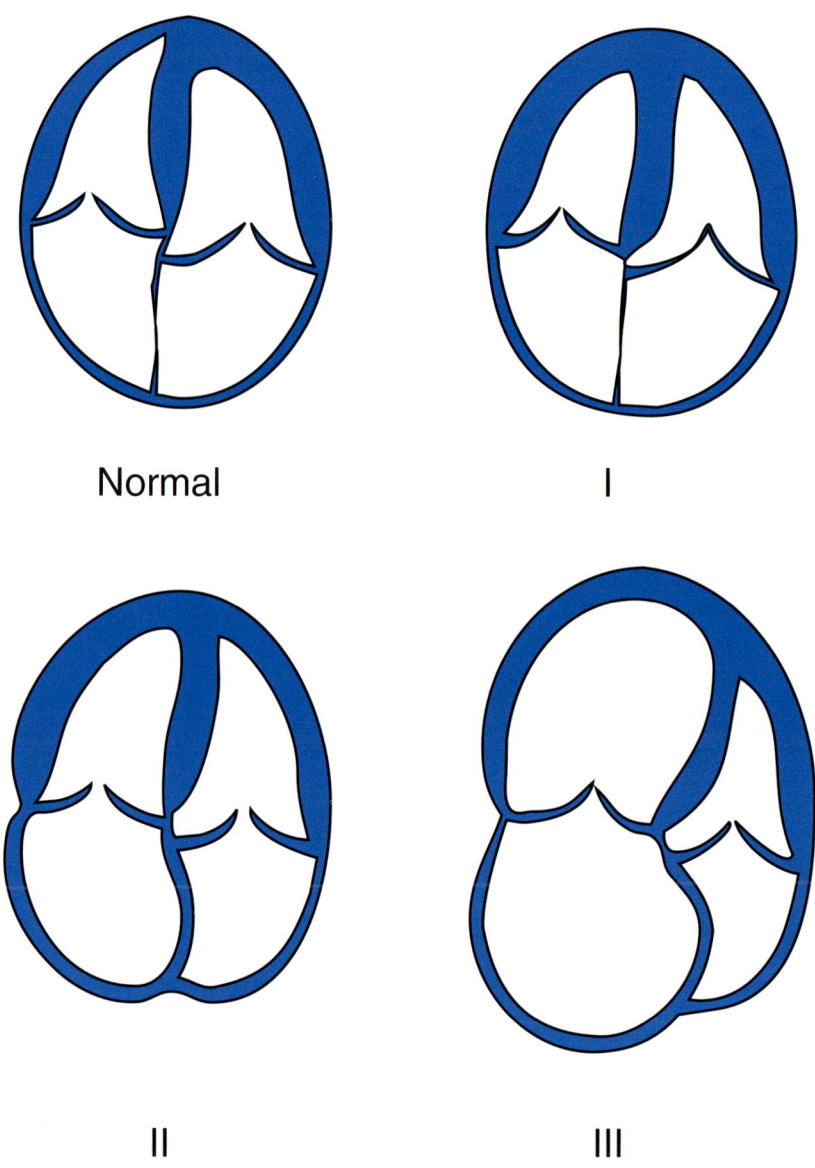

Normal I

II III

Abbildung 4-24 Echokardiographie: apikaler Vierkammerblick, normale Verhältnisse und Veränderungen bei zunehmender Rechtsherzbelastung bei sekundärer pulmonaler Hypertonie.

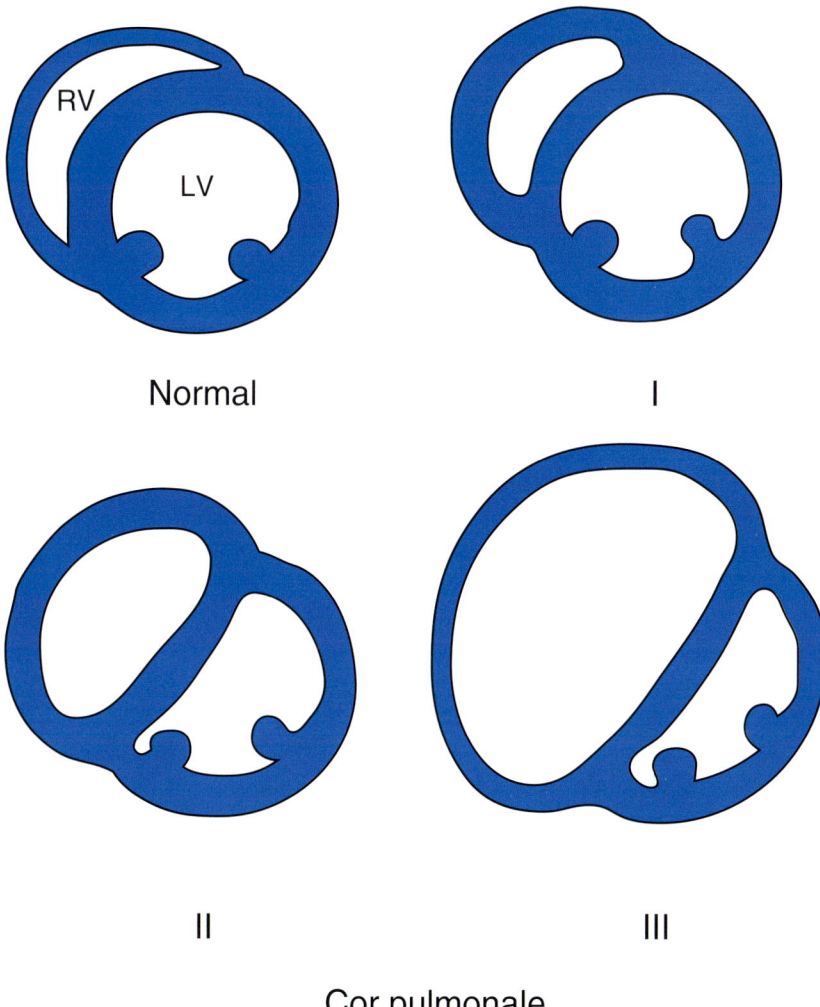

Cor pulmonale

Abbildung 4-25 Echokardiographie: Darstellung der kurzen Achse, normaler Befund und Änderungen unter zunehmender Rechtsherzbelastung.

der linke Ventrikel erscheint sichelförmig dem rechten angelegt, ähnlich wie der linke Vorhof dem manchmal bizarr vergrößerten rechten angelegt erscheint. In der kurzen Achse fällt besonders die Umformung des linken Ventrikels von einem Kreis zu einer ellipsenförmigen, schließlich sogar sichelförmigen Kontur auf.

Dennoch reicht allein die morphologische Beurteilung des rechten Ventrikels mit der 2D-Echokardiographie nicht aus. Die Methode der Wahl zur nicht-invasiven Abschätzung des systolischen Pulmonalisdruckes ist die Auswertung der Regurgitationssignale der Insuffizienz der Trikuspidalklappe. Man bestimmt also den über der Trikuspidalklappe bestehenden Gradienten anhand einer vereinfachten Bernoulli-Gleichung aus der maximalen Geschwindigkeit des Regurgitationsjets (normal bis 2,5 m/s):

$$P \text{ (mmHg)} = 4 \times V^2.$$

Zu diesem Druck muß noch der mittlere rechtsatriale Druck addiert werden, der klinisch durch den zentralen Venendruck (ZVD) ersetzt wird. Die Messung ergibt den systolischen rechtsventrikulären Druck (RVSP) und in Annäherung daran den systolischen pulmonalarteriellen Druck PA_{sys}. Die Korrelation zwischen dem so abgeschätzten und dem invasiv gemessenen systolischen pulmonalarteriellen Druck war in verschiedenen Untersuchungen gut (R = 0,89–0,97) [152]. COPD-Patienten sind oft nicht gut schallbar, in größeren Untersuchungen war sogar nur die Minderheit ausreichend schallbar, da gleichzeitig eine Hyperinflation der Lunge besteht, die das Schallfenster einschränkt. In späteren Stadien nimmt es durch die Vergrößerung des rechtsventrikulären Ausflußtraktes wieder zu.

Andere Parameter, die die veränderte Ejektionscharakteristik beschreiben, wie die Akzelerationszeit (Act) und das Verhältnis von Akzelerationszeit zur rechtsventrikulären Austreibungszeit (Act/RVET) können zur Beurteilung des mittleren pulmonalen Druckes herangezogen werden.

Wenn hohe Werte vorliegen (z. B. systolischer Wert von 50–60 mmHg) oder therapeutische Entscheidungen zu treffen sind (z. B. Antikoagulation bei deutlich erhöhtem pulmonalarteriellem Druck), sollte auch bei Patienten mit einer sekundären pulmonalen Hypertonie eine Rechtsherzkatheteruntersuchung durchgeführt werden. Bei normalen Drucken sollte diese mit einer Belastung und bei erhöhten Werten mit einer pharmakologischen Austestung mit Sauerstoff, Kalziumantagonisten und entweder NO oder einem inhalierten bzw. intravenösen Prostazyklinderivat wie Iloprost kombiniert werden.

4.2.2.14 Schlafmedizinische Untersuchungen

Im Schlaf ist der Tonus der Atemmuskulatur gegenüber dem Wachzustand reduziert [172]. Besonders ausgeprägt ist dies in REM-Phasen der Fall. Mehr als

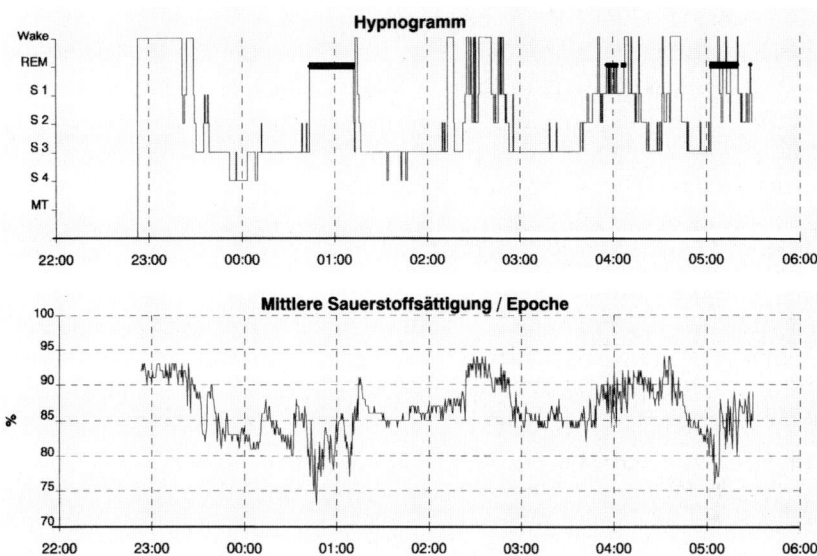

Abbildung 4-26 Schlafstadien und O_2-Sättigung bei einem COPD-Patienten. Ausgehend von einer grenzwertigen Grundsättigung ist ein weiterer Abfall in tieferen Schlafstadien zu beobachten, am stärksten ausgeprägt in den REM-Phasen (durch schwarze Balken markiert).

im Wachzustand wird also eine respiratorische Insuffizienz dazu neigen, manifest zu werden oder sich zu verschlechtern. Bei tagsüber normoxämischen COPD-Patienten werden völlig unabhängig von dem Vorliegen einer obstruktiven Schlafapnoe nächtliche Phasen von reduzierter Sättigung in bis zu 30% der Fälle beobachtet [179]. Die Sättigung kann dabei über die Dauer der Nacht weiter langsam abfallen oder auf einem, verglichen zum Tage, reduzierten, aber einigermaßen konstanten Niveau verbleiben. Typisch sind weitere Abfälle in den REM-Phasen, in denen der Muskeltonus ein Minimum erreicht (Abb. 4-26). Polysomnographisch entsprechen die Phasen stärkerer Sättigungsabfälle einer zentralen Hypoventilation. Der allgemeine, oft zunehmende Abfall der Grundsättigung ist am ehesten als ein partieller oder kompletter Wegfall der kompensatorischen Ventilationssteigerung aufzufassen, der am Tage die obstruktive Ventilationsstörung kompensiert.

Von einem „Overlap-Syndrom" wird nur dann gesprochen, wenn zusätzlich die bekannten Charakteristika eines obstruktiven Schlafapnoe-Syndroms (OSAS) vorliegen. Dieser Fall stellt ebenfalls keine Seltenheit dar, ein „Overlap-Syndrom" kommt bei ca. 13% der COPD-Patienten vor. Insbesondere übergewichtige COPD-Patienten, die eher dem Phänotyp „Blue bloater" entsprechen, sind gefährdet, weil ein OSAS bei übergewichtigen Patienten häufiger ist. Deutliches Übergewicht belastet die Atempumpe zusätzlich vor allem durch extrathorakale Widerstände und kann eine dritte Entität, die der Adipositas-assoziierten Hypoventilation, auf den Plan rufen, so daß der nächtliche Sättigungsabfall bei einem COPD-Patienten ein komplexes Problem sein kann, bei dem auch kardiale Aspekte, z. B. bei einer Herzinsuffizienz, eine Rolle spielen können und sich die Auswirkungen der einzelnen Komponenten vermutlich potenzieren. Es wird daher empfohlen, Patienten mit einer COPD bei Anzeichen nächtlicher Schlafstörungen oder bei Zeichen der nächtlichen respiratorischen Dekompensation, wie morgendliche Kopfschmerzen, unruhiger Schlaf, Tagesmüdigkeit, intellektueller Leistungsverlust oder pulmonalarterielle Druckerhöhung, zunächst im Rahmen einer nächtlichen Pulsoxymetrie zu untersuchen und somit eine nächtliche Hypoxämie zu diagnostizieren. Weitergehende diagnostische Maßnahmen zur Abklärung von schlafbezogenen Atemstörungen werden dann analog zu den Richtlinien der Diagnostik des SBAS durchgeführt.

Nächtlicher Sauerstoff ist indiziert, wenn die mittlere Sauerstoffsättigung unter 90 % bzw. der minimale Wert < 85 % liegt oder mehr als 30 % der Schlafzeit bei einer Sättigung unter 90 % verbracht werden. In einer italienischen Studie waren dies 39 % der untersuchten COPD-Patienten mit einem paO_2 am Tage über 8 kPa (60 mmHg). Dabei korrelierten Tages-paO_2 und -$paCO_2$ mit den nächtlichen Werten, so daß bei grenzwertiger Normoxämie am Tage mit einer Hypoxämie in der Nacht durchaus gerechnet werden muß [184]. In Einzelfällen, wenn z. B. die Atempumpe im Rahmen einer COPD erschöpft ist, kann eine nicht-invasive Beatmung indiziert sein, wobei diese bei der Indikation COPD oft in Kombination mit einer Sauerstoffapplikation eingesetzt wird.

4.2.2.15 Beurteilung der Dyspnoe

Für die aktuelle Beurteilung der Dyspnoe ist die Borg-Skala besonders geeignet [18], sie wird daher bei Belastungsuntersuchungen oft eingesetzt:

- Überhaupt keine Atemnot   0
- Ganz leichte Atemnot   1
- Gerade merkbare Atemnot   2
- Sehr leichte Atemnot   3
- Leichte Atemnot   4
- Mittelschwere Atemnot   5

- Ziemlich schwere Atemnot   6
- Schwere Atemnot   7
- Sehr schwere Atemnot   8
- Sehr sehr schwere Atemnot   9
- Unerträgliche Atemnot   10

Für die weniger akute, allgemeinere Beurteilung der Atemnot eignet sich z. B. die Skala des Medical Research Counsil (MRC):

Welche Feststellung beschreibt am besten, wie stark Ihre Atemnot ist:

Grad 0   Ich gerate nur bei körperlicher Anstrengung in Atemnot.

Grad 1   Ich gerate in Atemnot, wenn ich auf ebener Erde schnell gehe oder wenn ich leicht bergauf gehe.

Grad 2   Ich gehe wegen meiner Atemnot langsamer als andere Menschen in meinem Alter, oder ich muß stehenbleiben, um Atem zu schöpfen, wenn ich in meinem Tempo auf ebener Erde gegangen bin.

Grad 3   Ich bleibe stehen, um Atem zu schöpfen, sobald ich etwa 100 m oder einige Minuten auf ebener Erde gegangen bin.

Grad 4   Aufgrund meiner starken Atemnot kann ich das Haus nicht verlassen, oder ich gerate beim An- und Ausziehen in Atemnot.

4.2.2.16 Instrumente zur Beurteilung der Lebensqualität

Bei der Kontrolle des Verlaufs der chronischen Erkrankung COPD und bei der Beurteilung neuer Therapieformen muß die Beurteilung der Lebensqualität durch den Patienten und evtl. zusätzlich unabhängig davon durch den Arzt eine größere Rolle spielen, als dies in der Vergangenheit der Fall war. Weder besteht ein enger Zusammenhang zwischen Lungenfunktionsparametern und der berichteten Lebensqualität, noch läßt sich deren Zugewinn einer Therapie aus den Verbesserungen der physiologischen Untersuchungen vorhersagen. Lebensqualität muß daher direkt gemessen werden. Für die Ermittlung der Lebensqualität bei Patienten mit einer COPD existieren einige krankheitsspezifische Instrumente:

Das St. George Respiratory Questionnaire (SGRQ) ist ein gebräuchliches Instrument zur Untersuchung der Lebensqualität von Patienten mit Lungenerkrankungen [105]. Es beinhaltet 50 Fragen in drei Gruppen: Symptome, Aktivitäten, Impact (Auswirkung). Das Ergebnis ist ein Gesamtscore sowie jeweils ein Score für jede der drei Gruppen. Etwa eine viertel Stunde Zeit wird zum Ausfüllen benötigt, geeignet ist der Test sowohl für Asthma als auch für die

COPD. Je höher der resultierende Score, desto mehr wird die Lebensqualität durch die Krankheit beeinträchtigt. Der SGRQ korreliert invers mit dem FEV_1, wenn die Mittelwerte von verschiedenen Patientengruppen mit dem jeweiligen Mittelwert für den FEV_1 korreliert werden; die Korrelation ist sehr viel schlechter, wenn individuelle Werte aufgetragen werden [33]. Etwa 50% der Variabilität des Ergebnisses des SGRQ lassen sich nicht auf die befragten krankheitsspezifischen Symptome zurückführen.

Ein ähnliches Instrument ist das Chronic Respiratory Questionnaire (CRQ), das als erster krankheitsspezifischer Test entwickelt wurde [81]. Mit diesem Instrument werden 20 Fragen in vier Gruppen (Dyspnoe, emotionale Funktionen, „Mastery" [Beherrschung] und Müdigkeit) untersucht. Das Ergebnis wird ebenfalls gesamt- oder gruppenspezifisch angegeben. Dieser Test ist gezielt auf die Erkrankung COPD ausgerichtet.

Erst kürzlich wurde das Quality-of-Life for Respiratory Illness Questionnaire (QoL-RIQ) beschrieben [130]. Dieses Instrument gilt für Asthma und COPD gleichermaßen. Es besteht aus 55 Fragen in sieben Gruppen (Atemprobleme, körperliche Probleme, Emotionen, Situationen, die Atemprobleme auslösen oder verstärken, allgemeine Aktivität, Tagesaktivität und Aktivität zu Hause, soziale Aktivität, Partnerschaft und Sexualität). Es wird ein Gesamtscore ermittelt.

Das vierte krankheitsspezifische Instrument wurde von der Maugeri-Stiftung für respiratorische Insuffizienz vorgestellt [32]. Die Ausrichtung ist spezifischer als die drei zuvor erwähnten, da das Ausmaß der Lebensbeeinflussung durch eine chronische respiratorische Insuffizienz ermittelt werden soll, unabhängig davon, durch welche zugrundeliegende Erkrankung diese hervorgerufen wird.

Die meisten klinischen Studien haben in der Vergangenheit den CRQ verwendet. Die Bedeutung der Ermittlung der Lebensqualität durch standardisierte Instrumente wird in einer Meta-Analyse deutlich, die den Effekt einer respiratorischen Rehabilitation bei COPD-Patienten untersucht [123]. Dabei wurde ein positiver Effekt der Rehabilitation in allen vier Gruppen des Tests gefunden, allerdings in unterschiedlichem Ausmaß. Die größte Verbesserung wurde in der Gruppe Dyspnoe erzielt (entsprechend dem Doppelten der geforderten Schwelle der minimalen signifikanten Verbesserung). Signifikant war auch die Verbesserung in der Gruppe „Mastery" (Beherrschung) und am wenigsten in der Gruppe Emotion. Zumindest in zwei Gruppen war also der Effekt der Rehabilitation als klinisch bedeutsam und signifikant gewertet worden.

Neben den krankheitsspezifischen Instrumenten wird in vielen Lebensqualitätsstudien auch mindestens ein Instrument verwendet, das die Lebensqualität durch Ermittlung des allgemeinen Gesundheitsstatus beschreibt. Ein Beispiel hierfür wäre die Medical Outcome Study, short form 36 items (SF-36) [232]. Dieses Instrument wurde häufig bei Patienten mit Malignomen eingesetzt, ist aber auch für die COPD validiert worden [231]. Es hat sich zudem als ein robustes Instrument zum Vergleich von Patienten mit unterschiedlichen Erkrankungen erwiesen [23]. Speziell auf die Situation von Patienten im Krankenhaus und weniger auf die somatischen Symptome ausgerichtet ist die Hospital Anxiety and Depression Scale (HADS). Dieses Instrument ist ein globaler Test des psychologischen Aspektes einer Krankheit von Patienten im Krankenhaus [23].

4.2.3 Pharmakodynamische Beeinflussung des Bronchomotorentonus

4.2.3.1 Bronchodilatation

Bei allen obstruktiven Ventilationsstörungen muß die Frage geklärt werden, ob die Obstruktion reversibel ist. Eine vagal induzierte Bronchokonstriktion findet in den zentralen Atemwegen bis hin zu den kleinen Bronchien statt. Die Signalübertragung in den intramuralen Ganglien erfolgt über den M1-Rezeptor, während das aus den efferenten Nervenendigungen freigesetzte Acetylcholin den M3-Rezeptor der glatten Muskelzelle stimuliert.

Die glatte Muskulatur der Atemwege besitzt keine direkte adrenerge Innervation, anders ist dies bei bronchialen Gefäßen, submukösen Schleimdrüsen und parasympathischen Ganglien. Dennoch tragen die glatten Muskelzellen Rezeptoren für adrenerge Neurotransmitter und zwar sowohl α- als auch β-Rezeptoren. Es existieren wesentlich mehr β-Rezeptoren, besonders vom Subtyp β_2, ihre Dichte nimmt von zentral nach peripher zu. Der physiologische Stimulator ist das zirkulierende Adrenalin. Die Rolle der α-Rezeptoren ist noch unklar, ihnen wird eher eine bronchokonstriktorische Rolle, permanent durch β-Stimulation antagonisiert, unterstellt [133]. Schließlich existiert noch das non-adrenerge, non-cholinerge Nervensystem (NANC) mit den Mediatoren vasoaktives intestinales Peptid (VIP) und Stickstoffmonoxid (NO), das bislang einzige bekannte neuronale, dilatatorische System der menschlichen Atemwege [228].

Zur Dilatation der Atemwege eignen sich daher sowohl Anticholinergika, die über die Atemwege die glatte Muskulatur erreichen, als auch β-Adrenergika, die über denselben Applikationsweg ebenfalls direkt an der glatten Muskulatur wirken. Die Wirkung der β-Adrenergika setzt schnell, in einem Zeitraum bis fünf Minuten ein. Beim Asthma stellen sie die potenteste dilatatorisch wirksame Substanzgruppe dar. Zwischen einem Bronchodilatationstest mit einem β-Adrenergikum und dessen Anwendung sollten für eine maximale Wirkung 15 Minuten liegen.

Die Anticholinergika Ipratropiumbromid und Oxitropiumbromid haben demgegenüber einen deutlich verlangsamten Wirkungseintritt. Zwar beginnt die Wirkung schon nach wenigen Minuten, das Maximum wird jedoch erst nach 1,5−3 h erreicht. Die Bioverfügbarkeit ist mit 6,9 % nach inhalativer Gabe nicht hoch [69, 182, 229]. Aus diesem Grund können Anticholinergika zum Test der Reversibilität bei COPD-Patienten eingesetzt werden. Allerdings muß die Zeit zwischen Anwendung und Test dem verlangsamten Wirkungseintritt Rechnung tragen, dieser darf erst etwa 30 Minuten nach der Anwendung erfolgen. Ein Bronchodilatationstest kann auch mit einer Kombination von β-Adrenergikum und Anticholinergikum durchgeführt werden, wenn z. B. diese Kombination für die klinische Anwendung ausgetestet werden soll. Auch dann müssen zwischen Anwendung und Test 30 Minuten vergehen. Bei Dosieraerosolen sollen die dazugehörigen Inhalierhilfen (Spacer) benutzt werden. Ein Bronchodilatationstest sollte bei allen Schweregraden der COPD durchgeführt werden, da auch bei einer schweren Obstruktion noch eine Reversibilität bestehen kann.

Indikationen zum Bronchodilatationstest:

- Diagnosestellung: Starke Abnahme des Atemwegswiderstandes spricht eher für Asthma.
- Prognose: Zur Bestimmung des Post-Bronchodilatator-FEV_1, das als bester Prädiktor der Langzeitprognose gilt [219].
- Therapie: Austestung eines spezifischen Bronchodilatators bei dem jeweiligen Patienten.

Vor dem Bronchodilatationstest dürfen ca. 6 h lang keine kurzwirksamen, 12 h keine langwirksamen β-Adrenergika und 24 h kein Theophyllin oder Thiotropiumbromid (neues, lang wirksames Anticholinergikum) eingenommen bzw. angewendet werden. Zunächst wird die Lungenfunktion als Ausgangswert gemessen. Zielparameter ist das FEV_1 (in % Soll und absolut). Nach der Anwendung des Bronchodilatators (200 µg Salbutamol DA oder 500 µg Ipratropiumbromid DA oder eine Kombination) und adäquater Wartezeit wird die Messung wiederholt. Je nach nationalen Empfehlungen soll der Anstieg in % des

Ausgangswertes (am gebräuchlichsten) oder durch den Absolutwert oder durch beide ausgedrückt werden. Der Anstieg, ausgedrückt als Zuwachs des FEV_1 in % des Sollwertes, ist zwar weniger abhängig von der Höhe des Ausgangswertes [21], aber wenig üblich. Nach den derzeitigen Empfehlungen, z. B. der Globalen Initiative für die Erstellung von Richtlinien bei der COPD, „GOLD", gilt ein Anstieg von 12 % oder besser um 200 ml als ein Hinweis auf das Vorliegen einer zumindest partiellen Reversibilität [167]. Die British Thoracic Society (BTS) gibt in ihren Richtlinien 15 % Mindestanstieg vom Ausgangswert an [212]. Die Werte sind so gewählt, daß sie die beobachtete Variabilität der FEV_1-Messungen bei Wiederholungen (170 ml) signifikant übersteigen [219]. Allerdings sollte bei einem geringeren Anstieg im Bronchodilatationstest, aber gebesserter klinischer Symptomatik, wie z. B. einer Verbesserung im 6-Minuten-Gehtest oder subjektiv reduzierter Dyspnoe, das bronchialerweiternde Medikament einem Patienten nicht vorenthalten werden. Ein positiver Bronchodilatationstest wird bei ca. 30 % aller Patienten mit der klinischen Diagnose COPD gefunden [205].

4.2.3.2 Kortikosteroid-Reversibilitätstest

Der Versuch, mit Steroiden eine Reversibilität der Obstruktion zu erreichen, muß nicht bei einer leichten COPD durchgeführt werden, da hier keine Indikation für orale oder inhalative Steroide besteht. Er sollte nur bei einer mittleren oder schweren COPD erfolgen. Bei 10−20 % der Patienten mit klinisch stabiler COPD kann man mit einer solchen Therapie eine signifikante Verbesserung des FEV_1 erreichen [28], vermutlich besonders bei den Patienten, die auch auf die Inhalation eines β-Mimetikums hin mit einem ≥ 15 %igen Anstieg des FEV_1 reagieren. Als Indikation, einen Therapieversuch mit inhalativen Steroiden (ICS) durchzuführen, wurden auch wiederholte Exazerbationen genannt, die eine Antibiotikatherapie und orale Steroidtherapiezyklen notwendig machen. Bei Patienten mit einem hohen Anteil von Eosinophilen im Sputum [35] und anderen Charakteristika einer dem Asthma ähnlichen bronchialen Entzündung [164] ist eine Therapie mit ICS aussichtsreicher, daher besteht auch hier die Indikation zu einem Therapieversuch. Methoden zur Durchführung des Kortikosteroid-Reversibilitätstests (z. B. GOLD-Initiative, s. u. [167]) wurden kontrovers diskutiert. Die noch vor kurzem propagierte Methode, den Effekt einer oralen Therapie über 14 Tage als Indikator für den Benefit einer langdauernden Therapie mit inhalativen Steroiden anzusehen, hat sich in klinischen Studien bisher nicht bewahrheitet [196]. Der Effekt inhalativer Steroide kann am besten nach 3−6 Monaten Therapie eingeschätzt werden. Bisher gibt es noch keine Studie, die einen Nutzen, z. B. einen reduzierten FEV_1-Abfall, nachweist, der länger als 6 Monate anhält (s. u.).

Die Kriterien für eine ausreichende Reversibilität sind identisch mit jenen beim Bronchodilatationstest ($\geq$ 12% oder > 200 ml). Anders als beim Bronchodilatationstest gilt hier nach Ansicht der British Thoracic Society nicht eine (kurzfristige) rein subjektiv empfundene Verbesserung als Indikation für diese Therapie [212].

4.2.3.3 Bronchokonstriktorische Pharmaka

Sowohl Acetylcholin, Metacholin, Carbachol als auch Histamin wurden für unspezifische Provokationstests eingesetzt. Allerdings ist Metacholin am weitesten verbreitet und mittlerweile auch in industriell gefertigten, zum Gebrauch am Menschen zugelassenen Zubereitungen erhältlich (z. B. Provokit™, 0,33%, 10 ml Durchstechflasche, Provocholine™, 100 mg). In einem 1999 publizierten Standpunkt der ATS wird lediglich Metacholin zur unspezifischen Provokation empfohlen [8]. In der Vergangenheit mußte Metacholin in Anstaltsapotheken zubereitet werden. Da Metacholin ausgesprochen hygroskopisch ist, ist die Lagerung des Pulvers nicht unproblematisch. Die Substanz wird schnell hydrolysiert, wenn der pH über 6 liegt. Je niedriger die Konzentration, desto schneller die Hydrolyse, da niedrige Konzentrationen weniger sauer sind. Metacholin ist ein synthetisches Derivat des Neurotransmitters Acetylcholin, das von den Cholinesterasen nicht so schnell metabolisiert wird. Seine Effekte können daher mit Atropin oder einem anderen Anticholinergikum antagonisiert werden. Gegenüber Histamin besitzt Metacholin den Vorteil, geringere systemische Nebenwirkungen wie Kopfschmerz, Flush und Heiserkeit hervorzurufen.

Von der ATS werden die Dauerverneblung über 2 min Ruheatmung mit dem DeVilbiss-646-Vernebler oder die 5-Atemzug-Dosimeter-Methode (Mehrfachkonzentrationsmethode) empfohlen [8]. Rechnergesteuerte Verneblersysteme kommen mit einer Konzentration aus (3,2%) und erhöhen die Zahl der Atemzüge mit jeder Teststufe, so daß bei gleichbleibender Dosis pro Atemzug ein Dosisanstieg resultiert (z. B. APS-System™). In Tabelle 4-5 sind die Einzeldosis und die kumulative Dosis sowie der Zeitbedarf eines Provokationstests dargestellt.

Tabelle 4-5 7-Stufentest Metacholin 3,2 %.

Basis	Kon-zentra-tion	Dosis	Kumul. Dosis	Inhala-tions-zeit	Atem-züge	Verne-belungs-zeit	Ein-wirk-zeit
	[%]	[mg]	[mg]	[s]		[s]	[min]
1. Stufe	3,2	0,0256	0,0256	0,0256	1	0,2	2
2. Stufe	3,2	0,0450	0,0706	0,0706	1	0,35	2
3. Stufe	3,2	0,0900	0,1606	0,1606	2	0,35	2
4. Stufe	3,2	0,1800	0,3406	0,3406	3	0,47	2
5. Stufe	3,2	0,3600	0,7006	0,7006	5	0,56	2
6. Stufe	3,2	0,7200	1,4206	1,4206	8	0,70	2
7. Stufe	3,2	1,4400	2,8606	2,8606	16	0,70	2
Lyse							6
Zeit							20

4.2.3.4 Unspezifische bronchiale Hyperreaktivität

Die Ergebnisse des oben dargestellten Tests werden als prozentualer Abfall des FEV_1 von seinem Ausgangswert dargestellt. Ein Abfall um mehr als 20 % ist eine signifikante Reaktion und entspricht einem „positiven" Test. Die Konzentration, nach der dieser Abfall beobachtet wurde, entspricht der PC_{20} (provocative concentration, that results in a 20 % fall in FEV_1, s. Abb. 4-27). Die Daten sollten für jeden einzelnen Schritt dargestellt werden. Fällt das FEV_1 schon durch das Verdünnungsmittel (physiologisches NaCl) um mehr als 20 %, so wird der Test nicht weiter durchgeführt.

Die bronchiale Hyperreaktivität (BHR) kommt in der Bevölkerung in einer Prävalenz von 6−35 % vor [98]. Das Vorhandensein einer BHR erhöht das individuelle Risiko, an respiratorischen Symptomen bzw. an einem Asthma bronchiale zu erkranken und einen schnelleren als normalen Abfall der Lungenfunktion zu erleiden [5, 166, 186, 218].

Beim Asthma bronchiale wird die BHR, die aus dem positiven Ausfall des unspezifischen Provokationstests geschlossen wird, als ein Parameter angesehen, der mit dem Ausmaß der Entzündung korreliert [100]. Bei der COPD verschlechtert sich die Prognose durch das Vorliegen einer BHR [174]. Ob die BHR ursächlich an der vermehrten Mortalität beteiligt ist, wurde anhand der Daten von verschiedenen holländischen epidemiologischen Studien untersucht. Von 2008 Untersuchten (61 % Raucher, 23 % schwere Raucher) hatten 619 (30,8 %) zu Beginn der Studie eine BHR (Histamin). Die Mortalität war bei den Patienten, die eine BHR aufwiesen, deutlich gesteigert [92], und diese

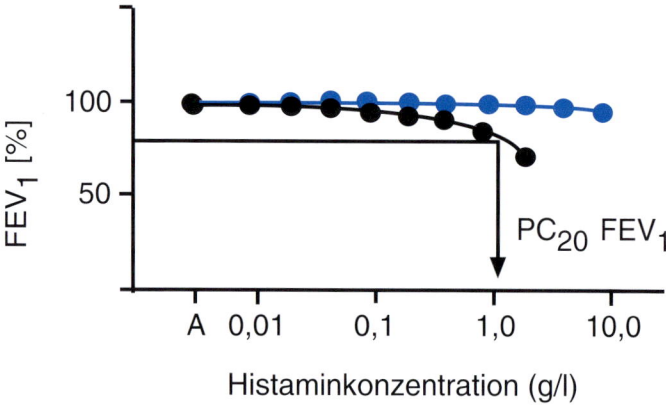

Abbildung 4-27 Bronchialer Hyperreagibilitätstest.
(blau = normal, rot = positiv)

Steigerung war auch abhängig vom Ausmaß der BHR (i. e. von der Histamin-konzentration, bei der das FEV_1 oder die FVC_{in} um 20% abfiel). Eine Reduktion der Lungenfunktion und eine BHR können beide als Zeichen einer chronischen Entzündung der Lunge interpretiert werden, und eine Reduktion der Lungenfunktion korreliert auch mit einer stärkeren BHR [156]. Daraus läßt sich schließen, daß zukünftig der BHR im Rahmen der COPD mehr Aufmerksamkeit geschenkt werden sollte und die Reduktion bzw. Vermeidung der BHR auch ein definiertes Therapieziel sein muß.

4.2.4 Radiologische Untersuchung der Thoraxorgane

4.2.4.1 Chronische Bronchitis

Auf der konventionellen Röntgen-Thoraxaufnahme (Thorax im posterior-anterioren Strahlengang) stellt sich eine chronische Bronchitis lediglich mit uncharakteristischen Zeichen dar (Abb. 4–28) [103, 125]. Dazu gehören:

a) *Vermehrte Streifen und kleinfleckige Zeichnung* über der ganzen Lunge. In ausgeprägten Fällen werden diese Veränderungen in ihrer Gesamtheit als „Dirty chest" bezeichnet. Ursache sind peribronchiale und perivasale Fibrosierungen [10].

b) *Grobnetzige Zeichnung und unscharfe Knötchen* (Fibrose, Mikroatelektasen und sekretgefüllte Azini).

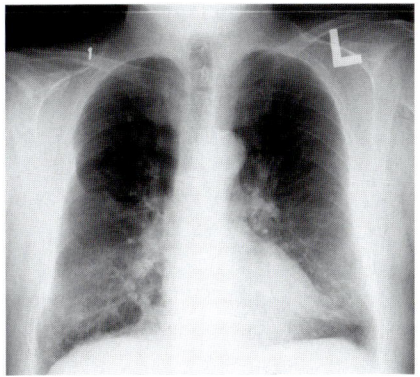 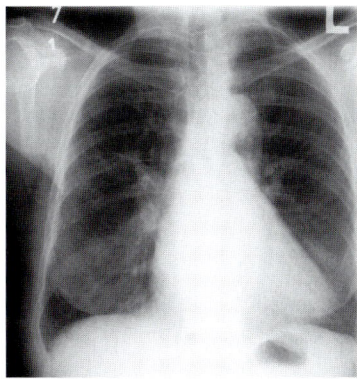

Abbildung 4-28 Röntgen-Thorax p. a.: Bronchitis. Streifige, teils fleckige Zeichnungsvermehrung, Bronchiektasen; „Dirty chest"; rechts basal bullöse Strukturen.

c) *Schienenstrangphänomen:* parallele Linien im Abstand von ca. 3 mm, die entzündlich und fibrös verdickten Bronchialwänden entsprechen.

d) Die Veränderungen unter a), b) und c) finden sich vor allem in den Mittel- und Unterfeldern.

e) *Dickwandige Ringschatten am oberen Hiluspol,* die orthograd getroffenen anterioren und posterioren Oberlappen-Segmentbronchien entsprechen [68]. Die Ränder sind unscharf.

f) *Geschlängelter Gefäßverlauf* aufgrund struktureller Veränderungen durch Fibrosierungen.

g) Evtl. Zeichen der pulmonalen Drucksteigerung: Vergrößerung des Pulmonalarteriendurchmessers, peripher rarefizierte Gefäße, gegenüber den Venen erweiterte Arterien.

h) Evtl. Bronchiektasen (s. Kap. 4.2.4.2).

i) Evtl. Zeichen des Emphysems (s. Kap. 4.2.4.3).

Die Computertomographie zeigt möglicherweise ein besonders subpleural betontes Emphysem (zentrilobulär) und bisweilen eine kleinzystische Fibrosierung. Sehr häufig sind irreguläre Bronchuskonturen. Besonders gut gelingen im CT die Diagnose von Bronchiektasen und die Beurteilung des Emphysems (s. Kap. 4.2.4.2 und Kap. 4.2.4.3).

4.2.4.2 Bronchiektasen

Zur Abklärung von Bronchiektasen gehören neben der Anamnese und den hier beschriebenen bildgebenden Verfahren die Bestimmung der humoralen

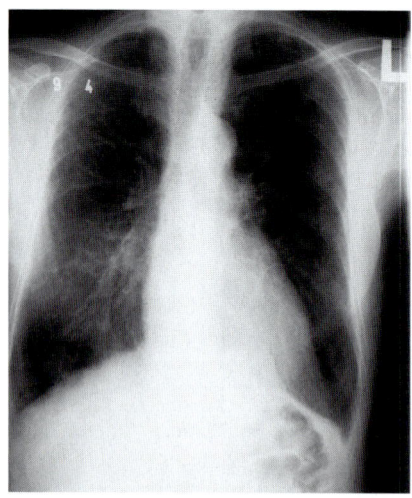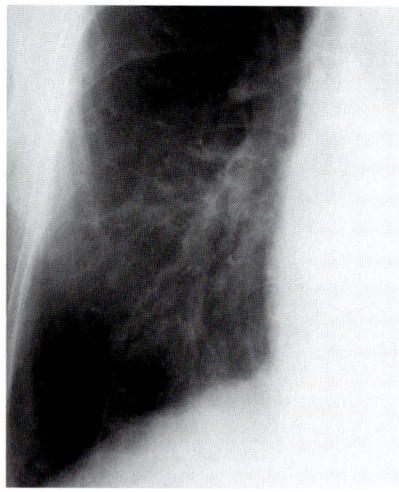

a

b

Abbildung 4-29 Röntgen-Thorax p. a. **a)** Bronchiektasen; **b)** Ausschnitt von a.

Antikörper, evtl. die Ultrastruktur der Zilien sowie gegebenenfalls ein Schweißtest. Bronchiektasen sind entweder zylindrisch, varikös oder zystisch (sakkiform). In der konventionellen Röntgen-Thoraxaufnahme sind die Bronchiektasen im Vergleich zur chronischen Bronchitis durch ähnliche, wenn auch stärker ausgeprägte, aber oft regional inhomogene Veränderungen charakterisiert. In 87 % der Fälle ist das Röntgenbild auffällig (Abb. 4-29) [227]:

- *lokalisiert verstärkte Gefäßzeichnung,* z. B. durch Sekretstau;
- *unscharfe Strukturzeichnung* bei peribronchialer Fibrosierung;
- *Schienenstrangphänomen* („Tram lines") durch parallel verlaufende, verdickte Bronchuswände (bei Bronchiektasen sind die „Schienen" weiter auseinander);
- *zystische Transparenzerhöhung* (Hohlräume), evtl. mit Flüssigkeitsspiegel oft bis zu Bohnengröße;
- *kompensatorische Überblähung* nicht betroffener Lungenanteile.

Die Computertomographie ist die Methode der Wahl zur Diagnose und Darstellung der Bronchiektasen. Sie hat die Bronchographie komplett ersetzt (Abb. 4-30). Nur in ganz seltenen Fällen wird auf Wunsch des Thoraxchirurgen präoperativ noch eine Darstellung von Bronchiektasen mit Kontrastmittel erfolgen, z. B. um Resektionsgrenzen klarer festzulegen. Das HR-CT besitzt

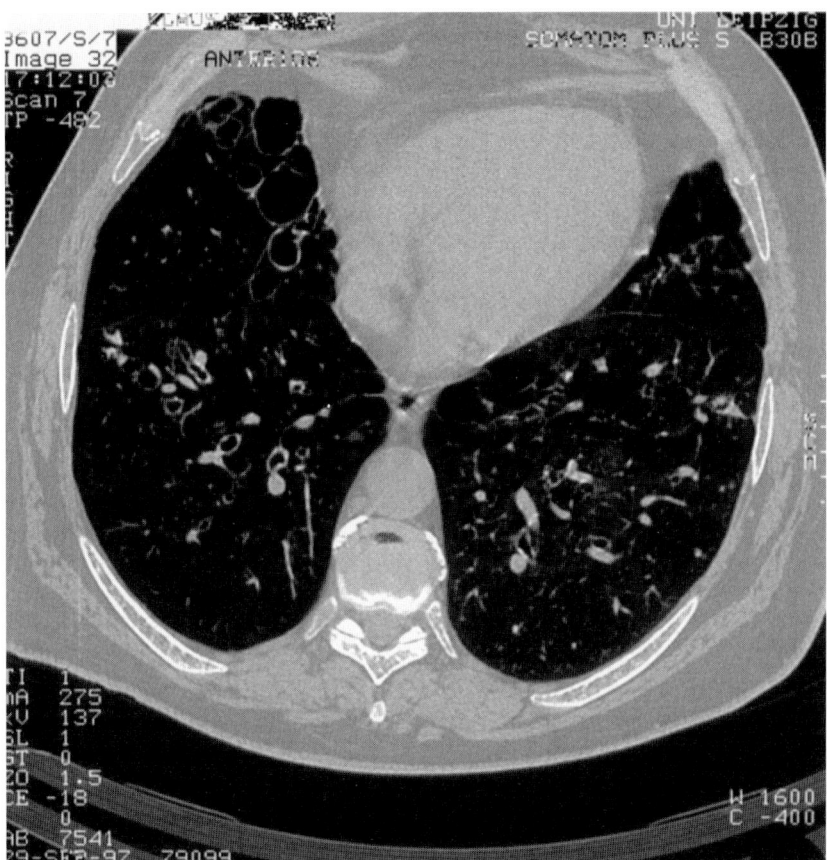

Abbildung 4-30 Bronchiektasen im CT. Bullae rechts anterior, weiter dorsal verbreiterte Bronchiallumina mit verdichteten, unregelmäßigen Wandstrukturen (Siegelringzeichen). Angedeutete Bündelung, weiter lateral Mikronoduli (schleimgefüllte Bronchiektasen).

die größte Sensitivität, allerdings ist ein aus anderer Indikation durchgeführtes Spiral-CT ebenfalls eine sehr sensitive Untersuchung zur Diagnose von Bronchiektasen [226]. Neben der bloßen Feststellung von Bronchiektasen unterscheidet man im CT die unterschiedlichen Formen, jede weist morphologische Charakteristika auf [125]:

- *Zylindriforme Bronchiektasen:* Je nach der Richtung des Verlaufs schienenstrangartige Darstellung oder ringförmig. Lumen und Wand sind verdickt. Die begleitende Arterie hat ein kleineres Lumen und sitzt dem ringförmigen Lumen auf (Siegelring-Zeichen). Cave DD: erweiterte Lungenarterien bei pulmonaler Hypertonie, zystische Einschmelzungen bei Histiozytose X. Diese Strukturen sind auch in der äußeren Hälfte oder sogar im äußeren Drittel der Lunge zu erkennen, wo normalerweise solche Strukturen computertomographisch nicht mehr aufgelöst werden können.

- *Zystische und variköse Bronchiektasen:* Bei horizontalem Verlauf perlschnurartige Aufreihung erweiterter Bronchiallumina, Bündelung von zystischen Erweiterungen (Cluster of grapes).
- *Schleimgefüllte Bronchiektasen:* Pseudoknoten (schleimgefüllte Bronchien oder Bronchialanschnitte), Mikronoduli (schleimgefüllte zentrilobuläre Bronchiolen).

4.2.4.3 Emphysem

Die konventionelle Röntgen-Thoraxaufnahme kann nicht dazu dienen, ein Emphysem in einem frühen Stadium zu diagnostizieren. Die Sensitivität dieser Untersuchung gilt in dieser Hinsicht als schlecht. Für ein leichtes Emphysem ist die Sensitivität der Thoraxaufnahme kaum besser als 24%. Für mittelgradige bis schwere Erkrankungen liegt die Sensitivität allerdings bei 50−80% [190]. Dazu müssen alle der folgenden Kriterien erfüllt sein:

- erhöhte Lungentransparenz,
- abgeflachte Zwerchfellkuppen im Seitenbild (Kuppelhöhe < 1 cm),
- abgeflachte Zwerchfellkuppen im p. a. Bild (< 1,5 cm Kuppelhöhe),
- vergrößerter Retrosternalraum und sternovertebraler Durchmesser (> 2,5 cm).

Die Zeichen im Röntgenbild resultieren aus dem erhöhten Volumen im Thorax, wodurch die intrathorakalen Organe und das Zwerchfell eine andere Lage und Form einnehmen, und aus den Veränderungen, die das vaskuläre System betreffen (Abb. 4-31): Oligämie und pulmonale Hypertonie [144]. Im einzelnen können folgende indirekte Zeichen unterschieden werden:

- Faßthorax: Vergrößerter sagittaler Durchmesser, dorsale Rippenanteile verlaufen waagerecht, die Interkostalräume sind verbreitert.
- Zwerchfelltiefstand: Die Zwerchfellkuppen sind abgeflacht (s. o.). In ausgeprägten Fällen kann das Zwerchfell nach kaudal gewölbt sein. Die Atemexkursion ist vermindert (Normalwert 5−10 cm, pathologisch 3 cm oder weniger).

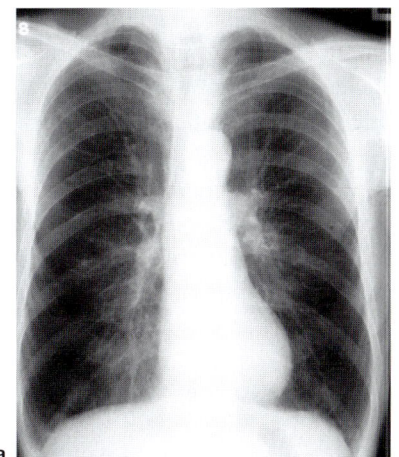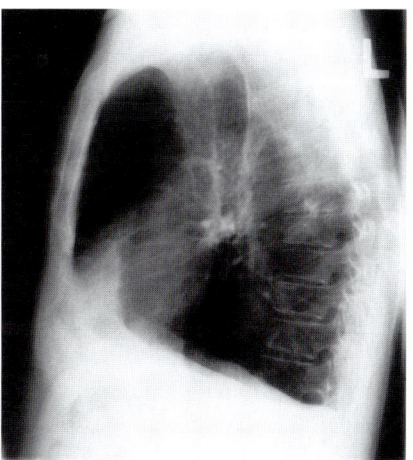

a   b

Abbildung 4-31 Emphysem. **a)** p. a.; **b)** d. s.

- Tropfenherz: Das Herz dehnt sich in kranio-kaudaler Richtung aus und erscheint dadurch schlank. Zusätzlich ist die Verschmälerung Ausdruck der Linksherzatrophie bei vermindertem HZV.
- Verbreiterung des Retrosternalraumes: Folge des vergrößerten sagittalen Thoraxdurchmessers: Im Seitenbild kann dies anhand standardisierter Entfernungen quantifiziert werden:
- An einem Punkt 3 cm unterhalb des Manubrium sterni beträgt der Abstand zwischen Aorta und Thoraxwand mehr als 4,5 cm. Der untere Rand des luftgefüllten (also strahlentransparenten) Raumes hinter dem Sternum ist weniger als 3 cm vom Ansatz des Zwerchfells an der vorderen Thoraxwand entfernt.
- Dilatierte Stamm- und Lappenarterien: Der erhöhte pulmonalarterielle Druck führt zur Erweiterung der zentralen Pulmonalgefäße.
- Rarefizierung der peripheren Gefäßzeichnung: Effekt der Überdehnung der Lunge. Durch den erhöhten intraalveolären Druck überblähter Lungenabschnitte sind die Kapillaren geringer gefüllt, wodurch der Eindruck der Hypertransparenz entsteht. Allerdings kann dieser Eindruck durch die Art der Belichtung bei der Anfertigung der Aufnahme sehr stark beeinflußt werden.
- Kalibersprung: Abrupter Übergang der dilatierten zentralen Gefäße auf Höhe der Segmentarterien in die peripher wenig gefüllten, eingeengten Gefäße (amputierter Hilus): Kennzeichen des pulmonalen Hypertonus.

- „Marker vessel": Bei regional unterschiedlich ausgeprägtem Emphysem können benachbarte Gefäße mit vermehrter Füllung durch die Überblähung einen ungewöhnlichen Verlauf nehmen und dadurch auffallen.
- Bullae: Unterschiedlich große blasige Aufhellungen. Große Bullae werden auch als Pneumatozelen bezeichnet.
- Fleckig-netziger Röntgenaspekt bei Pneumonie und Lungenstauung: Aufgrund der vergrößerten Lufträume entstehen pneumonische Infiltrate und besonders kardiale Ödeme bevorzugt entlang der Kapillaren. Das resultierende radiologische Bild ist grobnetzig und honigwabenartig, das Ödem kann regionalisiert sein.

Durch systematische und standardisierte Auswertung von konventionellen Röntgen-Thoraxaufnahmen lassen sich zumindest nach Berichten einer Autorengruppe sogar ähnlich gute Aussagen über das Vorliegen und das Ausmaß eines Emphysems treffen, wie dies im CT möglich ist [145]. Eine andere Methode, die mehr auf dem mikroskopischen Niveau arbeitet, ist die Messung der gesamten Lungendichte im CT. Verlust von Struktur und Vergrößerung von luftgefüllten Räumen führen zu einer Abnahme der Lungendichte.

In der Computertomographie besteht neben der visuellen Möglichkeit, ein Emphysem zu erkennen, auch die Möglichkeit zur Quantifizierung. Die rein visuelle Erkennung ist wenig sensitiv und zeigt eine hohe Inter- und Intra-Observer-Variabilität [143]. Besonders zentrilobäre Veränderungen unter 0,5 cm werden übersehen. Die Differenzierung in unterschiedliche Emphysemtypen gelingt dagegen gut: **zentrilobulär** − inhomogen − hypodens fleckig ohne verdickte Randstruktur, im oberen Anteil des jeweiligen Lungenlappens betont (Abb. 4-32) − Ätiopathogenese: Rauchen; **planlobulär** − diffus verteilt − eher im unteren Lappenanteil betont − Ätiopathogenese: z. B. Alpha-1-Antitrypsinmangel (Abb. 4-33). Eine quantitative Auswertung versuchten Muller et al., indem sie diejenigen Bildelemente (voxel) im CT hervorhoben, die mit −910 bis −1000 Hounsfield-Einheiten am ehesten den überblähten Lungenarealen entsprachen; diese Methode wird als „Density mask" bezeichnet. Obwohl die Auswahl der Dichteeinheiten eher willkürlich ist, läßt sich eine ganz gute Korrelation zwischen pathologischen Veränderungen und dem „Density mask score" erreichen [150]. Für frühe Veränderungen ist die Sensitivität jedoch ebenfalls nicht sehr hoch. Eine Neuerung dieser Technik mittels einer 3D-Rekonstruktion eines Spiral-CT mit Hervorhebung der emphysematösen Lungenareale stellt eine neue, schnelle Methode dar, um ein Emphysem quantitativ und regional darzustellen (Abb. 4-34 aus [131]). Die Methode ist gut reprodu-

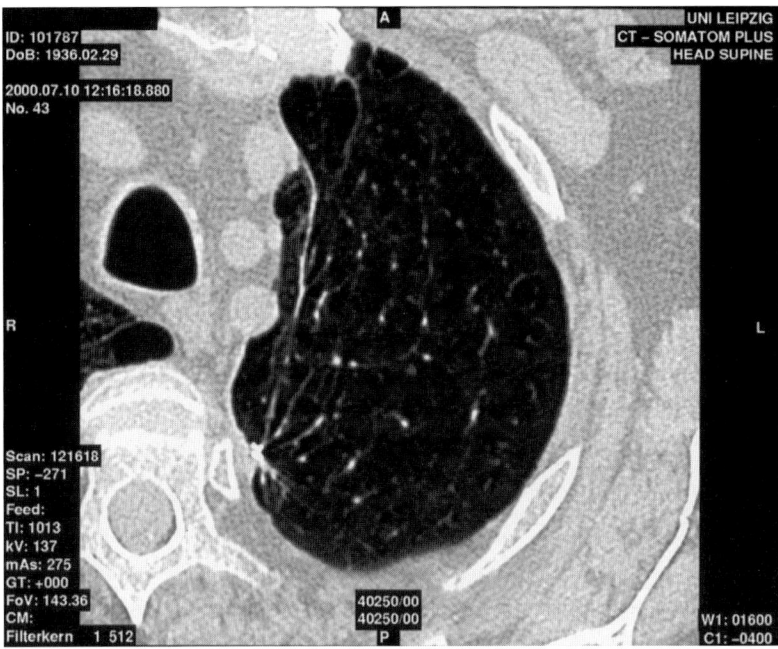

Abbildung 4-32 HR-CT. Zentrilobuläres (zentroazinäres) Emphysem (Nikotinabusus).

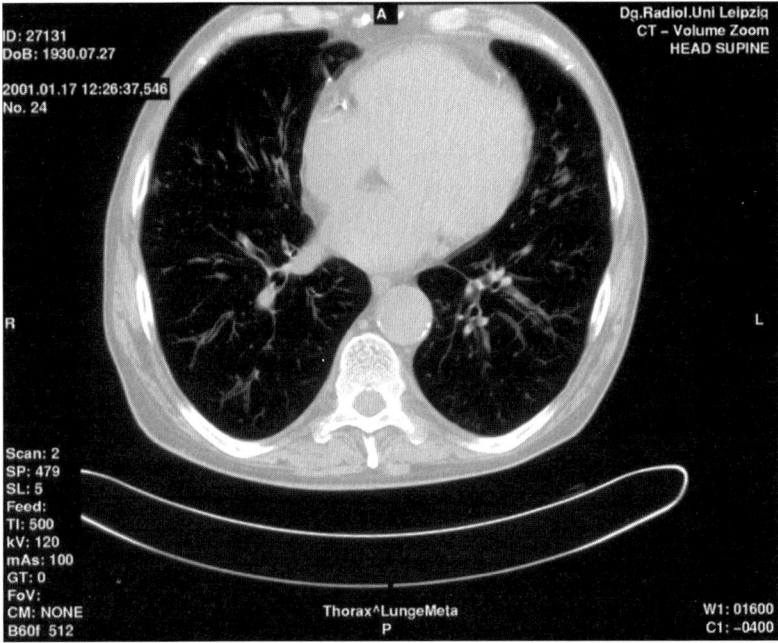

Abbildung 4-33 Emphysem im CT: (panazinär) homogen.

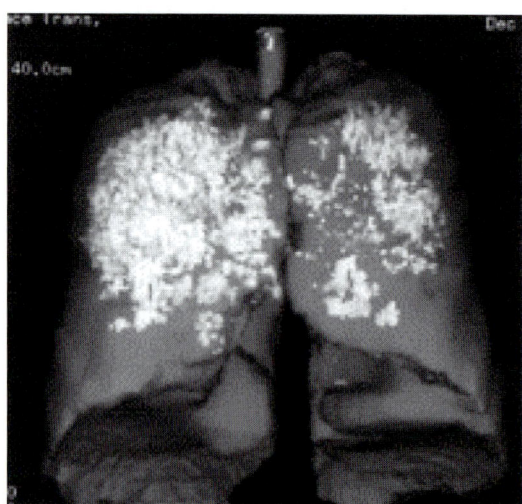

Abbildung 4-34 3D-Spiral-CT-Rekonstruktion eines Patienten mit Emphysem [nach 131]. In dieser Darstellung, die während eines einzigen Atemanhaltens akquiriert wurde, stellen die hellen Pixel diejenigen mit einer Absorption ≤ -950 HU dar, entsprechend emphysematösen Lungenarealen. Die Darstellung kann quantitativ die regionale Verteilung des Emphysems verdeutlichen.

zierbar und korreliert mit der Lungenfunktion [165]. Obwohl es Messungen an Gesunden gibt [2], die als Vergleich zu Personen mit mildem Emphysem [77] herangezogen werden können, liegen die Probleme der Dichtemessung in der Standardisierung und darin, daß das Lungenvolumen und die Eichung des CT-Scanners bei der Messung vergleichbar sein müssen. Ungeachtet dieser neueren Entwicklungen ist das CT, besonders im Hinblick auf die Auswahl von Patienten, die für eine Lungenvolumenreduktion (LVR) in Frage kommen, eine essentielle Untersuchung. Parameter, wie

- das Ausmaß und die Verteilung des Emphysems — maßgeblich für das Resultat ist vor allem der Anteil der Lunge, der ein schweres Emphysem aufweist (> 10,2 ml Gas/g Lungengewebe; normal < 6,0 ml Gas/g Lungengewebe),
- das Ausmaß der Hyperinflation,
- der Anteil an verbliebenem gesundem Lungengewebe und
- die Anwesenheit von komprimiertem Lungengewebe neben überblähtem,

zeigten eine signifikante Korrelation mit dem postoperativen Ergebnis [132, 187, 201].

Ebenfalls für diesen Zweck, d. h. die Auswahl, Nachsorge und Erfolgskontrolle von LVR-Patienten, wurde neuerdings auch die MRT-Untersuchung vorgeschlagen, mit der die thorakalen Volumina und Abmessungen in In- und Exspiration, die Beziehung der Lunge zur Thoraxwand, der Zwerchfellstand und die Zwerchfellfunktion ohne Strahlenbelastung und daher wiederholt dargestellt werden können [108]. Davon abgesehen kann die MRT für die Diagnostik der COPD bisher nicht eingesetzt werden.

Die Limitierung des CT wie unzureichende Auflösung und die Unfähigkeit, funktionelle Aussagen zu treffen, mit Ausnahme des Vergleiches zwischen In- und Exspiration, haben zu vermehrten Bestrebungen geführt, neue Wege bei der Emphysemdarstellung zu beschreiten. Eine dieser Entwicklungen ist die MR-Darstellung der Lunge nach Inhalation eines Edelgases, das durch Laserbeschuß hyperpolarisiert wurde (^{3}He, ^{129}Xe). Durch die Hyperpolarisation nimmt das Edelgas schwache magnetische Eigenschaften an und kann daher ein magnetisches Resonanzsignal auslösen. Mit dieser Methode läßt sich die Verteilung des inhalierten Gases in der Lunge und den zentralen Atemwegen darstellen (Abb. 4-35). Die Gefäße stellen die dunklen Verästelungen im Bild dar. Die Signalintensitätsdaten können möglicherweise zukünftig auch die Messung von vergrößerten Lufträumen bei einem Emphysem unterhalb der Auflösung des HR-CT erlauben. Zusätzlich kann die Auswaschkurve des Edelgases eine dreidimensionale volumetrische, quantitative Darstellung von Arealen, in denen „Trapped-air"-Bedingungen vorliegen, ermöglichen. Auch Sauerstoff besitzt schwache, magnetische Eigenschaften, die ausgenutzt werden können. Während allerdings die Edelgase die Verteilung des inhalierten Volumens in der Lunge darstellen, scheint das Sauerstoff-MR die Diffusion über die alveolokapilläre Membran wiederzugeben [56].

Weitere Entwicklungen sind das dynamische, Gadolinium-verstärkte MR, das quantitative Parameter des regionalen Blutflusses, wie die Transit-Zeit, und das Blutvolumen darstellen kann, das MR nach magnetischer Markierung (Spin-tagging/magnetic labeling MRI), bei dem ohne Kontrast eine 3D-Rekonstruktion der Lungendurchblutung möglich ist, die dynamische, CT-basierte Messung der Lungendurchblutung, die direkt mit der Morphologie des HR-CT korreliert werden kann, und schließlich die 3D-SPECT-Radionuklid-Perfusions- und Ventilationsszintigraphie. Im Sollbuch dieser neuen bildgebenden Verfahren stehen die sensitivere Detektion des beginnenden Emphysems sowie simultane Aussagen über Morphologie und Funktion.

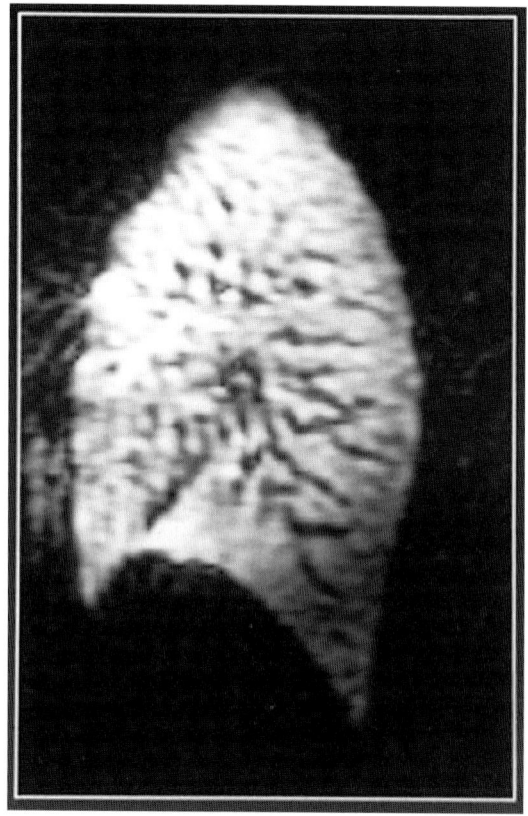

Abbildung 4-35 MR-Ventilations-Scan mit hyperpolarisiertem ³He bei einem gesunden Patienten. Hohe Signalintensität des Gases in den gesamten, luftgefüllten Arealen der Lunge. Die schwarzen Strukturen sind pulmonale Gefäße [nach 131].

Nicht vergessen werden sollte bei allen Emphysem-Patienten und insbesondere bei all jenen, die vor einer Lungenvolumenreduktion (LVR) evaluiert werden, daß diese Patienten aufgrund ihres meist langjährigen Nikotinabusus eine besondere Risikogruppe darstellen und daher intensiv nach Rundherden gefahndet werden muß. Kürzlich wurde berichtet, daß bei 5 % der Patienten, die aufgrund der Indikation zur LVR evaluiert wurden, ein Bronchialkarzinom im Stadium I zu finden war [189].

4.2.4.4 Ventilations-/Perfusionsszintigraphie

Die weitaus häufigste Indikation zu dieser Untersuchung ist der Verdacht auf eine abgelaufene Lungenembolie. In sonst gesunden Lungen kann durch den Ausfall der Perfusion bei erhaltener Ventilation in dem entsprechenden Areal die Frage meist mit großer Sicherheit beantwortet werden. Bei typisch segmentalem Ausfall und begleitenden Hinweisen wie einem erhöhten D-Dimer ist die Ventilationsszintigraphie nicht mehr notwendig. Etwas schwieriger ist die Situation bei COPD-Patienten, bei denen ohnehin oft Ventilations-/Perfusionsungleichheiten bestehen. Hier kann bei längerer Anamnese und Verdacht auf rezidivierende Lungenembolien neben Laborwerten auch ein CT mit der Suche nach intravaskulären Thromben oder eine Gefäßdarstellung notwendig sein. Ist der pCO_2 des Patienten anamnestisch z. B. aus alten Unterlagen bekannt, kann auch der einfache Vergleich des pCO_2 vorher mit der akuten Situation hinweisend sein, da dieser bei einer Lungenembolie aufgrund der Hyperventilation eher abfällt, wohingegen er bei einer Exazerbation zumeist ansteigt. Voraussetzung ist, daß ein Wert aus einer stabilen Phase der näheren Vergangenheit bekannt ist.

Für die Perfusionsszintigraphie werden [99m]Technetium-markierte makroaggregierte Albuminpartikel (MAA) verwendet. Diese haben einen Durchmesser zwischen 10 und 90 µm, keinesfalls über 150 µm. Sie bleiben im Kapillarbett der Lunge liegen und embolisieren vorübergehend (HWZ 6–8 h, Elimination durch Hydrolyse und Aufnahme durch das RHS) etwa jede 10 000ste der auf $2,8 \times 10^8$ geschätzten Lungenkapillaren. Das Perfusionsszintigramm erfaßt Perfusionsdefekte ab einer Größe von 3×2 cm. Allerdings entspricht nicht jeder Perfusionsdefekt einer Embolie. Der Euler-Liljestrand-Reflex ist dafür verantwortlich, daß nicht ventilierte Areale auch nicht perfundiert werden. Routinemäßig werden anteriore, posteriore und zwei posteriore, schräganliegende Aufnahmen direkt nach der Injektion des Nuklides angefertigt. Die Durchführung muß bei Patienten mit einer pulmonalen Hypertonie adaptiert werden, da nur ein verringerter Gefäßquerschnitt zur Verfügung steht und die Albuminpartikel in dieser Situation ein plötzliches Rechtsherzversagen auslösen können. Daher wird die Partikelmenge in diesen Fällen reduziert (Abb. 4-36).

Bei der Ventilationsszintigraphie inhaliert der Patient ein radioaktives Gas oder ein vernebeltes Aerosol. In Frage kommen dabei das Aerosol ^{99m}Tc-DTPA sowie die Gase [133]Xenon (schwacher Gamma-Strahler, HWZ 5,24 d) und [81m]Krypton. ^{99m}Tc-DTPA hat den Vorteil der kurzen Halbwertszeit bei allerdings längerer Verweildauer im Körper. Bei einer Obstruktion ist aber eine vermehrte zentrale Deposition des Aerosols zu beobachten. Die Ventilationsszinti-

Perfusion   Ventilation

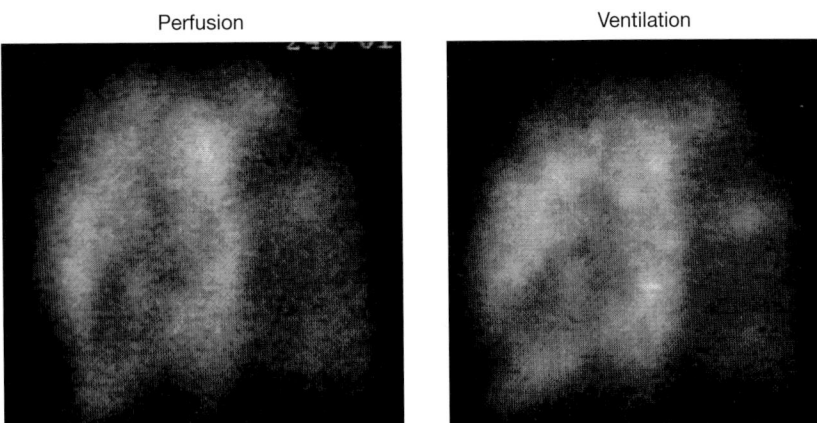

Abbildung 4-36 Szintigraphie: konkordante Perfusions- und Ventilationsdefekte in der Szintigraphie bei einem COPD-Patienten (Nuklearmedizin, Universität Leipzig, Frau PD Dr. R. Kluge).

graphie kann helfen, die Aussage der Perfusionsszintigraphie zu verbessern, insbesondere, wenn noch ein Thorax-Röntgenbild zum Vergleich vorliegt. Die Auswertung erfolgt dann nach den Kriterien der PIOPED-Studie [76]. Bei 86 % der Patienten, bei denen szintigraphisch mit hoher Wahrscheinlichkeit eine Lungenembolie diagnostiziert wird, ist sie angiographisch auch nachweisbar.

Grundsätzlich können Perfusions- und Ventilationsszintigraphie die Frage beantworten, ob Ausfälle oder Minderbelegungen konkordant (s. Abb. 4-36) oder diskordant (Abb. 4-37) sind. Zusätzlich können die einzelnen Intensitäten umgerechnet werden in relative Perfusion/Ventilation. Diese relative Verteilung, die meist in drei Abschnitten je Lunge, also insgesamt in 6 Abschnitten erfolgt, kann in der präoperativen Beurteilung vor lungenverkleinernden Operationen (sowohl Malignomchirurgie als auch Resektionen aus anderen Gründen, einschl. der Lungenvolumenreduktion) eine Rolle spielen, da die funktionelle Bedeutung des zu entfernenden Lungenanteils an der Gesamtfunktion der Lunge abgeschätzt werden kann [135]:

Post-Pneumektomie FEV_1 = Präop. FEV_1 × % der Funktion* des verbleibenden Lungenanteils

(*z. B. errechnet aus der quantitativen Perfusions-/Ventilatiosszintigraphie) (s. Abb. 4-38).

Perfusion   Ventilation

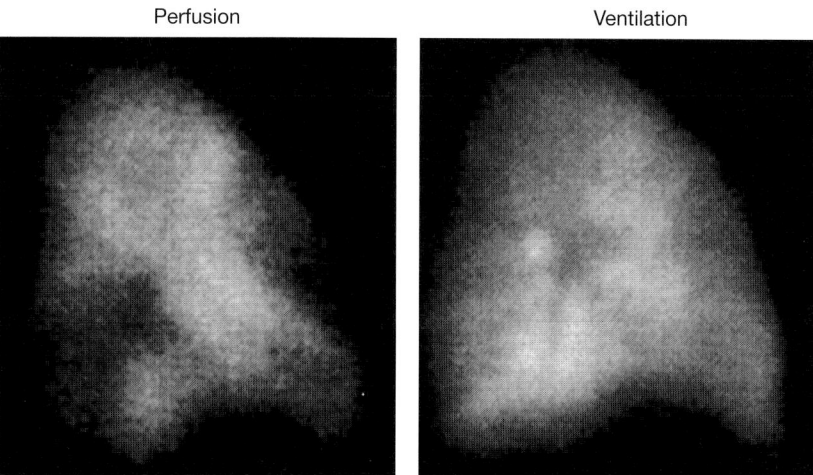

Abbildung 4-37 Szintigraphie: diskordante Defekte. Rechts-laterale Projektion: diskordante Perfusions- und Ventilationsdefekte in der Szintigraphie bei einem Patienten nach Lungenembolie. Der isolierte Perfusionsausfall ist im re. UF erkennbar (Nuklearmedizin, Universität Leipzig, Frau PD Dr. R. Kluge).

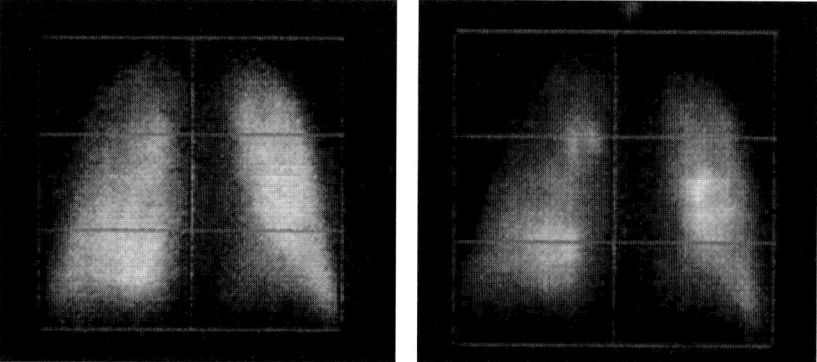

Abbildung 4-38 Quantitative Szintigraphie: Sowohl in der Perfusion als auch in der Ventilation werden bei diesem COPD-Patienten Minderbelegungen in den Oberfeldern, re. > li., deutlich. Auswertung:

	Perfusion	Ventilation
Rechts oben	6	7
Rechts Mitte	24	28
Rechts unten	19	14
Links oben	8	7
Links Mitte	23	29
Links unten	21	15
R : L	49 : 51	49 : 51

Konkordant und symmetrisch verminderte Perfusion und Ventilation in den Oberfeldern (Nuklearmedizin, Universität Leipzig, Frau PD Dr. R. Kluge).

4.2.5 Laborwerte

4.2.5.1 Polyglobulie

Eine Polyglobulie (= sekundäre Polyzythämie) im Rahmen einer chronischen respiratorischen Insuffizienz entsteht als kompensatorischer Versuch, den Sauerstofftransport an das Gewebe angesichts eines gestörten Gasaustausches aufrechtzuerhalten. Aufgrund der verbreiteten Anwendung der Langzeit-Sauerstofftherapie (LTOT) finden sich nur noch selten extreme Werte. Dennoch bleibt ein erhöhter Hämatokrit bei Patienten mit einer chronischen respiratorischen Insuffizienz ein häufiger Befund, besonders dann, wenn gleichzeitig ein Schlafapnoe-Syndrom vorliegt (Overlap-Syndrom). Patienten mit einem paO_2 > 8 kPa haben nur in 2 % der Fälle eine Polyglobulie, unter 8 kPa in 11 %, < 6,7 kPa in 26 % [234]. Eine kritische Polyglobulie liegt vor, wenn der Hämatokrit > 47 % bei Frauen oder 52 % bei Männern beträgt bzw. der Hb > 16 g/dl bei Frauen und > 18 g/dl bei Männern [73]. Eine Voraussetzung für die korrekte Bewertung des HK ist der Ausschluß einer gleichzeitig bestehenden Exsikkose. Eine Polyglobulie ist keine perfekte Kompensation, sondern führt auch zu einer Erhöhung des pulmonalen vaskulären Widerstandes und zu verminderter Durchblutung und Sauerstoffversorgung des Gehirns, Folgen, die durch einen Aderlaß gebessert werden konnten [93]. Die Belastungsfähigkeit der Patienten ließ sich durch diese Maßnahme ebenfalls steigern [38]. Meistens werden diese Effekte einer Viskositätsvermehrung zugeschrieben, allerdings bestehen vermutlich auch Zusammenhänge zwischen dem Gefäßtonus (sowohl systemisch als auch pulmonal) und der Polyglobulie über die Freisetzung von NO und der inhibitorischen Kapazität von Hämoglobin (auch intrazellulär) auf dieses System. So konnte gezeigt werden, daß der pulmonalarterielle Mitteldruck PAPm, der paO_2 und der kardiale Index (CI) bei Patienten mit einem Hb < 15,5 g/dl auf die Infusion von Acetylcholin (NO-Freisetzung) positiv reagierten, während dies bei Patienten mit einem Hb > 15,5 g/dl nicht der Fall war [48].

4.2.5.2 CO-Hämoglobin

Durch Bindung von Kohlenmonoxid (CO) an Hämoglobin bildet sich COHb. Dieses beträgt normalerweise 0−2 %, es liegt beim durchschnittlichen Raucher zwischen 2−5 % und kann bis zu 5−15 % beim exzessiven Raucher ausmachen. Bekanntermaßen ist diese Bindung weitaus stabiler als die Bindung von Sauerstoff an Hämoglobin. Dieses steht daher für den Gasaustausch nicht mehr zur Verfügung. Dadurch kann die maximale Sauerstoffaufnahme je nach HbCO-Gehalt um bis zu 10 % abnehmen. Die Sauerstoffbindungskurve wird durch

HbCO nach links verschoben. Schon durch diese Effekte wird die muskuläre Belastungsfähigkeit beim Raucher eingeschränkt [122]. Nach Einstellung des Nikotinabusus ist die hierdurch verursachte Einschränkung der maximalen Belastungsfähigkeit nach einigen Tagen reversibel.

4.2.5.3 Entzündungsparameter

Die Frage, ob sich Patienten mit einer klinisch stabilen COPD durch sog. Entzündungsparameter wie Leukozytenzahl, C-reaktives Protein (CRP), Alpha-1-Antitrypsin, Alpha-1-Antichymotrypsin, BSR etc. von einer vergleichbaren Population unterscheiden, kann mangels Hinweisen in der Literatur derzeit nicht sicher beantwortet werden. Vermutlich bestehen nur geringe Unterschiede in den Parametern der Entzündung im Plasma, solange es sich um eine leichte oder mittlere Erkrankung handelt. In fortgeschrittenen COPD-Stadien finden sich deutlichere Hinweise. Als Ausdruck einer vermehrten Rekrutierung von Granulozyten in der Bronchialschleimhaut fanden sich bei stabilen COPD-Patienten erhöhte Konzentrationen von ICAM-1 und E-Selektin sowohl im Serum als auch in der BAL. Dabei zeigte sich eine Beziehung zwischen Lungenfunktion (FEV_1 in % Soll) und der E-Selektinkonzentration im Serum [185]. Bei Patienten mit einer chronischen Hypoxämie und Gewichtsverlust im Rahmen einer COPD ließ sich eine Aktivierung des TNF-α-Systems mit Anstieg sowohl des TNF-α als auch der löslichen Rezeptoren sTNF-R55 und sTNF-R75 im Plasma belegen [209].

Hilfreich sind die Akute-Phase-Proteine vermutlich bei der Detektion einer akuten Exazerbation einer COPD (AEB). Hier sind *Leukozytenzahl* und *CRP* im Serum signifikant höher als nach einer Antibiose [51]. Das CRP war bei allen Fällen einer AEB erhöht, auch wenn eine bakterielle Infektion nicht anhand positiver Sputumkulturen bewiesen werden konnte. Bei kulturell negativen Proben war das CRP allerdings weniger, bei Streptococcus-pneumoniae-positiven Proben deutlich mehr erhöht. In einer kürzlich durchgeführten Studie, in der die Beurteilung einer AEB anhand der Sputumfarbe im Vergleich zu standardisierten Farbskalen erfolgte, zeigte sich eine signifikante Erhöhung des CRP, wenn purulentes Sputum vorlag. In diesem Fall wurden auch fast immer pathogene Bakterien in der Sputumkultur gefunden [208]. Zusammenfassend wird das CRP in der Regel bei einer bakteriell ausgelösten Exazerbation einer COPD ansteigen, allerdings auch bei nicht sicher bakteriell ausgelöster AEB, es kann damit nur die Diagnose der AEB selbst unterstützen, nicht aber die Frage klären, ob die bakterielle Infektion als wesentlicher Exazerbationsgrund anzusehen ist und eine antibiotische Therapie sinnvoll ist. Hier kann den zitierten Studien zufolge die Farbe des Sputum möglicherweise bessere Dienste leisten.

Zur Stützung der Diagnose einer AEB können auch das *eosinophile kationische Protein* im Serum (ECP) und die *Myeloperoxidase* (MPO) im Serum beitragen. Beide Substanzen sind im Vergleich zu Patienten, die sich aus nicht-respiratorischen Gründen in der Notaufnahme vorstellten, im Serum signifikant erhöht, wenn eine AEB vorliegt. Eine Kontrollgruppe mit einer stabilen COPD lag dabei in einem mittleren Bereich und unterschied sich signifikant von den beiden anderen Gruppen [66].

Fibrinogen, ein unabhängiger Risikofaktor für kardiovaskuläre Erkrankungen [139], ist bei COPD-Patienten erhöht und wird verdächtigt, auf diese Weise zu dem erhöhten kardiovaskulären Risiko dieser Patienten beizutragen [82, 107], das insbesondere im Zusammenhang mit rezidivierenden Exazerbationen vorzuliegen scheint [140]. Bei einer akuten Exazerbation allerdings steigt es dann noch einmal signifikant an, und dies folgt einem ebenfalls signifikanten Anstieg von *IL-6,* das als Stimulator der Fibrinogensynthese in der Leber bekannt ist [233].

Stabile Metaboliten von inflammatorischen Mediatoren können im Urin nachgewiesen werden. Beim Asthma bronchiale läßt sich Leukotrien E_4 als stabiler Metabolit des in der Lunge freigesetzten, hauptsächlichen Arachidonsäureproduktes LTC_4 im Urin z. B. bei Kindern nachweisen *(U-LTE$_4$).* Es ist dort im Mittel signifikant gegenüber dem U-LTE$_4$ im Urin von gesunden Kindern erhöht [197]. Allerdings ist der Unterschied nicht groß und die Streubreite hoch, so daß nur deutlich erhöhte Werte pathologisch zu sein scheinen. Eine deutliche Abhängigkeit vom Schweregrad des Asthma bronchiale war in dieser Untersuchung nicht erkennbar. U-LTE$_4$ eignet sich daher am ehesten zu wissenschaftlichen Zwecken und hier zur Verlaufsuntersuchung. Ob der Parameter auch bei der chronischen Bronchitis, der COPD oder der AEB erhöht ist, kann angesichts fehlender Daten derzeit nicht beantwortet werden. Einen Hinweis, daß U-LTE$_4$ bei der COPD vermutlich nicht erhöht zu finden sein wird, läßt sich einer Arbeit entnehmen, die „obstruktive Patienten", die sich in einem Notfallzentrum vorstellten, diesbezüglich untersuchte [54]. Alle Patienten, die auf eine wiederholte Albuterol-Inhalation mit einer verminderten Obstruktion reagierten, wiesen erhöhte U-LTE$_4$-Konzentrationen auf; diejenigen, die auf die Bronchodilatation nicht ansprachen, hatten keine erhöhten Konzentrationen.

4.2.5.4 Immunglobuline

Wegen der Möglichkeit eines bestehenden Antikörpermangels sollten insbesondere jüngere Patienten, die klinisch durch eine ungewöhnlich rasch voranschreitende COPD, rezidivierende Bronchitiden mit purulentem Auswurf, Nachweis von Problemkeimen oder evtl. Nachweis von Bronchiektasen etc. auffallen, sorgfältig auf das Vorliegen von Antikörpermangelsyndromen untersucht werden. Differentialdiagnostisch sollte dabei auch an einen Alpha-1-Antitrypsinmangel und an ein mögliches Vorliegen einer phänotypisch nicht typischen Mukoviszidose gedacht werden. Von den Antikörpermangelsyndromen kommen insbesondere solche mit B-Zelldefekten oder mit einem gestörten Zusammenwirken von T-Zellen und B-Zellen in Frage (abgesehen von der X-chromosomalen Bruton-Agammaglobulinämie, die im Kindesalter auffällig wird):

- Common variable immunodeficiency (CVID)
  IgG- und auch IgA-Mangel, gestörte T-Zell-/B-Zellinteraktion, aber Symptomatik mit Maximum im 20.-30. Lebensjahr;
- selektiver IgA-Mangel
  am häufigsten;
- IgG-Subklassenmangel
  bei 26−30% Patienten mit obstruktiven Atemwegserkrankungen [57, 127].

Bei schwerem IgG-Mangel müssen die meist jugendlichen Patienten mit Immunglobulin substituiert werden, um wenigstens ein Mindestmaß an Abwehrkraft für das respiratorische System zu erhalten.

Das Gesamt-IgE spielt eine Rolle bei der Beurteilung, ob eine Atopie bei der Entstehung der obstruktiven Atemwegserkrankung möglicherweise beteiligt ist, besonders wenn es um die Differentialdiagnose eines Asthma bronchiale geht. Bei Rauchern ist das IgE gegenüber Nichtrauchern erhöht, aber geringer als bei einer Atopie.

4.2.5.5 Alpha-1-Antitrypsin im Serum, Phänotypisierung

Das Alpha-1-Antitrypsin (α_1-AT) oder der Alpha-1-Proteinaseninhibitor (α_1-PI) ist der wesentliche Gegenspieler der gewebedestruierenden Granulozytenelastase. Die Struktur des α_1-AT wird durch mehrere autosomal vererbte, kodominante Allele bestimmt. Die daraus entstehenden Phänotypen sind mit Großbuchstaben von M abwärts benannt, wobei das normale Allel die Bezeichnung M trägt und das am schwersten gestörte Allel der „Z-Typ" ist. Den einzelnen Allelen können α_1-AT-Serumkonzentrationen zugeordnet werden: M = 50% des Normalwertes (2 × M = 100%), S = 25%, Z = 10%. Insgesamt existieren 75 verschiedene Allele. Der Genlokus befindet sich auf Chromosom 14. Die schweren α_1-AT-Mangelsituationen entsprechen den Phänotypen ZZ, SZ und Null-Null. Die Lungenerkrankung entsteht zumeist im vierten Dezennium und entspricht einem panlobulären, vorwiegend in den unteren Lungenabschnitten lokalisierten Lungenemphysem. Für den Beginn und den Verlauf der Erkrankung sind Kofaktoren wie das Zigarettenrauchen von großer Bedeutung [97]. Die schwerste Form des α_1-AT-Mangels (PiZZ-Phänotyp) kommt nur mit einer Inzidenz von 0,03 % in der Bevölkerung vor. Bei Emphysematikern ist die Inzidenz mit $1-2\%$ naturgemäß höher. Außer dem Lungenemphysem gibt es andere Erscheinungsformen des α_1-AT-Mangels: neonatale Cholestase und Hepatopathie mit Entwicklung einer Leberzirrhose; Hepatopathie im Erwachsenenalter, ebenfalls mit Übergang in eine Leberzirrhose (5.-6. Lebensjahrzehnt); membranös proliferative Glomerulonephritis, Vaskulitis, Pannikulitis, Pankreatitis, Pankreasfibrose.

Die Diagnostik beginnt mit der Bestimmung des α_1-AT-Serumspiegels. Liegt dieser deutlich unter dem Normwert von $200-400$ mg/dl (für PiZZ bei ca. 20 %), muß der Verdacht weiter geklärt werden. Alternativ kann eine verminderte α_1-Fraktion in der Serumelektrophorese hinweisend sein. Eine relative Reduktion unter 2 % sollte Anlaß sein, die Serumkonzentration des α_1-AT-Spiegels zu bestimmen. Die weitere Diagnostik wird dann in speziellen Laboratorien mittels Stärkegelelektrophorese oder isoelektrischer Fokussierung durchgeführt. In der Leber lassen sich histologisch PAS-positive, Diastase-resistente hepatozelluläre Einschlußkörperchen nachweisen, die immunhistologisch α_1-AT-Ablagerungen entsprechen.

4.2.5.6 Mukoviszidose-Diagnostik

Nur ca. 10 % der Mukoviszidose(CF)-Patienten werden zum Zeitpunkt ihrer Geburt aufgrund eines Mekoniumileus diagnostiziert. Der größte Anteil wird im Laufe der frühen Kindheit mit rezidivierenden Atemwegsinfektionen und/ oder Malnutrition auffällig (Tab. 4-6).

Auch im Jahre 2001 ist der Goldstandard der Diagnostik der Schweißtest [118], bei dem die Ionenkonzentrationen im Schweiß gemessen werden. Bei diesem Test (quantitativer Pilocarpin-Iontophoresetest nach Gibson und Cooke [74]) diffundiert Pilocarpin mittels langsam ansteigendem Gleichstrom von der Haut an die Schweißdrüsen, und es wird eine starke Schweißsekretion induziert. Neben dem klassischen Test, der durch fertige Pilocarpin-Pads erleichtert werden kann, gibt es spezialisierte Sammelsysteme, die den Schweiß auffangen und automatisch analysieren (sweat check, Wescor Inc., Logan Utah, USA). Natrium und Chlorid, aber auch Kalium werden im austretenden Schweiß (es sollten über 30 µl sein) untersucht. Die Osmolalitätsmessung ist eher fehlerbehaftet, die Messung der elektrischen Leitfähigkeit dagegen scheint

Tabelle 4-6 Kriterien für die Diagnose CF.

Klinik:	
	Chronische Erkrankung der Lunge und der Nasennebenhöhlen:
	• Chronischer Husten mit Auswurf
	• Persistierende Infektion mit charakteristischen pathogenen Erregern (St. aureus/P. aeruginosa)
	• Atemwegsobstruktion
	• Chronische Veränderungen im Röntgenbild
	• Nasennebenhöhlenerkrankung, Nasenpolypen
	Gastrointestinale Symptome und Ernährungsstörungen
	• Exokrine Pankreasinsuffizienz, rezidivierende Pankreatitis
	• Mekoniumileus, distales intestinales Obstruktionssyndrom (DIOS)
	• Fokal biliäre oder multilobuläre Zirrhose
	Obstruktive Azoospermie bei Männern
Labor:	
	Erhöhte Chlorid-Konzentration im Schweiß
	Mutationen des CFTR-Gens auf beiden Allelen
	Charakteristische bioelektrische Veränderungen (nasale Potentialdifferenz, PDI) des Nasenepithels in vivo

Tabelle 4-7 Differentialdiagnosen bei erhöhter Chlorid-Ionenkonzentration im Schweiß [nach 117].

Anorexia nervosa	Langzeitinfusion mit Prostaglandin E_1
Atopische Dermatitis	Mauriac-Syndrom (sekundäre diabetische
Autonome Dysfunktion	Glykogenose)
Ektodermale Dysplasie	Mukopolysaccharidose Typ I
Familiäre Cholestase (Tygstrup-Syndrom)	Nephrogener Diabetes insipidus
Fukosidose	Nephrose (große Proteinurie)
Glukose-6-Phosphat-Dehydrogenase-	Protein- und Kalorienmangelernährung
Mangel	Pseudohypoaldosteronismus Typ I
Glykogenspeicherkrankheit Typ I	Unbehandelte Nebenniereninsuffizienz
Hypogammaglobulinämie (!)	Unbehandelte Hypothyreose
Klinefelter-Syndrom	

verläßliche Ergebnisse zu erbringen [53]. Der Schweißtest muß immer mehr als einmal durchgeführt werden (2- bis 3mal), um technische Fehlermöglichkeiten auszuschließen. Eine Reihe von Differentialdiagnosen und Situationen, bei denen es ebenfalls zu erhöhter Cl-Ionenkonzentration im Schweiß kommt, sind in Tabelle 4-7 dargestellt.

Eine Chloridkonzentration von > 60 mmol/l und eine Natriumkonzentration > 70 mmol/l werden bei 98 % der CF-Patienten gefunden, daher werden sie häufig als „Cutoff"-Werte angesehen. Viele Patienten liegen wesentlich höher, aber es gibt auch Borderline-Befunde. Bei Gesunden liegt der obere

Normwertbereich ($\pm$ 2 Standardabweichungen) bei 30–40 mmol/l 2–12 Monate post partum, kann aber direkt nach der Geburt noch bei ca. 70 mmol/l liegen. Beim Erwachsenen werden Werte bis 80 mmol/l erreicht. Grenzwertige oder sogar normale Werte können gemessen werden, wenn sog. milde Mutationen auf einem Allel vorliegen.

Eine zunehmende Zahl von Patienten präsentiert sich mit uncharakteristischen oder milden Beschwerden, grenzwertig oder gering erhöhten Werten im Schweißtest und nur einer einzigen ΔF508-Mutation sowie einer milden Mutation des anderen Allels, die manchmal erst nach Sequenzierung des gesamten CFTR-Gens (250 000 bp) nachgewiesen werden kann. Bei solchen Patienten müssen die exokrine Pankreasfunktion und die respiratorische Situation besonders sorgfältig abgeklärt werden, um nicht eine falsch-negative Diagnose zu stellen und wichtige Therapiemaßnahmen zu verzögern.

In ca. 70 % der Fälle weltweit gesehen liegt der Erkrankung die Mutation ΔF508 im „CF-transmembrane-regulator"-Gen zugrunde. Von mittlerweile einer Vielzahl von Mutationen ist diese damit die häufigste, außer in der Gruppe der Ashkenazi-Juden, bei denen sie an zweiter Stelle steht. Eine Liste von Mutationen, die unterschiedlichen Phänotypen zugeordnet werden, findet sich in Tabelle 4-8. Eine frühe Diagnose bietet die Möglichkeit eines frühen Therapiebeginns und damit einer verbesserten Prognose. Das Neugeborenen-Screening wird anhand der Bestimmung von immunreaktivem Trypsin im Serum durchgeführt, evtl. gefolgt von einer genetischen Analyse. Auch ein pränatales Screening durch Ermitteln des ΔF508-Trägerstatus der Mutter und ggf. des Vaters sowie eine Chorionbiopsie wurden versuchsweise in Dänemark schon durchgeführt. Ein Ergebnis dieser Bemühungen war das Auffinden genau der Zahl von Carriern, die durch die Inzidenz der Erkrankung vorhergesagt werden konnte, so daß klar wird, daß alle homozygoten Träger der Mutation auch durch die Erkrankung oder Diagnostik auffallen [195].

Zusammenfassend ist die Diagnose der Mukoviszidose also in 90 % der Fälle durch den klinischen Phänotyp, den genetischen Mutationsnachweis und den positiven Schweißtest einfach. Der Schweißtest wird auch dann meist positiv sein, wenn die exokrine Pankreasfunktion noch erhalten ist. Mit wenigen Ausnahmen läßt sich im Falle der CF die Mutation auf beiden Allelen nachweisen. Die Abgrenzung zwischen COPD und CF wird nur gelegentlich bei Patienten in einem für die Diagnose der Mukoviszidose untypischen mittleren Lebensalter notwendig werden, bei denen der Phänotyp an die Erkrankung denken lassen muß.

Tabelle 4-8 Klinischer Phänotyp und assoziierte Mutationen des CFTR-Gens [nach 117].

Lungenerkrankung und exokrine PI		Lungenerkrankung und exokrine PS		Keine Lungenerkrankung und kongenitales, bds. Fehlen des Vas deferens (CBAVD)
„schwer"		„milde"	„milde und grenzwertiges/ normales Cl im Schweiß	
ΔF508	66 %	R117H (5T)	R117H (7T)	R117 (7T)
G542X	2,4 %	3849 + 10 kb C-to-T	3849 + 10kb C-to-T	D1152H
G551D	1,5 %	2789 + 5 G-to-A	G551S	D1270N
R553X	0,9 %	R334W	D1152H	P67L
W1282X	1,5 %	G85E	A455E	5T
N1303K	1,3 %	G91R		
3905insT		R347P		
1708delT		R347H		
621 + 1G-to-T		R347L		
1717 – 1 G-to-A		A455E		
ΔI507		Y563N		
R560T		P574H		
S549N		S945L		
3659delC		L1065P		
G480C		D1152H		
		F1286S		

PI = Pankreasinsuffizienz
PS = Pankreassuffizienz
CBAVD = Congenital bilateral absence of vas deference
Angaben in % beziehen sich auf die Häufigkeiten des Auftretens weltweit; alle anderen liegen unter 1 % oder sind nicht bekannt.

4.2.6 Induziertes Sputum

Sputum ist definiert als das sezernierte Material der Atemwege der Lunge [101], obwohl es gelegentlich auch als solches zusammen mit Speichel aufgefaßt wird. Es beinhaltet Mucus und Zellen. Unbearbeitetes Sputum, sofern es überhaupt expektoriert werden kann, ergibt im einfachen Ausstrich unter dem Mikroskop kein zuverlässiges Abbild der Verhältnisse intrabronchial. Die Zellen sind im Mucus nicht gut erkennbar und unregelmäßig verteilt. Daher gelangte die Methode nicht zu breiter Anwendung. Eine Verbesserung hat die Sputumuntersuchung durch die Variante des induzierten Sputums (IS) erfahren. Von einem prinzipiellen Standpunkt her gesehen ist Sputum ein wertvolles Material, wenn es um inflammatorische Prozesse in den Atemwegen geht, da es am Ort des Geschehens entsteht und daher für die Beurteilung dieser Prozesse eine höhere Aussagekraft besitzt, beispielsweise im Vergleich mit der BAL oder der Messung inflammatorischer Marker aus dem Blut. Im übrigen ist die Untersuchung kaum invasiv oder für den Patienten unangenehm, allerdings mit dem zu beachtenden Risiko verbunden, eine akute Obstruktion zu provozieren. Beim Asthma hat sich das IS als eine valide Untersuchung mit hoher diagnostischer Aussagekraft im Hinblick auf die Diagnose der eosinophilen Entzündung der Bronchialschleimhaut und den Schweregrad dieser Entzündung herausgestellt. Am ehesten korreliert die Information aus dem IS mit der von bronchialen Lavagen (BL) und etwas weniger gut mit bronchialen Biopsien [62, 78, 109, 129, 173]. Die Zahl der Eosinophilen im IS reagiert rascher und sensitiver auf Veränderungen der Erkrankung als klinische Variablen und exhaliertes NO und weniger rasch auf eine Behandlung.

IS wird gewonnen, indem für einen Zeitraum von bis zu dreimal 5 oder 7 Minuten ein Aerosol hypertoner Kochsalzlösung inhaliert wird [169]. Nach jeder Inhalationsphase wird der Patient gebeten, in ein Auffanggefäß abzuhusten. Es muß sehr darauf geachtet werden, eine akute Bronchokonstriktion zu vermeiden. Dies gelingt am besten mit der vorherigen Anwendung eines β_2-Mimetikums sowie der Messung des FEV_1 oder des R_{tot} vor und nach jeder Inhalation. Eine Reduktion des FEV_1 um $10-19\%$ sollte zu besonderer Vorsicht bei weiteren Inhalationen führen; fällt das FEV_1 um 20% oder mehr, darf nicht weiter inhaliert werden [101]. Unterhalb eines FEV_1 von 70% zu Beginn wird isotone NaCl verwendet, und die Inhalationsphasen werden verkürzt. So kann die Gewinnung von IS auch bei Asthmatikern mit einer Exazerbation und moderater Bronchokonstriktion sicher eingesetzt werden. Um Kontaminationen durch „Post nasal drip" und Speichel zu vermeiden, wird empfohlen, vorher die Nase zu schneuzen und den Mund ausspülen zu lassen. Bei mehr als 80% der Erwachsenen und älteren Kinder läßt sich so IS gewinnen. Zur Untersuchung muß das Material weniger als 2 h alt sein. Der Versuch der Trennung von Sputum und Speichelbestandteilen in der Petri-Schale erscheint nicht praktikabel. Zumeist wird das ganze Material mit 0,1 %igem Dithiothreitol (DTT) versetzt, um den Mucus zu verflüssigen und die Zellen gleichmäßig zu verteilen, und anschließend gefiltert, um restlichen Mucus und Debris zu entfernen. Die nicht-plattenepithelialen Zellen werden auf Vitalität überprüft und auf einem Cytospin-Präparat gezählt. Normale Verhältnisse sind in der Tabelle 4-9 wiedergegeben.

Tabelle 4-9 Normale IS-Zellverteilung [nach 101].

IS-Zellverteilung [%]	Median	10%-Perzentile	90%-Perzentile
Makrophagen	60,8	33,0	86,1
Neutrophile	36,7	11,0	64,4
Eosinophile	0,00	0,00	1,10
Lymphozyten	0,5	0,01	2,6
Bronchiale Epithelzellen	0,30	0,00	4,40
Metachromatische Zellen	0,00	0,00	0,04

Ein Anstieg von Eosinophilen wird beobachtet bei: nicht ausreichend behandeltem Asthma bronchiale, eosinophiler Bronchitis ohne Asthma (kann alleinige Hustenursache sein!), Allergenexposition, Exposition mit einem chemischen Sensitizer und Steroid-empfindlicher chronischer Atemwegsobstruktion. Ein Anstieg von Neutrophilen wird gefunden bei Rauchern, nach Exposition mit Umweltnoxen, z. B. Ozon, Endotoxin, bei Infektion und bei Steroid-resistentem Asthma (!). Hier spielt auch die Höhe der Zellzahl eine Rolle. Einen Anstieg der Lymphozyten findet man dagegen bei: Sarkoidose, Infektion mit Chlamydia pneumoniae. Interessant ist hier besonders der Zusammenhang zwischen einer eosinophilen Bronchitis und einem guten Ansprechen auf Steroide [83] sowie einer neutrophilen Zellvermehrung, die Steroid-resistent ist [168].

Diese Verhältnisse wurden allerdings bei Asthma-Patienten gefunden, und es ist unklar, inwieweit ein ähnlicher Zusammenhang bei Patienten mit einer akuten oder chronischen Bronchitis oder gar bei einer COPD besteht. Ein Teil der COPD-Patienten weist aber auch Charakteristika eines Asthma bronchiale auf, und von einigen wird vermutet, daß diejenigen COPD-Patienten, die auf inhalative Steroide mit einer Verbesserung reagieren, eher die Diagnose Asthma bronchiale verdienen. Im spontanen/induzierten Sputum haben solche Patienten typischerweise eine vermehrte Eosinophilie [164], und insofern kann die Sputumuntersuchung helfen, die bronchiale Entzündung im Einzelfall zu charakterisieren und die Patienten mit voraussichtlich größerer Steroidantwort auf einfache Weise zu differenzieren. Ähnliches gilt für das Stickstoffmonoxid in der Ausatemluft (s. Kap. 4.2.7). Die in den meisten Studien beobachtete sehr geringe Wirksamkeit inhalativer Steroide bei der COPD wurde durch ausbleibende Veränderungen einer ganzen Reihe von inflammatorischen Markern im IS unter inhalativer Steroidtherapie untermauert: Entzündungszellen, PMN-Prozentsatz, IL-8-Konzentration, Elastase-Aktivität, Matrixmetalloproteinase-1- und -9-(MMP-1-, MMP-9-)Aktivität, Tissue-inhibitor-of-metalloproteinase-1-(TIMP-1-)Aktivität und Secretory-leukoprotease-inhibitor-(SLPI-) Aktivität (neben Lungenfunktion und Symptomscore) [47]. COPD-Patienten, die eine größere Zahl von Exazerbationen im Jahr erleiden (≥ 3/anno), wiesen im Vergleich zu solchen Patienten, die nur zwei oder weniger Exazerbationen im Jahr haben, ca. fünfmal mehr IL-6 und ca. viermal mehr IL-8 auf [16]. Das antiinflammatorische IL-10 ist im IS analog vermindert bei gesunden Rauchern, Asthmatikern und am deutlichsten bei der COPD jeweils im Vergleich zu gesunden Nichtrauchern [210]. Dieses Spektrum, vielleicht noch erweitert um die in Kapitel 4.2.8 Atemkondensat dargestellten Parameter, zeigt, wie das IS zukünftig für Diagnostik, Prognose, therapeutische Erfolgskontrolle etc. bei der COPD genutzt werden könnte. Mit dieser wie auch mit anderen hier aufgeführten Untersuchungen wird eine detailliertere Analyse der Entzündung im Hinblick auf Art und Ausmaß gelingen, die nicht unbedingt zu einer besseren Differentialdiagnose führen muß. Es besteht aber die Chance, daß unterschiedlichen Entzündungssituationen unterschiedliche Behandlungsmöglichkeiten zugeordnet werden können, weil die Pathophysiologie verschieden ist.

Einer weiten Verbreitung stehen bisher der relativ hohe Aufwand und das enge Zeitfenster bis zur Verarbeitung entgegen. Da COPD-Patienten in der Regel Sputum produzieren, kann natürlich auch das spontane Sputum, in ähnlicher Weise wie oben dargestellt behandelt, eine ähnliche Information bieten. So wurde in einer aktuellen Studie an spontanem Sputum von COPD-Patienten wiederum der Unterschied von Patienten mit häufiger gegenüber seltener Exazerbation gesucht und einzig eine etwa auf die Hälfte reduzierte Konzentration des Leukozyten-Proteinase-Inhibitors (SLPI) gefunden [75].

4.2.7 Stickstoffmonoxid im Exhalat

Stickstoffmonoxid (NO) im Exhalat von Menschen und Tieren wurde erstmals 1991 registriert [80]. Bald darauf wurden Berichte über hohe Konzentrationen von exhaliertem NO an der Mundöffnung von Asthmatikern im Vergleich zu Normalpersonen veröffentlicht [z. B. 115, 116]. Ausgeatmetes NO korreliert beim Asthma bronchiale mit der Sputumeosinophilie [100] und der bronchialen Hyperreaktivität [55].

Auch bei Patienten mit Bronchiektasen, die nicht mit inhalativen Steroiden behandelt wurden, war das NO in der Ausatemluft erhöht [114], auch wenn dies nicht in allen Untersuchungen einheitlich war. Weitere Erkrankungen, bei denen erhöhte Level von NO beschrieben wurden, sind virale Atemwegsinfektionen, systemischer Lupus erythematodes, Leberzirrhose und die akute

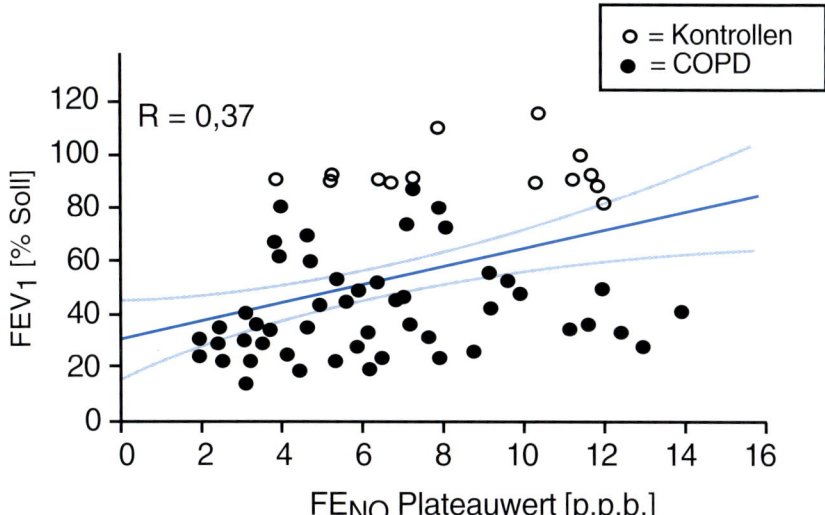

Abbildung 4-39 NO/FEV$_1$: Korrelation des Prozentsatzes des FEV$_1$-Sollwertes mit dem Plateauwert der Online-FE$_{NO}$-Messung in der Ausatemluft [nach 40].

Abstoßung nach Lungentransplantation. Niedrige NO-Konzentrationen wurden bei der zystischen Fibrose, der humanen HIV-Infektion und der pulmonalen Hypertonie beobachtet. In der Mitte des Menstruationszyklus liegen die Werte höher [113]. Eine Übersicht findet sich bei den offiziellen Empfehlungen der American Thoracic Society für die Durchführung von NO-Messungen bei Erwachsenen und Kindern aus dem Jahre 1999 [180].

Nur bei einer instabilen COPD, also bei einer akuten Exazerbation, ist die NO-Konzentration im Exhalat erhöht, verglichen mit stabilen nichtrauchenden und selbst mit stabilen rauchenden COPD-Patienten [136]. In einer Untersuchung fand sich sogar eine, wenn auch relativ schwache, inverse Korrelation von FEV$_1$ (% Soll) mit dem FE$_{NO}$-Plateauwert [40], nicht aber mit dem FE$_{NO}$-Spitzenwert (Abb. 4-39). Im direkten Vergleich von Patienten mit chronischer Bronchitis, COPD und Asthma fanden sich erhöhte FE$_{NO}$-Werte bei der chronischen Bronchitis und beim Asthma, aber nicht bei der stabilen COPD [50]. Die höchsten Spiegel lagen dort bei Patienten mit den Charakteristika von Asthma und chronischer Bronchitis vor. Bei Rauchern in allen Patientengruppen waren die Spiegel vermindert. Ein Zusammenhang zwischen Hyperreagibilität und FE$_{NO}$ wie beim Asthma, bei dem beide Parameter als Ausdruck der bronchialen Hyperreagibilität gewertet werden, bestand bei den

Patienten mit einer chronischen Bronchitis nicht. Nur in einer Untersuchung wurden auch bei Patienten mit einer stabilen COPD erhöhte FE_{NO}-Werte gemessen [43].

Zusammenfassend scheint der Wert des FE_{NO} in der Ausatemluft von COPD-Patienten in diagnostischer Hinsicht limitiert zu sein. Unterschiede zu Gesunden sind geringer als beim Asthma. Die chronische Bronchitis geht mit erhöhten FE_{NO}-Werten einher [50]. Bei der stabilen COPD ist FE_{NO} in Abhängigkeit vom Schweregrad der Erkrankung (i. e. FEV_1) und vom Raucherstatus eher vermindert. Ist die COPD instabil (akute Exazerbationen, schwere Erkrankung), so sind höhere Werte zu erwarten, die am ehesten durch eine erhöhte Zahl von Neutrophilen, eine vermehrte oxidative Belastung und eine vermehrte mikrobielle Besiedelung erklärt werden können [112]. Hilfreich kann daher der intra-individuelle Verlauf sein, der z. B. einen langsamen Abfall als langfristige Tendenz bei der COPD gegen einen plötzlich erhöhten Wert bei einer Exazerbation erkennen lassen würde. Da FE_{NO}, IL-8, Leukotrien B_4 und der Anteil der Granulozyten im induzierten Sputum miteinander korrelieren und der letztgenannte Parameter wiederum eine starke negative Korrelation mit dem FEV_1 in % Soll aufwies, könnte der Parameter FE_{NO} derzeit vielleicht am ehesten die Inflammation darstellen, die neutrophil im Rahmen der chronischen Bronchitis unterhalten, bei einer akuten Exazerbation massiv verstärkt wird und, nachdem der Parenchymschaden gesetzt ist (COPD), wieder abflaut oder, aufgrund des Strukturverlustes selbst, nicht mehr in gleichem Ausmaß nachweisbar ist.

Derzeit ist der Nutzen der NO-Messung in der Differentialdiagnostik bei Asthma und in der Diagnostik einer akuten Exazerbation oder instabilen COPD erkennbar. Sicher ist die Messung des FE_{NO} eine Möglichkeit zur Verlaufsbeurteilung und in der Therapiekontrolle der COPD; ob sie sich aber gegenüber anderen, ähnlichen Parametern wie dem IS als vorteilhaft erweisen wird, bleibt zunächst offen. Technischer Aufwand und Geräteinvestition liegen beim NO deutlich höher, der zeitliche und personelle Aufwand der Messung ist im Vergleich zum IS geringer.

Weil ein erhöhtes FE_{NO} mit dem Anstieg des FEV_1 nach Salbutamol sowie mit einer vermehrten Zahl von Eosinophilen im Sputum korreliert [164] und die Reversibilität als Hinweis auf ein verbessertes Ansprechen auf inhalative Steroide angesehen wird, könnte ein erhöhtes FE_{NO} die Entscheidung zu einem Therapieversuch mit inhalativen Kortikosteroiden (ICS) mitbegründen.

Methodisch ist die NO-Messung im Exhalat nicht unproblematisch. Nasale NO-Konzentrationen sind im Vergleich zu denen im unteren Atemwegstrakt beim Menschen hoch, am höchsten in den paranasalen Sinus. Die Rolle von NO wird in der Konservierung der nasalen Sterilität und in der Regulation der Zilientätigkeit gesehen. Die nasale NO-Konzentration ist ein Surrogatmarker der nasalen Entzündung, z. B. bei der allergischen Rhinitis. Patienten mit einem primären ziliären Dyskinesiesyndrom (s. u.) haben niedrige nasale NO-Konzentrationen. Nasale und pulmonale bzw. bronchiale NO-Konzentrationen müssen also unterschieden werden, da sonst eine Kontamination der letzten beiden durch die nasalen Konzentrationen das Ergebnis verfälscht. Im Mai 1998 fand eine internationale Konferenz statt, die zum Ziel hatte, Empfehlungen für die Messung von NO zu erstellen; diese wurden 1999 veröffentlicht [180]. Die European Respiratory Society hat schon im Jahre 1997 derartige Empfehlungen veröffentlicht [110]. Sofern nicht anders zitiert, entstammen die hier dargestellten Befunde, Definitionen und Richtlinien diesen beiden Übersichten und Richtlinien bzw. den Arbeiten, die wiederum Grundlage zur Erstellung dieser Richtlinien waren.

Unterschieden werden *Online-Messungen:* NO in der Ausatemluft mit Wiedergabe der NO-Konzentration in Echtzeit von *Offline-Messungen:* Sammlung von Ausatemluft in einem geeigneten Gefäß für die spätere Analyse. Das fraktionierte exhalierte NO (FE_{NO}) wird bei Online-Messungen in ppb angegeben (nl/l). Die Exhalationsrate sollte tiefergestellt in l/s angegeben werden (z. B.: $FE_{NO, 0,05}$). Die inspiratorische Konzentration wäre analog FI_{NO}. Die NO-Produktion ist die Ausatemrate pro Zeit verknüpft mit dem Flußsymbol:

$$\dot{V}_{NO} = [NO] \times \text{Flußrate}$$
$$(\text{nl/min} = \text{nl/l} \times \text{l/min}).$$

Nasale NO-Konzentrationen werden durch Voransetzen des Wortes nasal gekennzeichnet.

Gegenwärtig wird angenommen, daß NO vorwiegend im oberen und unteren Atemwegtrakt entsteht; die alveolären Konzentrationen sind gering, vermutlich weil NO im alveolären Bereich rasch an Hämoglobin in den pulmonalen Kapillaren gebunden wird. NO entsteht auch im Magen und ist dort in relativ hohen Konzentrationen vorhanden, jedoch aufgrund der Funktion der Ösophagussphinkter keine Kontaminationsquelle. Die Unterscheidung der Herkunft von NO im Exhalat ist Gegenstand vieler Untersuchungen und wurde eingehend diskutiert [z. B. 52]. NO in der Umgebungsluft kann Konzentrationen erreichen, die hoch sind gegenüber jenen der unteren Atemwege, es sollte daher immer registriert werden. Die NO-Konzentrationen der Ausatemluft sind naturgemäß abhängig von der Exspirationsrate, dies trifft für den

Atemwegstrakt und für die Nase zu. Es ist daher entscheidend, die Exspirationsrate konstant zu halten. Atemanhaltetechniken führen zur Akkumulation von NO aus der Nase und sollten daher nicht durchgeführt werden. Spirometrische Untersuchungen beeinflussen vorübergehend die NO-Konzentration im Exhalat und sollten daher nach der NO-Messung durchgeführt werden. Ebenso wird das exhalierte NO durch das Ausmaß einer Bronchokonstriktion beeinflußt, daher muß der Abstand einer NO-Messung zur letzten Applikation eines Bronchodilatators entweder groß sein oder registriert werden. Ob und inwieweit Nahrungsmittel und eine evtl. zirkadiane Rhythmik bei der NO-Messung berücksichtigt werden müssen, ist derzeit unklar. Bei Rauchern sind niedrigere NO-Level zu erwarten, wie oben schon dargestellt, und vom Rauchen sollte daher am Tage der NO-Messung Abstand genommen werden. Während einer körperlichen Belastung fallen die NO-Spiegel in der Ausatemluft, aber die Produktion von NO steigt an. Es ist unklar, wie lange dieser Effekt anhält, daher sollte die NO-Messung nicht nach körperlicher Anstrengung durchgeführt werden. Um hohe NO-Level in der Umgebung als Quelle von großer Variabilität zu vermeiden, sollte NO-freie Luft (< 5 ppb) verwendet werden. Eine inspiratorische NO-Konzentration über 20−40 ppb kann die exspiratorischen Werte verfälschen.

Kritisch ist die Art der Exhalation, die mit dem Patienten am Mundstück sitzend durchgeführt wird. Es muß garantiert sein, daß das weiche Gaumensegel den Zugang zur Nase verschließt, um nicht die hohe NO-Konzentration dort als Kontamination zu messen. Dies gelingt am besten durch Ausatmung gegen einen Widerstand mit positiven Drucken am Mundstück [111, 200]. Der Druck am Mundstück sollte mindestens 5 cm H_2O, der Fluß mindestens 0,05 l/s und die Zeitdauer mindestens 6 s betragen. Eine Feedback-Einrichtung, die dem Probanden anzeigt, ob er sich im gewünschten Bereich aufhält, wird empfohlen. Der Druck während der Exhalation scheint die NO-Konzentration nicht zu verändern. Alternativ kann nasal ein Vakuum angelegt werden, was für den Patienten unangenehmer ist.

Die erhaltenen Kurven weisen eine Auswaschphase sowie eine Plateau-Phase auf, die evtl. eine Neigung haben kann. Frühe Spitzen werden ignoriert (s. Abb. 4-40); das Plateau wird registriert, wenn es mindestens 3 s andauert. Das Plateau darf nur einen Anstieg von < 10 % aufweisen. Für Offline-Messungen von FE_{NO} wird nach einer tiefen Inhalation zur TLC sofort ein langsames exspiratorisches VC-Manöver angeschlossen. Das gesammelte Volumen muß direkt luftdicht verschlossen werden. Die Messung von NO geschieht derzeit fast ausnahmslos durch das Chemilumineszenzverfahren. Regelmäßige Ei-

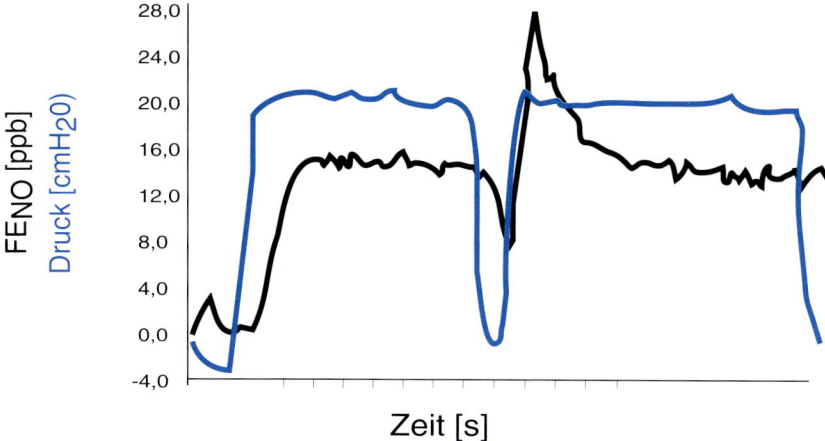

Abbildung 4-40 NO-Meßkurven: NO-Konzentration und Atemwegsöffnungsdruck gegen die Zeit aufgetragen. Links nach oraler Inhalation eines NO-freien Gases, rechts nach nasaler Inhalation, wodurch die Atemwege mit nasaler NO-Konzentration aufgefüllt werden. Ähnlich sieht ein früher Peak nach Inhalation von NO aus der Umgebungsluft aus. Das Plateau ist durch die Peaks im wesentlichen unverändert [nach 8].

chungen mit niedrigen und hohen NO-Konzentrationen müssen durchgeführt werden. Dafür gibt es spezielle Präzisionsverdünnungssysteme, um aus ppm-Gasen ppb-Standards herzustellen. Für die Online-Atemluftmessungen sollte der Meßbereich von 100–1000 ppb reichen, für die nasale Messung 0,4–50 ppm.

Die Messung von exhaliertem Kohlenmonoxid (CO) wurde vor allem beim Asthma bronchiale durchgeführt und scheint bei diesen Patienten etwa auf das Doppelte von Normalpersonen (ca. 1,5–3 ppm) erhöht zu sein [90, 238]. Ähnlich wie NO wurde auch CO bei Patienten mit Bronchiektasen erhöht gefunden [91]. CO wurde als Indikator der Häm-Oxygenase-1 (HO-1) dargestellt, die wiederum durch oxidativen Streß vermehrt exprimiert wird, so daß exhaliertes CO einen Hinweis auf den oxidativen Streß in den Atemwegen darstellen könnte [90], was allerdings bislang erst bei Asthma-Patienten untersucht ist. Im induzierten Sputum fand sich bei diesen Patienten gleichzeitig verstärkt Bilirubin, das durch die Tätigkeit der HO-1 aus Häm entsteht. Die Expression von HO-1 ist beispielsweise unter Steroiden vermindert.

Exhaliertes CO wird in einem ähnlichen Setup mit Widerstand während der Ausatmung (ca. 5−10 cm H_2O, Fluß > 0,05 l/s) mit kommerziellen Geräten (z. B. EC50-MICRO Smokerlyzer CO monitor, Bedfont Scientific Ltd, UK) in einem Meßbereich von 0−500 ppm gemessen.

4.2.8 Atemkondensat

Als Atemkondensat wird die Flüssigkeit bezeichnet, die entsteht, wenn die Feuchtigkeit, die mit der Ausatemluft die Lunge verläßt, auf einer kalten Oberfläche kondensiert und somit vom dampfförmigen oder aerosolisierten Zustand wieder in den flüssigen Zustand übergeht. Atemkondensat wurde schon vor ca. zwanzig Jahren mit einfachen Mitteln von Sidorenko et al. beschrieben [198]. In dieser Arbeit wurde die Oberflächenaktivität des Atemkondensates bei Patienten untersucht, wodurch schon deutlich wird, daß das Atemkondensat mehr beinhaltet als reinen Wasserdampf, der etwa 99 % des Atemkondensates ausmacht. Das Interesse am Atemkondensat gilt also den transportierten Nicht-Wasser-Molekülen, die inzwischen in vielen Untersuchungen nachgewiesen wurden. Der Grund für die Anwesenheit von löslichen und nicht-löslichen Molekülen im Atemkondensat ist bisher nicht eindeutig geklärt. Die Aerosolbildung des Bronchialsekretes an Bifurkationen von distalen Atemwegen mit der Entstehung von Abreißkanten und turbulentem Luftfluß ist ein möglicher Mechanismus, ebenso die Öffnung von vorher nicht belüfteten Alveolen, die mit der Bildung von Aerosol verbunden sein soll. Tatsächlich enthält die Exspirationsluft feine Partikel mit einer mittleren Größe unter 0,3 μm in einer Menge von 0,1−4 Partikel/cm^3 [63]. Bei einigen Molekülen im Atemkondensat spielt auch der (Partial-)Dampfdruck der Substanz eine Rolle, der bei Körpertemperatur durchaus dazu beitragen kann, daß registrierbare Mengen von z. B. Wasserstoffperoxid im Atemkondensat erscheinen. Der Dampfdruck von nicht im Wasser gelösten Substanzen wird durch die Mischung mit Wasser durch Addition erhöht und mag so ebenfalls einen Schwellenwert erreichen, der es verschiedenen Substanzen erlaubt, in das Atemkondensat zu gelangen, wie dies mit einfachen Mitteln schon vor einigen Jahren gezeigt werden konnte [192].

Leukotriene im Atemkondensat wurden schon bald als Indikatoren der Entzündung in den Atemwegen vorgeschlagen. Derartige Untersuchungen ergaben z. B. einen deutlichen Anstieg der mittleren LTB_4-Konzentration bei Asthmatikern mit zunehmendem Schweregrad [11], aber demonstrierten auch, daß der mittlere LTB_4-Wert im Atemkondensat auch bei 28 Patienten mit einer chronischen Bronchitis in einer ähnlichen Höhe lag wie der mittlere Wert von Asthma-Patienten im Stadium II der gängigen Stadieneinteilung (Int. Consensus Report). Nach Provokation ließ sich zwar ein signifikanter Anstieg der gemeinsam gemessenen Leukotriene $C_4D_4E_4F_4$ nachweisen, aber der LTB_4-Anstieg war nicht-signifikant [11]. Weitere biochemische Marker der Atemwegsinflammation bei Patienten mit Asthma sind das H_2O_2 und Thiobarbitursäurereaktive Produkte, die bei Asthmatikern miteinander korrelieren, verglichen mit Gesunden deutlich erhöht sind und signifikant invers mit dem FEV_1 (% Soll) korrelieren [6]. Zu der Frage, ob Leukotriene auch bei der COPD im Atemkondensat erhöht sind, gibt es bisher, außer den erwähnten zu LTB_4 bei der chronischen Bronchitis, keine Daten.

Eine interessante Beobachtung stellt die starke Verminderung des pH-Wertes bei Asthmatikern von $7{,}65 \pm 0{,}2$ auf $5{,}23 \pm 0{,}2$ dar, die auch dazu beiträgt, daß aus Nitrit NO in größeren Mengen freigesetzt wird [94]. Vor dem Hintergrund eines beim Asthma deutlich erhöhten FE_{NO} ist diese Beobachtung besonders bedeutsam, und die Rolle eines verminderten pH im Sekret der Atemwege kann auch in der Pathogenese eine Rolle spielen. Inwieweit dieser Befund für das Asthma krankheitsspezifisch oder ebenfalls ein genereller Marker der Atemwegsinflammation ist, muß sich noch zeigen.

H_2O_2, das als Zeichen des vermehrten oxidativen Stresses aufgefaßt werden kann, ist erhöht, wenn Bronchiektasen vorliegen, und zeigt dabei eine starke, inverse Korrelation zum FEV_1. Auch hier existieren wenig Informationen zur COPD, allerdings zeigt eine Studie an wenigen Gesunden und COPD-Patienten, in der es um die Beschreibung einer weniger variablen Meßmethode der H_2O_2-Messung aus dem Exhalat ging, ca. 4fach vermehrte H_2O_2-Spiegel im Exhalat der COPD-Patienten. Auch die Spiegel der Gesunden stiegen an, wenn eine akute Infektion der oberen Atemwege vorlag. Gute Hinweise, daß der Nachweis und die Quantifizierung von vermehrtem oxidativem Streß möglicherweise eine interessante Anwendung der Atemkondensattechnik werden wird, liefert die Untersuchung von Montuschi et al., die vermehrte 8-Isoprostane als In-vivo-Biomarker für den oxidativen Streß in der Lunge von COPD-Patienten vorschlugen [146]. 8-Isoprostane sind ein spezifisches Zeichen der Lipidoxidation und im Atemkondensat auch spezifisch für das Organ Lunge. Allerdings sind sie nicht spezifisch für die Erkrankung COPD, weil sie auch bei anderen obstruktiven Lungenerkrankungen erhöht gefunden werden [147, 148]. Zusammenfassend kann mit dem Atemkondensat derzeit anhand des H_2O_2 und der Messung von 8-Isoprostan der oxidative Streß bei der COPD und anderen Lungenerkran-

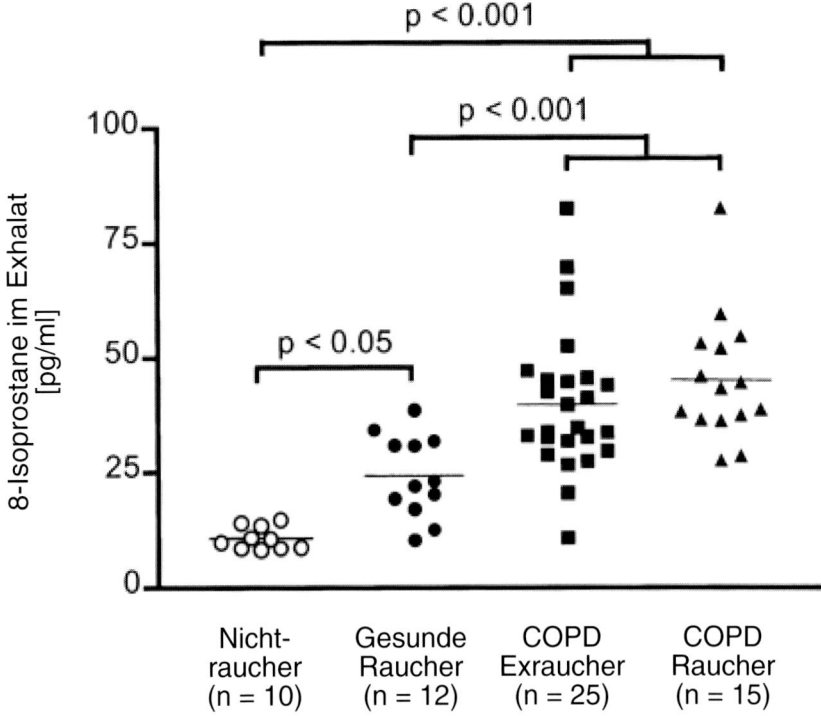

Abbildung 4-41 8-Isoprostane im Atemkondensat [nach 148].

kungen abgeschätzt werden (Abb. 4-41). Das Atemkondensat bietet darüber hinaus aber auch das Potential für eine Reihe anderer vielversprechender Anwendungen, wie die Bestimmung spezifischer Krankheitsmarker, einschl. der Bestimmung von Mutationen der im Atemkondensat zumindest häufig nachzuweisenden DNA [71]. Russische Autoren verfolgen schon seit einigen Jahren das Ziel, die Surfactantfunktion im Atemkondensat zu untersuchen [z. B. 176].

Wichtig ist es jedoch, wie bei jeder neuen diagnostischen Methode, eine sorgfältige Analyse der Einflußgrößen auf die Endvariablen durchzuführen, um die klinische Aussagekraft der Methode zu erhöhen. Aus eigenen Untersuchungen ist klar geworden, daß die Menge des erhaltenen Kondensates nicht eine Funktion der Zeit ist, sondern eine Funktion des in die Kühlfalle geatmeten Volumens. Aufgrund dieses Zusammenhanges sollte die Gewinnung von Atemkondensat über ein Gerät erfolgen, mit dem das in die Falle geatmete Vo-

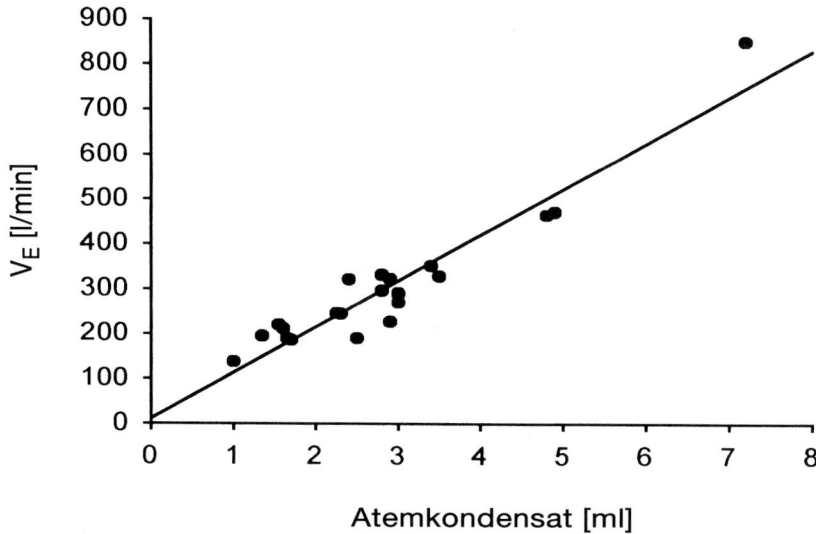

Abbildung 4-42 Beziehung zwischen ausgeatmetem Volumen und dem Kondensatvolumen.

lumen erfaßt werden kann, und es sollte auf das Atemvolumen normalisiert werden. Interindividuell bestehen erhebliche Unterschiede in der pro Zeit am Gerät geatmeten Volumina und damit in der gewonnenen Atemkondensatmenge; die pro Atemvolumen (z. B. pro 100 l) gewonnene Menge an Atemkondensat ist aber sehr konstant (Abb. 4-42) [72]. Für die Messung stehen zwei kommerzielle Geräte zur Verfügung (EcoScreen, Jaeger-Tönnies, Höchberg; Abb. 4-43) und Cryocond (MediUm-Sensor, Berlin). Allerdings sind auch Arbeiten mit einer Kühlfalle aus einem Gefäß in Trockeneis und Methanol durchgeführt worden.

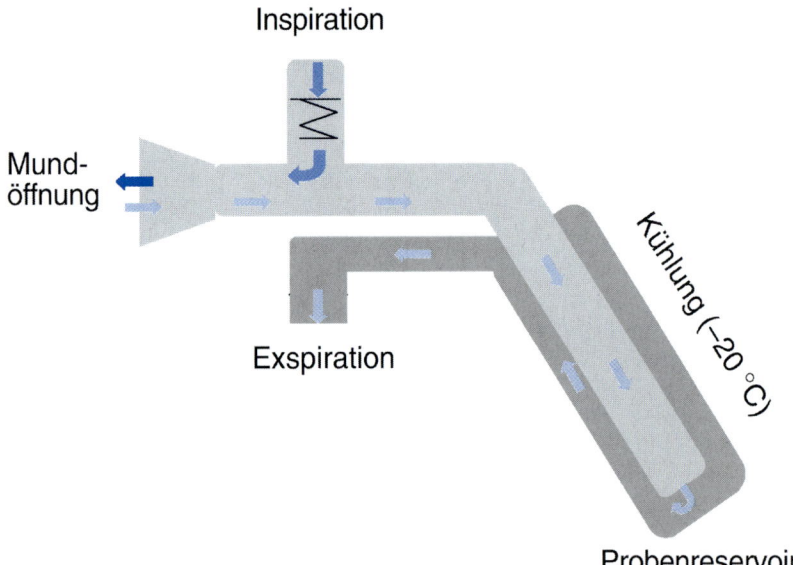

Abbildung 4-43 Schematische Darstellung eines Sammelkopfes zur Atemkondensatgewinnung (EcoScreen, Fa. Jaeger-Tönnies, Höchberg).

4.2.9 Bronchoskopie

Das Vorliegen einer Bronchitis stellt im allgemeinen keine Indikation zur Bronchoskopie dar. Fast immer wird bei dieser Erkrankung eine Bronchoskopie zur Abklärung von Differentialdiagnosen durchgeführt. Meist ist die Differentialdiagnose ein Malignom, wobei häufig die Zunahme des Hustens, die Qualität des Hustens, das Auftreten von rötlich gefärbtem Sputum oder eine radiologische Auffälligkeit den Anlaß zur Bronchoskopie darstellen. Eine seltenere Indikation ist der Nachweis eines Erregers. Zu wissenschaftlichen Zwecken werden auch das Zellbild und die Konzentration gelöster Stoffe in der bronchialen und bronchoalveolären Lavage und Biopsien der Bronchialschleimhaut untersucht. Technisch unterscheidet sich die Bronchoskopie bei einer COPD nicht von anderen Untersuchungen. Allerdings sollte sich der Untersucher bewußt sein, daß die Patienten meist andere Erkrankungen haben, besonders häufig eine koronare Herzerkrankung, die zu Herzrhythmusstörungen prädestiniert. Dazu kommt die Wirkung der bronchialerweiternden Medikation bei einem großen Teil der Patienten. Insgesamt liegt häufig schon

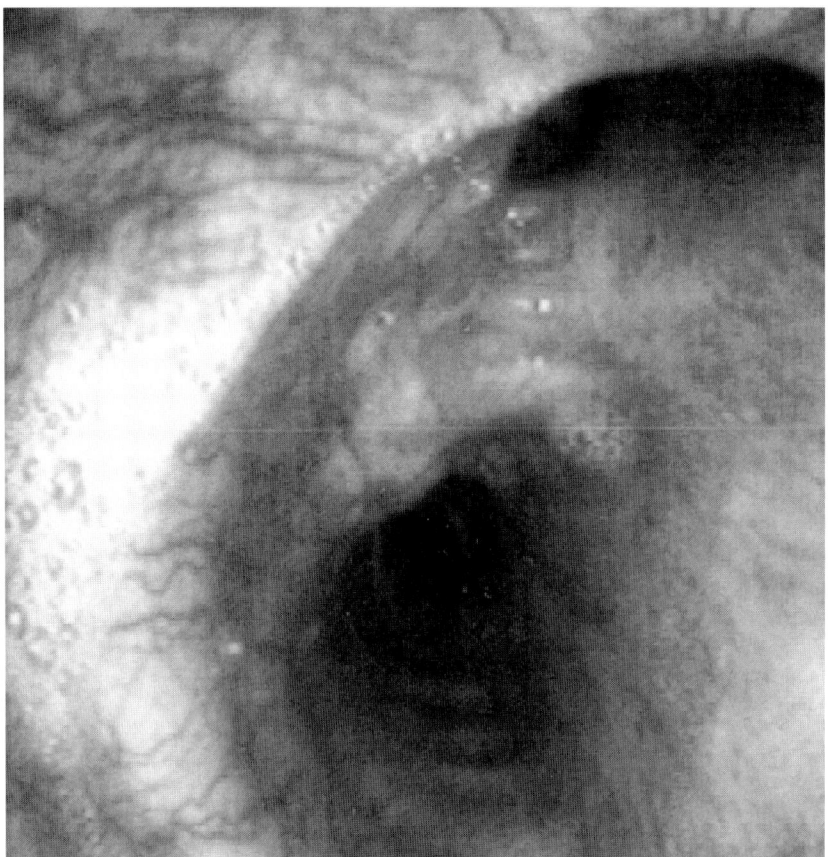

Abbildung 4-44 Akute Bronchitis. Vermehrte Gefäßinjektion im Bereich der Bifurkation.

zu Beginn der Untersuchung eine Tachykardie vor. Wir halten die Prämedikation mit Atropin bei diesen Patienten nicht für sinnvoll.

Das endoskopische Bild der Bronchitis ist abhängig davon, wie akut die entzündlichen Veränderungen der Bronchialschleimhaut sind und wie lange die Entzündung besteht. Die akute Entzündung ist vor allem durch eine Rötung und ödematöse Schwellung der Bronchialschleimhaut gekennzeichnet. Die Gefäße sind vermehrt gefüllt und daher auffällig (Abb. 4-44). Die Schleimhaut weist eine verstärkte Sekretbelegung auf. Die sonst gut erkennbare Schleimhautstruktur ist verwaschen. Dem Untersucher wird auch die erhöhte Vulnera-

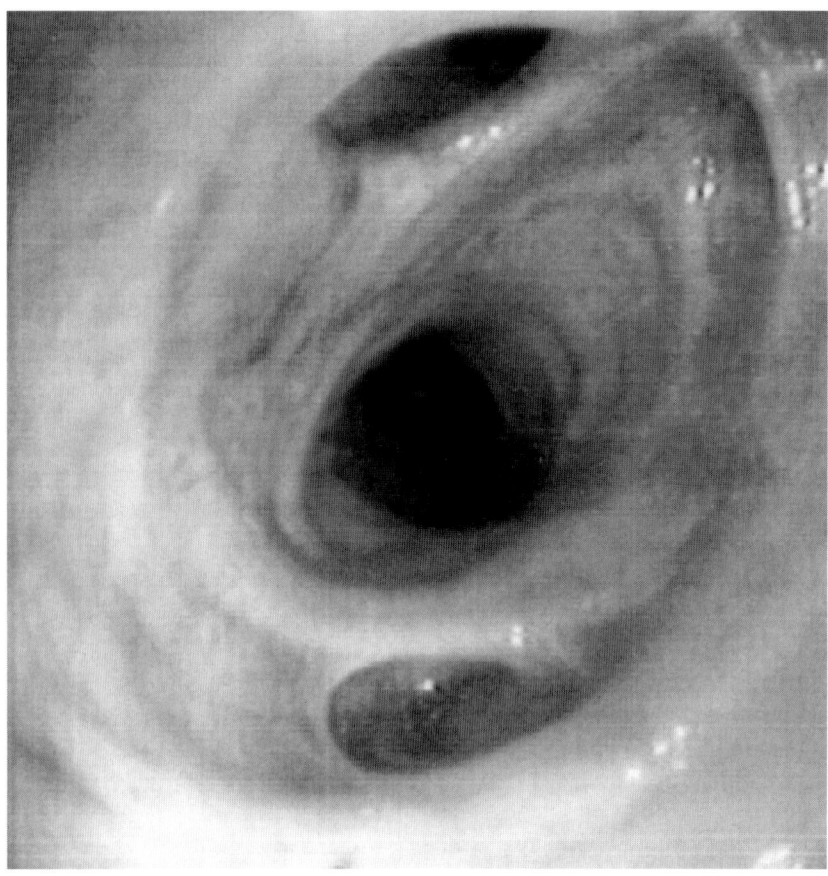

Abbildung 4-45 Chronische Bronchitis. Verminderte Gefäße, hervortretende Knorpelspangen, großer Drüsenausführungsgang im Vordergrund (bei 6 Uhr).

bilität der Schleimhaut auffallen, die dazu führt, daß Berührungen der Bronchialwand mit dem Bronchoskop zu kleinen Schleimhauteinblutungen oder sogar Sickerblutungen in das Bronchiallumen führen. Hustenstöße des Patienten können ebenfalls zu multiplen kleinen Schleimhauteinblutungen führen. Die Lumina sind durch die Schwellung der Bronchialschleimhaut relativ gleichmäßig verengt.

Besteht die Bronchitis über lange Zeit im Sinne einer chronischen Bronchitis, fallen Veränderungen auf, die in ihrer Gesamtheit als chronisch-atrophische Bronchitis bezeichnet werden. Die Schleimhaut ist dann blaß und abgeflacht,

Tabelle 4-10 Bronchitis-Index zur Beurteilung der endobronchialen Schleimhaut [nach 215].

Endoskopi-scher Befund	0	1	2	3
Rötung	Normal	Leicht gerötet	Rot	Flammend rot
Ödem	Normal	Stumpfe Bifurkation	Bronchuskaliber eingeengt	Bronchus verschlossen
Sekret	Normal	Flockige Sekret-auflagerung	Reichlich Sekret	Bronchus durch Sekret ver-schlossen
Vulnerabilität	Normal	Punktblutung (submukös)	Strichförmige Blutung	Intraluminale Blutung

die Knorpelspangen treten sehr deutlich hervor und die Knorpelzwischen-räume bilden Vertiefungen; die Lumina erscheinen weit, die Karinen scharf, Schleimdrüsenausführungsgänge lassen sich als kleine Mulden von bis zu einigen Millimetern Durchmesser erkennen (Abb. 4-45). Das Bild kann regional sehr differieren, und Biopsien an verschiedenen Stellen des Bronchialsystems ergeben große Unterschiede im Aufbau der Bronchialschleimhaut. Das Sekret kann sehr stark variieren, sowohl bei akuten als auch bei chronischen Veränderungen wird gelegentlich eitriges Sekret beobachtet. Bei einer stabilen chronischen Bronchitis kann aber auch sehr wenig und nur mukoides Sekret vorhanden sein; nur im Falle einer akuten Exazerbation ist meist eine Hyperkrinie vorhanden von oft eitrigem Aussehen, vorausgesetzt, es ist noch keine Antibiose begonnen worden. Bei der Bronchoskopie kann auch der Grad der Instabilität der großen Bronchien und der Trachea beurteilt werden.

Der Bronchitis-Index, der allgemein das Ausmaß der Atemwegsentzündung quantifiziert, eine brauchbare Reproduzierbarkeit besitzt und mit der Lungenfunktion, der Zahl der Granulozyten in der BAL und dem kumulativen Zigarettenkonsum korreliert, ist in Tabelle 4-10 dargestellt, allerdings hat er bisher keine große Verbreitung gefunden [215].

4.2.9.1 Broncho(alveoläre) Lavage

Zu Diagnose, Verlaufsbeurteilung oder Differenzierung einer akuten oder chronischen Bronchitis sowie einer COPD wird die Information aus der BAL nicht benötigt. Wird diese aus wissenschaftlichen Gründen durchgeführt, sollten die gängigen Empfehlungen für die Durchführung der Lavage eingehalten werden [z. B. 79, 84]. Das instillierte Volumen sollte $200-240$ ml erwärmtes

Tabelle 4-11 Normale Zellverteilung in der BAL [nach 64].

Zellen	Anteil [%]
Makrophagen	80–90
Lymphozyten	< 15
• CD4$^+$	ca. 50
• CD8$^+$	ca. 30
• TK-Zellen	ca. 7
• B-Lymphozyten	5–10
• nicht zuzuordnen	ca. 5
Neutrophile Granulozyten	< 3
Eosinophile Granulozyten	< 0,5
Zilienbesetzte Epithelien	ca. 5
Erythrozyten	ca. 8

NaCl in vier Portionen umfassen und mit nur geringem Sog (3,3–13,3 kPa) abgesaugt werden. Methoden der Filtration, wie z. B. Gaze, müssen bei den Ergebnissen berücksichtigt werden. Die normale Verteilung von Zellen in der BAL ist in Tabelle 4-11 dargestellt. Für die Untersuchung von Patienten mit einer Erkrankung der Atemwege und weniger des Lungenparenchyms werden Variationen der BAL angewendet, die mehr auf eine Spülung der Atemwege abzielen, entweder durch Verminderung des Spülvolumens auf ca. 10–20 ml, wodurch präferentiell die Bronchien gespült werden, oder durch Einsatz eines Ballonkatheters mit Lumen proximal des Ballons.

In der bronchoalveolären Lavage von Patienten mit einer stabilen chronischen Bronchitis wurden im Vergleich zu Gesunden vermehrt Neutrophile und GM-CSF gefunden, jedoch nicht im Serum [9]. In der BAL von Patienten mit einer Exazerbation einer chronischen Bronchitis nahm die Zahl der Neutrophilen noch zu, aber auch die Zahl der Eosinophilen stieg, und im Serum fand sich vermehrt GM-CSF.

Eine vermehrte Zahl von Neutrophilen und Eosinophilen wurde auch in der Bronchiallavage (BL) von COPD-Patienten (Nonatopiker, Raucher) mit einem $FEV_1 \leq 75\%$ beobachtet [171]. Zugleich waren das Interleukin-8 (IL-8), die Myeloperoxidase (MPO) und das eosinophile kationische Protein (ECP) stark erhöht und korrelierten jeweils mit der Zahl der Neutrophilen (IL-8, MPO) bzw. mit der Zahl der Eosinophilen (ECP). Vergleichspersonen waren nichtrauchende Gesunde. IL-8 stellt also einen ganz wesentlichen Faktor für die neutrophile Rekrutierung in den Bronchien dar. Der Bestimmung von

IL-8, TNF-α und anderen frühen Entzündungsparametern und chemotakti-
schen Faktoren in der bronchialen Lavage wird zur Kontrolle des Verlaufs und
der Therapie bei der COPD zumindest im Rahmen von klinischen Studien
eine Rolle zukommen. Bisher spielt die bronchoalveoläre Lavage allerdings
noch keine Rolle in der Routinediagnostik.

4.2.9.2 Bronchiale Biopsien

In der Regel wird die bronchiale Biopsie unter dem Verdacht einer malignen
Veränderung aus auffälligen Schleimhautarealen gewonnen und spielt damit
nur differentialdiagnostisch eine Rolle im Zusammenhang mit der COPD,
besonders nach Auftreten von Hämoptysen. Schon jetzt kann die Fluores-
zenz-Bronchoskopie bei der Frühdiagnose maligner Veränderungen im bronchialen Epithel die Sensitivität des menschlichen Auges verbessern [70]. Aus
wissenschaftlichem Interesse heraus wurden Schleimhautbiopsien bei COPD-
Patienten mit oder ohne Obstruktion durchgeführt und damit wertvolle Informationen über die Art der Entzündung in der Bronchialschleimhaut gewonnen. Bronchiale Biopsien stellen den Goldstandard dar, wenn es um die
zellulären Aspekte der Atemwegsentzündung in allen Wandanteilen geht. So
wurde klar, daß bei der COPD ein etwas anderes Muster von Entzündungszellen in der Schleimhaut vorzufinden ist als beim Asthma bronchiale. CD8-
positive Lymphozyten überwiegen im Gegensatz zum Asthma bronchiale,
und die Zahl der subepithelialen Makrophagen und der intraepithelialen Granulozyten ist erhöht. Bei Exazerbationen nimmt die Zahl der Eosinophilen
zu, IL-4 und IL-5 werden vermehrt exprimiert, aber IL-5-Protein scheint
dennoch zu fehlen [102]. Insbesondere die Zunahme von CD8-positiven T-
Lymphozyten in subepithelialen Schleimhautschichten geht mit einer Zunahme der Obstruktion einher [159]. Für die weitere Erforschung des patho-
genetischen Mechanismus der COPD und damit zur Erforschung von Therapieansätzen sowie der Kontrolle von therapeutischen Strategien wird es auch
in Zukunft sinnvoll sein, im Rahmen von klinischen Studien bronchiale
Biopsien bei Patienten mit einer chronischen Bronchitis oder einer COPD
durchzuführen.

4.2.10 Diagnostik der primären ziliären Dyskinesie (PCD)

Unter dieser Diagnose werden Krankheitsbilder wie das Kartagener-Syndrom,
das weiter gefaßte Syndrom der immotilen Zilien und alle anderen kongenita-
len Störungen der ziliären Motilität zusammengefaßt. In der Regel werden

Kinder diagnostiziert, aber auch bei Erwachsenen sollte häufiger an diese Erkrankung gedacht werden. Symptome sind:

- chronische Sinusitis,
- chronischer Husten,
- chronische Otitis media,
- chronische Bronchitis,
- Situs inversus,
- Bronchiektasie,
- nasale Polyposis.

Wenn ein α_1-AT-Mangel und eine Mukoviszidose ausgeschlossen sind, sollte eine Mucosabiopsie durchgeführt werden [220], die Diagnose gelingt damit besser als an zilientragenden Zellen, die mittels eines Bürstenabstriches gewonnen werden. Das bronchiale Epithel eignet sich für diese Diagnostik besonders. Es sollte an zwei unterschiedlichen Stellen bioptiert werden. Zum Zeitpunkt der Biopsie darf keine floride Infektion der Atemwege vorliegen. Differentialdiagnostisch abgegrenzt werden muß die Erkrankung gegenüber der sekundären ziliären Dyskinesie, die durch Infektionen, Medikamente oder mechanische Irritation entsteht, aber fokal bleibt und reversibel ist.

Das Biopsat wird elektronenmikroskopisch in Speziallaboratorien untersucht. Dabei fällt dann die Veränderung der Mikrotubuli, die vielgestaltig sein kann, auf (z. B. Defekte der Dynein-Arme). Die ziliäre Bewegung, die natürlich die wichtigste Determinante für den klinischen Phänotyp darstellt, kann im Phasenkontrastmikroskop untersucht werden und ergibt bei der PCD entweder keine oder eine gestörte ziliäre Bewegung (schnelle oder langsame Oszillationen). Der Nachweis der gestörten Zilientätigkeit und der veränderten Morphologie gilt als Beweis für die PCD [89].

4.2.11 Mikrobiologie

Der für eine mikrobiologische Untersuchung interessanteste Zeitraum im Laufe einer COPD ist die akute Exazerbation. Diese kann, muß aber nicht durch Mikroorganismen ausgelöst sein. In diesem Fall besteht die Indikation zur Erregerdiagnostik, außerdem bei Therapieversagen, Verdacht auf Infektion durch Problemkeime, bei häufigen klinischen Verschlechterungen sowie einer deutlichen Zunahme der Obstruktion. Die häufigsten Erreger sind in Tabelle 4-12 dargestellt. Mit zunehmender Zerstörung der Bronchialschleimhaut neh-

Tabelle 4-12 Häufige Erreger einer akuten Exazerbation bei einer chronischen Bronchitis [nach 87].

Bakterien (50–80 %)	Viren (20–40 %)
Haemophilus influenzae	Influenzaviren
Streptococcus pneumoniae	Parainfluenzaviren
Moxarella catarrhalis	Respiratory syncytial virus
Staphylococcus aureus	Adenoviren
Mycoplasma pneumoniae	
Pseudomonas aeruginosa	
Escherichia coli	
Enterobacter spp.	
Klebsiella spp.	

men gramnegative Spezies, insbesondere Enterobacteriaceae und Pseudomonas aeruginosa, zu.

Sputum ist einfach zu gewinnen, aber seine Spezifität im Hinblick auf die Erregerdiagnostik ist durch die Kontamination nach Austritt aus der Trachea bis zur Mundöffnung erheblich reduziert. Die mikrobiologische Aussage von Sputum kann verbessert werden, wenn morgendliches Sputum nach ausreichender Mundhygiene (z. B. Spülung der Mundhöhle mit destilliertem Wasser) gewonnen und innerhalb von 3−4 h im Labor untersucht wird [87]. Wenn nicht ausreichend spontanes Sputum expektoriert wird, kann auf die Technik des induzierten Sputums zurückgegriffen werden (s. Kap. 4.2.6). Von dem Sputum soll möglichst auch ein Grampräparat angefertigt werden, weil dies schnell eine gezieltere Antibiose erlaubt. Ein Sputum gilt als aussagefähig, wenn bei 400facher Vergrößerung > 25 polymorphkernige Granulozyten und < 10 Plattenepithelien pro Gesichtsfeld identifiziert werden können [191]. Eine signifikante Bakterienzahl ist bei fakultativ pathogenen Bakterien wie Pneumokokken, Haemophilus influenzae, Branhamella catarrhalis etc. ein Wert von 10^5 Kolonien/ml, wenn das Sputum eitrig ist und eine Materialtransportzeit von < 2 h eingehalten wurde.

Die transtracheale Punktion zur Erregerdiagnostik hat sich nicht durchsetzen können [163]. Im Zweifelsfall muß eine Gewinnung von Proben aus den tieferen Atemwegen mittels BAL oder einer geschützten Bürste durchgeführt werden. Hier sollte für eine optimale Bewertbarkeit der Anteil der Plattenepithelien weniger als 1 % betragen. Für die BAL gilt eine Keimzahl von > 10^3 Kolonien/ml, für die geschützte Bürste von 10^2 Kolonien/ml als ein signifikanter Befund.

4.3 Früherkennung

Die COPD ist eine Erkrankung, die durch physiologische Parameter definiert ist (z. B. British Thoracic Society, BTS):

> „Langsam voranschreitende Erkrankung, die durch eine Obstruktion der Atemwege charakterisiert ist (reduziertes FEV_1 und FEV_1/FVC-Verhältnis) und die sich im Laufe von einigen Monaten nicht wesentlich ändert. Der größte Teil der Veränderungen der Lungenfunktion ist fixiert, aber eine Teilreversibilität kann durch Bronchodilatator oder andere Therapie erreicht werden."

Aufgrund dieser Definition wird die Erkrankung auch durch physiologische Parameter diagnostiziert. Bisher werden die meisten COPD-Patienten erst im Rahmen einer akuten Exazerbation während eines Krankenhausaufenthaltes erkannt. Diejenigen, die intensivmedizinisch behandelt werden müssen, haben eine schlechte Prognose: Über 30 % sterben während des ersten Jahres danach [41]. Es ist klar, daß eine so späte Diagnose und damit die mangelnde Chance, den Krankheitsablauf zu beeinflussen, inakzeptabel ist.

4.3.1 Wer soll untersucht werden?

Die Schwierigkeit beginnt schon in der Früherkennung der Erkrankung. Husten und Auswurf, unabhängig von der Färbung, galten bisher nicht als gute Prädiktoren für die spätere Entwicklung einer COPD, aber neuere Daten zeigen an, daß die Sputumproduktion ein Prädiktor für einen schnelleren FEV_1-Abfall und einen Krankenhausaufenthalt sowie den Tod aufgrund einer bronchopulmonalen Infektion bei COPD-Patienten ist [175, 230]. In einer holländischen Untersuchung zur Früherkennung der COPD wurde ein relativ geringer Zusammenhang zwischen Husten/Auswurf und dem Zigarettenrauchen registriert [225]. Patienten, die sich aufgrund beeinträchtigender Infektionen der unteren Atemwege beim Arzt vorstellen, scheinen dagegen eine Gruppe darzustellen, die wesentlich stärker gefährdet ist, an einer COPD zu leiden [106].

Populationsstudien haben große Zahlen von Individuen mit eingeschränkter Lungenfunktion identifiziert, die nur relativ geringe oder gar keine Symptome aufwiesen. Sie gelten als ein gutes Mittel, um frühe COPD-Erkrankungen zu entdecken, und darüber hinaus identifizieren sie über die eingeschränkte Lungenfunktion (!) diejenigen Patienten, die das höchste Risiko in bezug auf die allgemeine Mortalität und den ischämischen Herztod tragen [88]. Populations-studien zeigen auch, wenig überraschend, daß das höchste Risiko der COPD-Entwicklung bei den Individuen liegt, die rauchen und eine Reduktion des FEV_1 aufweisen. Zwar findet sich nicht bei jedem, der eine COPD entwickelt, schon eine FEV_1-Einschränkung in einem bestimmten Alter, jedoch erhöhen Follow-up-Untersuchungen 3–5 Jahre später die Chancen der frühen Erkennung der Erkrankung [29]. Zielgruppen der Maßnahmen zur Früherkennung müssen also Raucher (z. B. > 20 Packungsjahre) und Individuen sein, die eine chronische Hypersekretion aufweisen, besonders wenn sie einmal oder öfter, z. B. im Winter, aufgrund von Atemwegsinfektionen eine antibiotische Thera-pie benötigen. Es wird die Aufgabe der Hausärzte, Internisten und besonders der Lungenfachärzte sein, diese Patienten zu identifizieren und frühzeitig zu-mindest die unten als Screeningmaßnahmen dargestellten Untersuchungen durchzuführen. Als Hilfe bei der Identifizierung kann ein Fragebogen dienen, den die Canadian Lung Association vorgestellt hat (wenn zwei oder mehr Fra-gen mit Ja beantwortet werden und die betreffende Person über 40 Jahre alt ist, wird empfohlen, einen Arzt zu konsultieren):

- Leide ich unter einer COPD?
- Ich rauche seit vielen Jahren.
- Ich habe Phasen von „Asthma" oder „Bronchitis".
- Ich habe chronisch Husten und viel Auswurf.
- Meine Erkältungen dauern Wochen, nicht Tage, und ich habe mindestens eine verzögert abklingende Bronchitis jeden Winter.
- Ich bin oft schon nach normaler Anstrengung außer Atem – und ich erkläre mir das immer damit, daß ich gerade nicht „in Form" bin.
- Mein Husten hat sich geändert – ich huste nicht mehr von so tief unten, als ob etwas in meiner Brust steckt.
- Ich merke, daß sich meine Atmung verändert hat.

4.3.2 Was soll untersucht werden?

Verlangt wird, daß der Test sensitiv, spezifisch, reproduzierbar und nicht sehr aufwendig ist. Von allen in Frage kommenden (physiologischen) Tests hat sich der FEV_1-Test durchgesetzt, weil er zuverlässig und am besten charakterisiert ist (s. o.). Dies gilt für den Fall, daß der Test von einem erfahrenen Techniker durchgeführt wird.

Der Wert von unkomplizierten Peak-flow-Metern, bei Asthmatikern eine probate Hilfe im Management der Erkrankung, ist bei der COPD nicht in gleichem Maße gesichert. Einzelne Werte sind zu wenig aussagefähig, und der Test ist stark anstrengungsabhängig. Im übrigen findet der Peak flow vor dem Kollaps der peripheren Atemwege statt und unterschätzt daher das Ausmaß der Obstruktion.

Zur frühen Diagnostik der COPD wurden einige Untersuchungen der Funktion der kleinen Atemwege vorgeschlagen: das Closing volume und die Closing capacity, die Dichte-Abhängigkeit des exspiratorischen Flusses, Stickstoff- und Sauerstoff-Auswaschkurven und die Frequenz-Abhängigkeit der Compliance. Sie sind alle physiologisch gut begründet und haben sich an einem ausgewählten Patientengut bewährt. Mit solchen Untersuchungen wurden z. B. bei asymptomatischen oder wenig symptomatischen Rauchern Veränderungen nachgewiesen, die mit Standard-Tests wie dem FEV_1 nicht nachgewiesen werden konnten [206]. Da die Erkrankung jedoch mit dem Abfall des FEV_1 definiert wird, sollte ein solcher Test diesen voraussagen können. Die Steilheit der Phase III im N_2-single-breath-Test (Stickstoff-Auswaschkurve) konnte in einer Untersuchung zu Beginn der 7jährigen Beobachtungszeit voraussagen, daß ein beschleunigter FEV_1-Abfall eintritt [161]. Allerdings konnte nur ein Teil (13%) des beschleunigten Abfalls durch den N_2-single-breath-Test vorausgesagt werden. In weiteren Untersuchungen zeigte sich, daß dieser Test nur bei Rauchern mit einer Reduktion des FEV_1/VC einen Vorhersagewert besaß, dann allerdings einen hohen (80%) [207]. Der Zusammenhang zwischen frühen Veränderungen und dem für die COPD charakteristischen, beschleunigten Abfall des FEV_1 scheint also bei Rauchern ganz gut gesichert zu sein, aber als Screeninguntersuchung ist auch hier das FEV_1 besonders im Verhältnis zur VC ein ausreichend empfindlicher Test, der sich ebenfalls für die Überwachung des Verlaufs und der Therapie gut eignet.

Die frühe Diagnose eines Emphysems stellt ebenfalls einen Schwachpunkt der bisherigen Diagnostik dar. In der Zukunft können hier evtl. die erwähnten MR- oder Aerosol-Verfahren helfen, ohne Strahlenbelastung an einer größeren Population frühere Formen eines Emphysems zu diagnostizieren. Bis dahin bleibt das CT der Goldstandard. Es geht jedoch nicht nur um die frühe Diagnostik der Erkrankung COPD, sondern auch um die rechtzeitige Erkennung vieler Folgeerkrankungen und -zustände wie sekundäre pulmonale Hypertonie, Ermüdung der Atemmuskulatur, nächtliche oder sogar am Tage auftretende respiratorische Insuffizienz, Beeinträchtigung der Lebensqualität, rezidivierende bronchiale Infektion und Bronchiektasen. Schließlich geht es um Konsequenzen, die rechtzeitig gezogen werden sollten, wie Rauchentwöhnung, Medikation, Ernährung, Rehabilitation, Vermeidung von Infektionen,

Anpassung der beruflichen Belastung sowie Indikation zur LVR und evtl. zur Transplantation. Weil die Therapie der COPD zunehmend vielschichtiger und intensiver wird, müssen die Intensität und das Spektrum der Diagnostik diesen neuen Anforderungen gerecht werden, um die Indikationen der z. T. aufwendigen Therapiemodalitäten zu definieren.

4.4 Differentialdiagnose Asthma und COPD

In den meisten Fällen chronischer, obstruktiver Lungenerkrankungen bedarf es wenig differentialdiagnostischen Spürsinns, um die Erkrankung als Asthma bronchiale oder als COPD zu klassifizieren. Die chronische Bronchitis ohne Obstruktion ist ohnehin mit einem Asthma bronchiale kaum zu verwechseln. Die anamnestischen Angaben in bezug auf Anfallscharakteristik, perenniale Unterschiede, Charakter von Husten und Auswurf, Nikotinabusus sowie die Geschwindigkeit, mit der sich die Beschwerden verändern, sprechen meistens schon deutlich für eine der beiden Entitäten. Ein Rest bleibt, der nicht unmittelbar zuzuordnen ist: z. B. Patienten, die glaubhaft die Anamnese und therapeutischen Erfahrungen eines Asthmatikers in der Vergangenheit angeben und sich zum Zeitpunkt der aktuellen Vorstellung mit der Klinik einer COPD präsentieren. Andere berichten über einen ausgeprägten Nikotinabusus, Husten, Auswurf und alle Charakteristika einer COPD, erleben aber plötzliche, schwere Atemnotanfälle mit ausgeprägtem Bronchospasmus, der eigentlich nur für das Asthma typisch ist. In der anschließenden Tabelle 4–13 sind die wichtigsten Charakteristika der COPD und des Asthma bronchiale im direkten Vergleich dargestellt.

Tabelle 4-13 Differentialdiagnose COPD/Asthma.

	COPD	Asthma
Klinisches Bild	Reduzierter maximaler Atemfluß, verlangsamte, forcierte Entleerung der Lunge; Husten, Auswurf, Belastungs-(später auch Ruhe-) Dyspnoe.	Variable Obstruktion, anfallsartiger Charakter (aber Zustände mit nur teilweiser Reversibilität sind nach langem Verlauf oder bei ständiger Allergenexposition oder Kontakt mit beruflichen Noxen möglich). Spontane Änderung der Obstruktion oder nach Inhalation eines β-Mimetikums.
	Drei Komponenten:	Verschiedene Formen des Asthma werden unterschieden:
	1. Chronische Bronchitis: Hypersekretion, Husten und Auswurf, Obstruktion muß nicht sein.	1. Extrinsisches (allergisches) Asthma: Meist in jüngerem Alter, oft Kinder, Familienanamnese häufig positiv, Anamnese, IgE, spezifisches IgE, Prick-Test, Intrakutantest.
	2. Chronische Bronchiolitis: Funktionelle Auswirkung zumindest anfangs nur diskret, nur mit Spezialtest erkennbar.	2. Intrinsisches Asthma: Beginn oft in höherem Lebensalter, fehlender Allergienachweis, oft schwerer Verlauf; am schwierigsten gegen die COPD abzugrenzen.
	3. Emphysem: Strukturverlust im Lungenparenchym, ausgeprägte Flußminderung in den kleinen Atemwegen während der Exspiration, erhöht die Beanspruchung der Atemmuskulatur.	3. Belastungsasthma: Oft Kinder und Jugendliche. 4. Analgetika-induziertes Asthma: Charakteristische Anamnese.
	Extremvarianten: Pink puffer/Blue bloater	
Ätiologie	Zigaretten, inhalative Noxen, zum Vollbild der COPD evtl. Disposition?	Atopie, Th-2-Prädominanz (Infekthäufigkeit in der Kindheit? Innenraumbelastung?).
Husten	Häufig, wenig variierend, meist Auswurf.	Seltener, kaum oder kein Auswurf, in Verbindung mit Obstruktion, gelegentlich einziges Zeichen.
Auswurf	Voluminös, häufig gefärbt (Exazerbationen), nicht sehr zäh.	Hell glasig, sehr zäh, schwer abhustbar, wenig.
BHR	Keine oder nur leichte BHR, Plateau-Effekt, danach auch mit weiterer Dosissteigerung kein stärkerer Effekt.	Deutliche BHR, kein Plateau-Effekt.
Ursache der Obstruktion	1. Inflammatorische und strukturelle Veränderungen in den kleinen Atemwegen. 2. Reduzierte Retraktion der Lunge aufgrund von Inflammation und Zerstörung von alveolären Strukturen.	Inflammation mit 1. muskulärer Kontraktion, 2. Schleimhautödem, 3. Hyperkrinie und Dyskrinie, 4. BHR.

Tabelle 4-13 (Fortsetzung)

	COPD	Asthma
Peak-flow-Messung	Wenig Variabilität.	Variabilität über 20 %, „Morning dip".
FEV_1/Body-Plethysmographie	Obstruktion, besonders periphere Flüsse vermindert (MEF 50/MEF 25) aufgrund von „Emphysemknick" in der Flow-Volumenkurve, VC reduziert zugunsten von RV, ITGV (Überblähung).	Variable Obstruktion, im Intervall keine Obstruktion nachweisbar, dann auch keine Überblähung und VC normal.
Reversibilität	Gering/keine Vagolytika, β-adrenerge Substanzen.	Meist komplett oder teilweise auf β-adrenerge Substanzen.
DLCO	Transferfaktor und Membranfaktor z. T. erheblich eingeschränkt (= Strukturverlust der Lunge, Indikator des Emphysems).	Unverändert.
Bronchiales Epithel	Plattenepithelmetaplasie, muköse Drüsen vergrößert, Becherzellen vermehrt, Becherzellmetaplasie in den kleinen Atemwegen.	Epithelschaden, Epithelzellen abgeschilfert.
Ödem	Variabel.	Vorhanden, mit Bedeutung für die Lumeneinschränkung der Atemwege.
Basalmembran	Variabel oder normal.	Verdickt und hyalin verändert.
Peribronchiale Muskulatur	Vermehrt im Bereich der kleinen Atemwege.	Vermehrt im Bereich der großen Atemwege.
Wichtige inflammatorische Zellen intrabronchial	$CD8^+$-T-Lymphozyten, CD25-, VLA-1- und $HLA-DR^+$-Neutrophile, milde Eosinophilie (nicht degranuliert? nicht aktiviert?), $CD68^+$-Monozyten/Makrophagen (pigmentiert).	$CD4^+$-T-Lymphozyten, eosinophile Granulozyten (degranuliert, aktiviert).
Zytokinmuster	GM-CSF-Protein, IL-8-, IL-4- und IL-5-Genexpression, keine Freisetzung von IL-5?	IL-4- und IL-5-, aber nicht IFN-Genexpression (Th-2-Muster).
Sputum: Zellen	Makrophagen, Neutrophile.	Makrophagen, Eosinophile
Sputum: Mediatoren	Kein relevantes spezifisches Muster.	ECP, $LTC_4/D_4/E_4$, Histamin erhöht (im Vgl. zum Gesunden).
NO im Exhalat	Vermindert bis normal, bei Exazerbation erhöht.	Unbehandelt erhöht, unter Steroiden teilweise bis ganz normalisiert.

4.5 Zusammenfassung

In den Stadien 0 und I der Erkrankung COPD sollten Symptomatik, klinische Untersuchung, Thorax-Röntgenaufnahmen in 2 Ebenen, Spirometrie (FEV_1) einschl. Bronchodilatationstest und bei fehlender Obstruktion eine Hyperreagibilitätstestung die Krankheit definieren. Eine Untersuchung von Sputum in der Mikrobiologie gehört zur grundlegenden Diagnostik.

Bei ungewöhnlich niedrigem Lebensalter (< 45 J.) oder inadäquater Anamnese (kaum oder nie geraucht) oder einer positiven Familienanamnese
sollten α_1-AT-Mangel, Antikörpermangelsyndrom, Mukoviszidose und ziliäre Dyskinesie ausgeschlossen werden. Die Methoden dazu wurden oben dargestellt.

Eine untypische klinische Symptomatik oder unabhängig davon ein anamnestisch besonders ausgeprägter Nikotinabusus
erfordert in Zusammenhang mit Gewichtsverlust, Hämoptysen oder Änderungen der Hustenqualität eine Bronchoskopie und evtl. ein CT des Thorax, um ein Malignom auszuschließen. Die Frage der endoskopischen oder radiologischen Frühdiagnostik des Lungenkarzinoms bei den Patienten der Risikogruppe COPD muß in der Zukunft beantwortet werden.

Untypische Lungenfunktionsbefunde, untypische Röntgenbefunde
bedingen weitere Funktionsuntersuchungen: Diffusionskapazität zur Beurteilung der klinischen Bedeutung eines morphologisch beobachteten Emphysems bzw. einer interstitiellen Lungenerkrankung, Beurteilung der Überblähung und Ausschluß von Lungenparenchymerkrankungen wie z. B. einer chronischen Sarkoidose oder einer abgelaufenen Tuberkulose durch ein HRCT.

Periphere Ödeme sowie eine Hypoxie, die durch die Lungenfunktion allein schlecht erklärt und durch Belastung verstärkt wird,
müssen die Diagnostik der pulmonalen Hypertonie einschl. der möglicherweise rezidivierenden Lungenembolien veranlassen (EKG, Echokardiographie, Ventilations-/Perfusionsszintigraphie, Dopplersonographie der Beinvenen, Rechtsherzkatheter).

Müdigkeit am Tage, besonders bei hohem Körpergewicht und Hyperkapnie,
stellt eine Indikation zur nächtlichen Somnographie oder zur Polysomnographie dar. Im Stadium III der Erkrankung und immer bei einer respiratorischen Insuffizienz halten wir nächtliche Messungen zumindest der Sauerstoffsättigung für sehr wichtig, auch wenn das Vorgehen bei nächtlichen Entsättigungen bislang noch nicht einheitlich empfohlen wird.

Bei arbeitsrechtlichen Fragestellungen
muß eine Spiroergometrie zur Quantifizierung der Belastungsmöglichkeit durchgeführt werden.

Zu wissenschaftlichen Zwecken (Monitoring von Parametern der Entzündung und der Entstehung von Sauerstoffradikalen)
dienen die neuen nicht-invasiven diagnostischen Verfahren wie induziertes (oder spontanes) Sputum, FE_{NO} und Atemkondensat.

Im Stadium II gehört zusätzlich zur oben dargestellten Grunddiagnostik eine Blutgasbestimmung (nach GOLD-Empfehlungen erst ab einem $FEV_1 < 40\%$ S oder klinischen Zeichen der respiratorischen Insuffizienz). Bei der Frage nach dem Einsatz von inhalativen Steroiden wird der Steroid-Reversibilitätstest (am besten inhalativ, s. o.) hilfreich sein. Eine Verlaufsbeurteilung in diesem Stadium sollte auch einfache Belastungsuntersuchungen wie den 6-Minuten-Gehtest und die Beurteilung der Lebensqualität anhand standardisierter Fragebögen beinhalten.

Im Stadium III sollte bei bestehender Hyperkapnie eine Beurteilung der Atempumpe klinisch und mit Hilfe z. B. der P0.1-Methode erfolgen, alternativ mittels des transdiaphragmalen Druckgradienten. Diese Messungen sind als Einzelwerte vermutlich nicht von hohem Wert für klinische Entscheidungen, stellen aber im Verlauf einen wichtigen Parameter in der Beurteilung der Indikation zur eventuellen IPPV-Therapie dar, deren genereller Nutzen außerhalb der akuten Exazerbation der COPD allerdings noch bewiesen werden muß.

Bei der Erwägung einer Lungenvolumenreduktion (LVR) ist ein HRCT unverzichtbar. In der Zukunft können hier evtl. neue bildgebende Verfahren die emphysematös veränderten Lungenabschnitte besser darstellen.

Literatur

1. AARC Clinical Practice Guideline Single-Breath Carbon Monoxide Diffusing Capacity. 1999 update. Respir Care 1999; 44(5): 539–46.

2. Adams H, Bernard MS, McConnochie K. An appraisal of CT pulmonary density mapping in normal subjects. Clin Radiol 1991; 43(4): 238–42.

3. Altose MD, Kelsen SG, Stanley NN, Levinson RS, Cherniack NS, Fishman AP. Effects of hypercapnia on mouth pressure during airway occlusion in conscious man. J Appl Physiol 1976; 40(3): 338–44.

4. American Thoracic Society. Single-breath carbon monoxide diffusing capacity (transfer factor). Recommendations for a standard technique – 1995 update [see comments]. Am J Respir Crit Care Med 1995; 152(6 Pt 1): 2185–98.

5. Annesi I, Neukirch F, Orvoen-Frija E, Oryszczyn MP, Korobaeff M, Dore MF, Kauffmann F. The relevance of hyperresponsiveness but not of atopy to FEV1 decline. Preliminary results in a working population. Bull Eur Physiopathol Respir 1987; 23(4): 397–400.

6. Antczak A, Nowak D, Shariati B, Krol M, Piasecka G, Kurmanowska Z. Increased hydrogen peroxide and thiobarbituric acid-reactive products in expired breath condensate of asthmatic patients. Eur Respir J 1997; 10(6): 1235–41.

7. Anthonisen NR, Connett JE, Kiley JP, Altose MD, Bailey WC, Buist AS, Conway WA Jr, Enright PL, Kanner RE, O'Hara P et al. Effects of smoking intervention and the use of an inhaled anticholinergic bronchodilator on the rate of decline of FEV1. The Lung Health Study [see comments]. Jama 1994; 272(19): 1497–505.

8. (ATS), A.T.S. Guidelines for Metacholine and Exercise Challenge Testing 1999. Am J Respir Crit Care Med 2000; 161: 309–29.

9. Balbi B, Bason C, Balleari E, Fiasella F, Pesci A, Ghio R, Fabiano F. Increased bronchoalveolar granulocytes and granulocyte/macrophage colonystimulating factor during exacerbations of chronic bronchitis. Eur Respir J 1997; 10(4): 846–50.

10. Bates DV, Gordon CA, Paul GI, Place RE, Snidal DP, Woolf CR. Chronic bronchitis. Report on the third and fourth stages of the co-ordinated study of chronic bronchitis in the Department of Veterans Affairs, Canada. Med Serv J Can 1966; 22(1): 1–59.

11. Becher G, Winsel K, Beck E, Neubauer G, Stresemann E. [Breath condensate as a method of noninvasive assessment of inflammation mediators from the lower airways]. Pneumologie 1997; 51(Suppl 2): 456–9.

12. Begin R, Bureau MA, Lupien L, Bernier JP, Lemieux B. Pathogenesis of respiratory insufficiency in myotonic dystrophy: the mechanical factors. Am Rev Respir Dis 1982; 125(3): 312–8.

13. Bellemare F, Grassino A. Effect of pressure and timing of contraction on human diaphragm fatigue. J Appl Physiol 1982; 53(5): 1190–5.

14. Bellemare F, Grassino A. Force reserve of the diaphragm in patients with chronic obstructive pulmonary disease. J Appl Physiol 1983; 55(1 Pt 1): 8–15.

15. Bernstein ML, Despars JA, Singh NP, Avalos K, Stansbury DW, Light RW. Reanalysis of the 12-minute walk in patients with chronic obstructive pulmonary disease. Chest 1994; 105(1): 163–7.

16. Bhowmik A, Seemungal TA, Sapsford RJ, Wedzicha JA. Relation of sputum inflammatory markers to symptoms and lung function changes in COPD exacerbations [see comments]. Thorax 2000; 55(2): 114−20.

17. Bittner V, Weiner DH, Yusuf S, Rogers WJ, McIntyre KM, Bangdiwala SI, Kronenberg MW, Kostis JB, Kohn RM, Guillotte M et al. Prediction of mortality and morbidity with a 6-minute walk test in patients with left ventricular dysfunction. SOLVD Investigators [see comments]. Jama 1993; 270(14): 1702−7.

18. Borg GA. Psychophysical bases of perceived exertion. Med Sci Sports Exerc 1982; 14(5): 377−81.

19. Bradley TD, Chartrand DA, Fitting JW, Killian KJ, Grassino A. The relation of inspiratory effort sensation to fatiguing patterns of the diaphragm. Am Rev Respir Dis 1986; 134(6): 1119−24.

20. Brand P, Kohlhaufl M, Meyer T, Selzer T, Heyder J, Haussinger K. Aerosol-derived airway morphometry and aerosol bolus dispersion in patients with lung fibrosis and lung emphysema. Chest 1999; 116(2): 543−8.

21. Brand P, Quanjer PH, Postma DS, Kerstjens HA, Koeter GH, Dekhuijzen PN, Sluiter HJ. Interpretation of bronchodilator response in patients with obstructive airways disease. The Dutch Chronic Non-Specific Lung Disease (CNSLD) Study Group. Thorax 1992; 47(6): 429−36.

22. Brandli O, Schindler C, Kunzli N, Keller R, Perruchoud AP. Lung function in healthy never smoking adults: reference values and lower limits of normal of a Swiss population. Thorax 1996; 51(3): 277−83.

23. Brazier JE, Harper R, Jones NM, O'Cathain A, Thomas KJ, Usherwood T, Westlake L. Validating the SF-36 health survey questionnaire: new outcome measure for primary care [see comments]. Bmj 1992; 305(6846): 160−4.

24. Brinkman GL, Block DL, Cress C. Effects of bronchitis and occupation on pulmonary ventilation over an 11-year period. J Occup Med 1972; 14(8): 615−20.

25. Burrows B, Fletcher CM, Heard BE, Jones NL, Wootliff JS. The emphysematous and bronchial types of chronic airways obstruction. A clinicopathological study of patients in London and Chicago. Lancet 1966; 1(7442): 830−5.

26. Burrows B, Lebowitz MD, Camilli AE, Knudson RJ. Longitudinal changes in forced expiratory volume in one second in adults. Methodologic considerations and findings in healthy nonsmokers. Am Rev Respir Dis 1986; 133(6): 974−80.

27. Butland RJ, Pang J, Gross ER, Woodcock AA, Geddes DM. Two-, six-, and 12-minute walking tests in respiratory disease. Br Med J (Clin Res Ed) 1982; 284(6329): 1607−8.

28. Callahan CM, Dittus RS, Katz BP. Oral corticosteroid therapy for patients with stable chronic obstructive pulmonary disease. A meta-analysis [see comments]. Ann Intern Med 1991; 114(3): 216−23.

29. Calverley PM. COPD: early detection and intervention. Chest 2000; 117(5 Suppl 2): 365−71.

30. Calverley PM, Georgopoulos MD. Chronic obstructive pulmonary disease: symptoms and signs. In: Postma DS, Siafakas NM, eds. Management of chronic obstructive pulmonary disease. Volume 3. Monograph 1998; 7: 6−24.

31. Cara M. Auswertung einer statistischen Untersuchung der ventilatorischen Funktionsgrößen bei normalen Personen. Europ. Gemeinschaft für Kohle und Stahl, 1958.

32. Carone M, Bertolotti G, Anchisi F, Zotti AM, Donner CF, Jones PW. Analysis of factors that characterize health impairment in patients with chronic respiratory failure. Quality of Life in Chronic Respiratory Failure Group. Eur Respir J 1999; 13(6): 1293–300.

33. Carone M, Jones PW. Health status „quality of life". In: Donner CF, Decramer M. Pulmonary rehabilitation. Sheffield, UK. European Respiratory Society Journals Ltd. 2000; 5: 22–35.

34. Celli B, Benditt J, Albert R. Chronic obstructive pulmonary disease. In: Albert R, Spiro S, Jett J. Comprehensive Respiratory Medicine. London: Mosby-Wolfe, 1999: 37.1–37.24.

35. Chanez P, Vignola AM, O'Shaugnessy T, Enander I, Li D, Jeffery PK, Bousquet J. Corticosteroid reversibility in COPD is related to features of asthma. Am J Respir Crit Care Med 1997; 155(5): 1529–34.

36. Chang CH. The normal roentgenographic measurement of the right descending pulmonary artery in 1085 cases. Am J Roentgenol 1962; 87: 929–35.

37. Chapman K. Symposia excerpts. COPD: Present and future concepts. Why it's underdiagnosed. ATS 2000 Conference, Toronto, American Thoracic Society, 2000.

38. Chetty KG, Brown SE, Light RW. Improved exercise tolerance of the polycythemic lung patient following phlebotomy. Am J Med 1983; 74(3): 415–20.

39. Clague JE, Carter J, Pearson MG, Calverley PM. Relationship between inspiratory drive and perceived inspiratory effort in normal man. Clin Sci (Colch) 1990; 78(5): 493–6.

40. Clini E, Bianchi L, Pagani M, Ambrosino N. Endogenous nitric oxide in patients with stable COPD: correlates with severity of disease. Thorax 1998; 53(10): 881–3.

41. Connors AF Jr, Dawson NV, Thomas C, Harrell FE Jr, Desbiens N, Fulkerson WJ, Kussin P, Bellamy P, Goldman L, Knaus WA. Outcomes following acute exacerbation of severe chronic obstructive lung disease. The SUPPORT investigators (Study to Understand Prognoses and Preferences for Outcomes and Risks of Treatments) [published erratum appears in Am J Respir Crit Care Med 1997 Jan; 155(1): 386]. Am J Respir Crit Care Med 1996; 154(4 Pt 1): 959–67.

42. Cooper KH, Gey GO, Bottenberg RA. Effects of cigarette smoking on endurance performance. Jama 1968; 203(3): 189–92.

43. Corradi M, Majori M, Cacciani GC, Consigli GF, de'Munari E, Pesci A. Increased exhaled nitric oxide in patients with stable chronic obstructive pulmonary disease [see comments]. Thorax 1999; 54(7): 572–5.

44. Crieé CP, Laier-Groeneveld G. Die Atempumpe. Stuttgart: Georg-Thieme-Verlag, 1995.

45. Crieé CP, Neuhaus KL, Wilhelms E, Kreuzer H. Mouth occlusion pressure in patients with chronic obstructive lung disease in stable state and in acute respiratory failure. Bull Eur Physiopathol Respir 1982; 18(Suppl 4): 155–64.

46. Crockett AJ, Cranston JM, Moss JR, Alpers JH. Domicilary oxygen for COPD (Cochrane Review). Cochrane Database Syst Rev 2000; 4.

47. Culpitt SV, Maziak W, Loukidis S, Nightingale JA, Matthews JL, Barnes PJ. Effect of high dose inhaled steroid on cells, cytokines, and proteases in induced sputum in chronic obstructive pulmonary disease. Am J Respir Crit Care Med 1999; 160(5 Pt 1): 1635–9.

48. Defouilloy C, Teiger E, Sediame S, Andrivet P, Roudot-Thoraval F, Chouaid C, Housset B, Adnot S. Polycythemia impairs vasodilator response to acetylcholine in patients with chronic hypoxemic lung disease. Am J Respir Crit Care Med 1998; 157(5Pt 1): 1452–60.

49. Degens P, Baur X, Brändli O, Schindler C. Empfehlungen neuer Lungenfunktionssoll-werte aus der SAPALDIA Studie. Pneumologie 2000; 54: 596−603.

50. Delen F.M, Sippel JM, Osborne ML, Law S, Thukkani N, Holden WE. Increased ex-haled nitric oxide in chronic bronchitis: comparison with asthma and COPD. Chest 2000; 117(3): 695−701.

51. Dev D, Wallace E, Sankaran R, Cunniffe J, Govan JR, Wathen CG, Emmanuel FX. Va-lue of C-reactive protein measurements in exacerbations of chronic obstructive pulmo-nary disease. Respir Med 1998; 92(4): 664−7.

52. Dillon WC, Hampl V, Shultz PJ, Rubins JB, Archer SL. Origins of breath nitric oxide in humans [see comments]. Chest 1996; 110(4): 930−8.

53. Dockter G, Tümmler B. Einleitung und Grundlagen. In: Dockter G, Lindemann H, Tümmler B, Wunderlich P, Dittrich-Weber H. Mukoviszidose. Stuttgart-New York: Georg-Thieme-Verlag, 1997: 1−20.

54. Drazen JM, O'Brien J, Sparrow D, Weiss ST, Martins MA, Israel E, Fanta CH. Re-covery of leukotriene E4 from the urine of patients with airway obstruction. Am Rev Respir Dis 1992; 146(1): 104−8.

55. Dupont LJ, Rochette F, Demedts MG, Verleden GM. Exhaled nitric oxide correlates with airway hyperresponsiveness in steroid-naive patients with mild asthma. Am J Re-spir Crit Care Med 1998; 157(3 Pt 1): 894−8.

56. Edelman RR, Hatabu H, Tadamura E, Li W, Prasad PV. Noninvasive assessment of re-gional ventilation in the human lung using oxygen-enhanced magnetic resonance imag-ing [see comments]. Nat Med 1996; 2(11): 1236−9.

57. Eibl MM, Pum M, Bernatowska E, Leibl H. [Antibody deficiency in obstructive lung diseases]. Padiatr Padol 1990; 25(4): 231−8.

58. Engelen MP, Schols AM, Lamers R.J, Wouters EF. Different patterns of chronic tissue wasting among patients with chronic obstructive pulmonary disease. Clin Nutr 1999; 18(5): 275−80.

59. Enright PL, Connett JE, Kanner RE, Johnson LR, Lee WW. Spirometry in the Lung Health Study II. Determinants of short-term intraindividual variability. Am J Respir Crit Care Med 1995a; 151: 406−11.

60. Enright PL, Sherill DL, Lebowitz MD. Ambulatory monitoring of peak expiratory flow: reproducibility and quality control. Chest 1995b; 107: 657−61.

61. Enright PL, Sherill DL. Reference equations for the six-minute walk in healthy adults [see comments]. Am J Respir Crit Care Med 1998; 158(5 Pt 1): 1384−7.

62. Fahy JV, Wong H, Liu J, Boushey HA. Comparison of samples collected by sputum in-duction and bronchoscopy from asthmatic and healthy subjects. Am J Respir Crit Care Med 1995; 152(l): 53−8.

63. Fairchild CI, Stampfer JF. Particle concentration in exhaled breath. Am Ind Hyg Assoc J 1987; 48(11): 948−9.

64. Ferlinz R. Lungen- und Bronchialerkrankungen. Stuttgart: Thieme, 1974.

65. Filley GF, Beckwitt HJ, Reever JT, Mitchelli RS. Chronic obstructive bronchopulmo-nary disease. 2. Oxygen transport in two clinical types. Am J Med 1968; 44: 26−38.

66. Fiorini G, Crespi S, Rinaldi M, Oberti E, Vigorelli R, Palmieri G. Serum ECP and MPO are increased during exacerbations of chronic bronchitis with airway obstruction [In Process Citation]. Biomed Pharmacother 2000; 54(5): 274−8.

67. Fletcher C, Petro R, Tinker C, Speitzer F. The natural history of chronic obstructive lung disease in working men in London. Oxford: Oxford University Press, 1976.

68. Fraser RG, Fraser RS, Renner JW, Bernard C, Fitzgerald PJ. The roentgenologic diagnosis of chronic bronchitis: a reassessment with emphasis on parahilar bronchi seen end-on. Radiology 1976; 120(1): 1−9.

69. Friedman M. Combined bronchodilator therapy in the management of chronic obstructive pulmonary disease. Respirology 1997; 2(Suppl 1): 19−23.

70. George PJ. Fluorescence bronchoscopy for the early detection of lung cancer. Thorax 1999; 54(2): 180−3.

71. Gessner C. Nachweis von Mutationen des K-ras-Gens im Atemkondensat von Patienten mit nicht-kleinzelligem Lungenkarzinom (NSCLC) als mögliche nicht-invasive Screeningmethode. Pneumologie 1998; 52: 426−7.

72. Gessner C, Kuhn H, Seyfarth HJ, Pankau H, Winkler J, Schauer J, Wirtz H. Factors influencing breath condensate volume. Pneumologie 2001; 55: 414−9.

73. Gibson GJ, MacNee W. Chronic obstructive pulmonary disease: investigations and assessment of severity. In: Postma DS, Siafakas NM, eds. Management of chronic obstructive pulmonary disease. 1998; Volume 3, Monograph 7.

74. Gibson LE, Cooke RJ. A test for concentration of electrolytes in cystic fibrosis of the pancreas utilizing pilocarpine by iontophoresis. Pediatrics 1959; 23: 545−9.

75. Gompertz S, Bayley DL, Hill SL, Stockley RA. Relationship between airway inflammation and the frequency of exacerbations in patients with smoking related COPD [In Process Citation]. Thorax 2001; 56(l): 36−41.

76. Gottschalk A, Sostman HD, Coleman RE, Juni JE, Thrall J, McKusick KA, Froelich JW, Alavi A. Ventilation-perfusion scintigraphy in the PIOPED study. Part II. Evaluation of the scintigraphic criteria and interpretations. J Nucl Med 1993; 34(7): 1119−26.

77. Gould GA, MacNee W, McLean A, Warren PM, Redpath A, Best JJ, Lamb D, Flenley DC. CT measurements of lung density in life can quantitate distal airspace enlargement − an essential defining feature of human emphysema. Am Rev Respir Dis 1988; 137(2): 380−92.

78. Grootendorst DC, Sont JK, Willems LN, Kluin-Nelemans JC, Van Krieken JH, Veselic-Charvat M, Sterk PJ. Comparison of inflammatory cell counts in asthma: induced sputum vs bronchoalveolar lavage and bronchial biopsies. Clin Exp Allergy 1997; 27(7): 769−79.

79. Group E. S. o. P.T. Clinical guidelines and indications for bronchoalveolar lavage (BAL): report of the European Society of Pneumology task group. Eur Respir J 1990; 3: 937−76.

80. Gustafsson LE, Leone AM, Persson MG, Wiklund N.P, Moncada S. Endogenous nitric oxide is present in the exhaled air of rabbits, guinea pigs and humans. Biochem Biophys Res Commun 1991; 181(2): 852−7.

81. Guyatt GH, Berman LB, Townsend M, Pugsley SO, Chambers LW. A measure of quality of life for clinical trials in chronic lung disease. Thorax 1987; 42(10): 773−8.

82. Haider AW, Larson MG, O'Donnell CJ, Evans JC, Wilson PW, Levy D. The association of chronic cough with the risk of myocardial infarction: the Framingham Heart Study [see comments]. Am J Med 1999; 106(3): 279−84.

83. Hargreave FE. Induced sputum and response to glucocorticoids. J Allergy Clin Immunol 1998; 102(5): 102−5.

84. Haslam PL, Baughman RP. Report of ERS Task Force: guidelines for measurement of acellular components and standardization of BAL [editorial]. Eur Respir J 1999; 14(2): 245−8.

85. Hautmann H, Hefele S, Huber RM. Referenzwerte für inspiratorische Munddrücke. Jaeger-Info 1999; 11: 6−8.

86. Heyder J, Blanchard JD, Feldman HA, Brain JD. Convective mixing in human respiratory tract: estimates with aerosol boli. J Appl Physiol 1988; 64(3): 1273−8.

87. Höffken G, Wirsing von König CH, Jilg W. Trachea und Bronchien. In: Marre R, Mertens T, Trautmann M, Vanek E. Klinische Infektiologie. München-Jena: Urban & Fischer, 2000: 295−305.

88. Hole DJ, Watt GC, Davey-Smith G, Hart CL, Gillis CR, Hawthorne VM. Impaired lung function and mortality risk in men and women: findings from the Renfrew and Paisley prospective population study [see comments]. Bmj 1996; 313(7059): 711−5; discussion 715−6.

89. Holzmann D, Ott PM, Felix H. Diagnostic approach to primary ciliary dyskinesia: a review. Eur J Pediatr 2000; 159(1−2): 95−8.

90. Horvath I, Donnelly LE, Kiss A, Paredi P, Kharitonov SA, Barnes PJ. Raised levels of exhaled carbon monoxide arc associated with an increased expression of heme oxygenase-1 in airway macrophages in asthma: a new marker of oxidative stress. Thorax 1998a; 53(8): 668−72.

91. Horvath I, Loukides S, Wodehouse T, Kharitonov SA, Cole PJ, Barnes PJ. Increased levels of exhaled carbon monoxide in bronchiectasis: a new marker of oxidative stress. Thorax 1998b; 53(10): 867−70.

92. Hospers JJ, Postma DS, Rijcken B, Weiss ST, Schouten JP. Histarnine airway hyper-responsiveness and mortality from chronic obstructive pulmonary disease: a cohort study [In Process Citation]. Lancet 2000; 356(9238): 1313−7.

93. Humphrey PR, Du Boulay GH, Marshall J, Pearson TC, Russell RW, Symon L, Wetherley-Mein G, Zilkha E. Cerebral blood-flow and viscosity in relative polycythaemia. Lancet 1979; 2(8148): 873−7.

94. Hunt JF, Fang K, Malik R, Snyder A, Malhotra N, Platts-Mills TA, Gaston B. Endogenous airway acidification. Implications for asthma pathophysiology [see comments]. Am J Respir Crit Care Med 2000; 161(3 Pt 1): 694−9.

95. Islam MS, Ulmer WT. Referenzwerte der ventilatorischen Lungenfunktion. Prax Klin Pneumol 1983; 37: 9−14.

96. Jamal K, Cooney TP, Fleetham JA, Thurlbeck WM. Chronic bronchitis. Correlation of morphologic findings to sputum production and flow rates. Am Rev Respir Dis 1984; 129(5): 719−22.

97. Janoff A. Elastases and emphysema. Current assessment of the proteaseantiprotease hypothesis. Am Rev Respir Dis 1985; 132(2): 417−33.

98. Jansen DF, Timens W, Kraan J, Rijcken B, Postma DS. (A)symptomatic bronchial hyper-responsiveness and asthma. Respir Med 1997; 91(3): 121−34.

99. Jansons H, Fokkens JK, van der Tweel J, Kreukniet J. Re-breathing vs single-breath TLCO in patients with unequal ventilation and diffusion. Respir Med 1998; 92(1): 18−24.

100. Jatakanon A, Lim S, Kharitonov SA, Chung KF, Barnes PJ. Correlation between exhaled nitric oxide, sputum eosinophils, and methacholine responsiveness in patients with mild asthma. Thorax 1998; 53(2): 91−5.

101. Jayaram L, Parameswaran K, Sears MR, Hargreave FE. Induced sputum cell counts: their usefulness in clinical practice [In Process Citation]. Eur Respir J 2000; 16(1): 150−8.

102. Jeffery PK. Differences and similarities between chronic obstructive pulmonary disease and asthma. Clin Exp Allergy 1999; 29(Suppl 2):14−26.

103. Jend H. (1995−2000). Die Lunge im Netz. 2000.

104. Jones KP, Mullee MA. Measuring peak expiratory flow in general practice: comparison of mini Wright peak flow meter and turbine spirometer. Bmj 1990; 300(6740): 1629−31.

105. Jones PW, Quirk FH, Baveystock CM, Littlejohns P. A self-complete measure of health status for chronic airflow limitation. The St. George's Respiratory Questionnaire. Am Rev Respir Dis 1992; 145(6): 1321−7.

106. Jonsson JS, Gislason T, Gislason D, Sigurdsson JA. Acute bronchitis and clinical outcome three years later: prospective cohort study. Bmj 1998; 317(7170): 1433.

107. Jousilahti P, Vartiainen E, Tuomilehto J, Puska P. Symptoms of chronic bronchitis and the risk of coronary disease [see comments]. Lancet 1996; 348(9027): 567−72.

108. Kauczor HU, Kreitner KF. MRI of the pulmonary parenchyma. Eur Radiol 1999; 9(9): 1755−64.

109. Keatings VM, Evans DJ, O'Connor BJ, Barnes PJ. Cellular profiles in asthmatic airways: a comparison of induced sputum, bronchial washings, and bronchoalveolar lavage fluid. Thorax 1997; 52(4): 372−4.

110. Kharitonov SA, Alving K, Barnes PJ. Exhaled and nasal nitric oxide measurements: recommendations. The European Respiratory Society Task Force. Eur Respir J 1997a; 10(7): 1683−93.

111. Kharitonov SA, Barnes PJ. Nasal contribution to exhaled nitric oxide during exhalation against resistance or during breath holding. Thorax 1997b; 52(6): 540−4.

112. Kharitonov SA, Barnes PJ. Clinical aspects of exhaled nitric oxide [In Process Citation]. Eur Respir J 2000; 16(4): 781−92.

113. Kharitonov SA, Logan-Sinclair RB, Busset CM, Shinebourne EA. Peak expiratory nitric oxide differences in men and women: relation to the menstrual cycle. Br Heart J 1994a; 72(3): 243−5.

114. Kharitonov SA, Wells AU, O'Connor BJ, Cole PJ, Hansell DM, Logan-Sinclair RB, Barnes PJ. Elevated levels of exhaled nitric oxide in bronchiectasis. Am J Respir Crit Care Med 1995a; 151(6): 1889−93.

115. Kharitonov SA, Yates D, Robbins RA, Logan-Sinclair RB, Shinebourne EA, Barnes PJ. Increased nitric oxide in exhaled air of asthmatic patients. Lancet 1994b; 343(8890): 133−5.

116. Kharitonov SA, Yates D, Springall DR, Buttery L, Polak J, Robbins RA, Barnes PJ. Exhaled nitric oxide is increased in asthma. Chest 1995b; 107(3 Suppl): 156S-157S.

117. Knowles MR, Friedman KJ, Silverman L. Genetics, diagnosis, and clinical phenotype. In: Yankaskas JR, Knowles MR. Cystic fibrosis in adults. Philadelphia: Lippincott-Raven Publishers, 1999: 27−42.

118. Koch C, Hoiby N. Diagnosis and treatment of cystic fibrosis. Respiration 2000; 67(3): 239−47.

119. Kohlhaufl M, Brand P, Meyer T, Scheuch G, Weber N, Haussinger K, Schulz H, Heyder J. Detection of impaired intrapulmonary convective mixing by aerosol bolus dispersion in patients with emphysema. Eur J Med Res 1997; 2(3): 121−8.

120. Kohlhaufl M, Brand P, Rock C, Radons T, Scheuch G, Meyer T, Schulz H, Pfeifer KJ, Haussinger K, Heyder J. Noninvasive diagnosis of emphysema. Aerosol morphometry and aerosol bolus dispersion in comparison to HRCT. Am J Respir Crit Care Med 1999a; 160(3): 913−8.

121. Kohlhaufl M, Brand P, Scheuch G, Haussinger K, Heyder J. [Aerosol morphometry and aerosol bolus dispersion. Innovative technology in the diagnosis of emphysema. Clinical Cooperative Group „Aerosol Medicine"]. Dtsch Med Wochenschr 1999b; 124(46): 1399−400.

122. Konietzko N. Bronchitis. München-Wien-Baltimore: Urban & Schwarzenberg, 1995.

123. Lacasse Y, Wong E, Guyatt GH, King D, Cook DJ, Goldstein RS. Meta-analysis of respiratory rehabilitation in chronic obstructive pulmonary disease [see comments]. Lancet 1996; 348(9035): 1115−9.

124. Lane DJ, Howell JB, Giblin B. Relation between airways obstruction and CO_2 tension in chronic obstructive airways disease. Br Med J 1968; 3(620): 707−9.

125. Lange S. Radiologische Diagnostik von Thoraxerkrankungen. Stuttgart-New York: Georg-Thieme-Verlag, 1996.

126. Langenfeld H, Schneider B, Grimm W, Beer M, Knoche M, Riegger G, Kochsiek K. The six-minute walk − an adequate exercise test for pacemaker patients? Pacing Clin Electrophysiol 1990; 13(12 Pt 2): 1761−5.

127. Lock K, Anders S, Ernst M, Haas H, Zabel P. [Immunoglobulin G subclass deficiency in patients with asthma and chronic obstructive bronchitis]. Immun Infekt 1990; 18(5): 157−61.

128. Lung function testing: selection of reference values and interpretative strategies. American Thoracic Society [see comments]. Am Rev Respir Dis 1991; 144(5): 1202−18.

129. Maestrelli P, Saetta M, Di Stefano A, Calcagni PG, Turato G, Ruggieri MP, Roggen A, Mapp CE, Fabbri LM. Comparison of leukocyte counts in sputum, bronchial biopsies, and bronchoalveolar lavage. Am J Respir Crit Care Med 1995; 152(6Pt 1): 1926−31.

130. Maille AR, Koning CJ, Zwinderman AH, Willems LN, Dijkman JH, Kaptein AA. The development of the 'Quality-of-life for Respiratory Illness Questionnaire (QOL-RIQ)': a disease-specific quality-of-life questionnaire for patients with mild to moderate chronic non-specific lung disease. Respir Med 1997; 91(5): 297−309.

131. Maki DD, Gefter WB, Alavi A. Recent advances in pulmonary imaging. Chest 1999a; 116(5): 1388−402.

132. Maki DD, Miller WT Jr, Aronchick JM, Gefter WB, Miller WT Sr, Kotloff RM, Tino G. Advanced emphysema: preoperative chest radiographic findings as predictors of outcome following lung volume reduction surgery [see comments]. Radiology 1999b; 212(1): 49−55.

133. Marcelle R. Alpha-adrenergic bronchoconstriction in man. Arch Physiol Biochem 1996; 104(7): 851−4.

134. Marini JJ, Pierson DJ, Hudson LD, Lakshminaranyan S. The significance of wheezing in chronic airflow obstruction. Am Rev Respir Dis 1979; 120: 1069−72.

135. Markos J, Mullan BP, Hillman DR, Musk AW, Antico VF, Lovegrove FT, Carter MJ, Finucane KE. Preoperative assessment as a predictor of mortality and morbidity after lung resection [see comments]. Am Rev Respir Dis 1989; 139(4): 902−10.

136. Maziak W, Loukides S, Culpitt S, Sullivan P, Kharitonov SA, Barnes PJ. Exhaled nitric oxide in chronic obstructive pulmonary disease. Am J Respir Crit Care Med 1998; 157(3 Pt 1): 998−1002.

137. McGavin CR, Artvinli M, Naoe H, McHardy GJ. Dyspnoea, disability, and distance walked: comparison of estimates of exercise performance in respiratory disease. Br Med J 1978; 2(6132): 241−3.

138. McLaughlin VV, Genthner DE, Panella MM, Hess DM, Rich S. Compassionate use of continuous prostacyclin in the management of secondary pulmonary hypertension: a case series [see comments]. Ann Intern Med 1999; 130(9): 740−3.

139. Meade TW, Ruddock V, Stirling Y, Chakrabarti R, Miller GJ. Fibrinolytic activity, clotting factors, and long-term incidence of ischaemic heart disease in the Northwick Park Heart Study [see comments]. Lancet 1993; 342(8879): 1076−9.

140. Meier CR, Jick SS, Derby LE, Vasilakis C, Jick H. Acute respiratory-tract infections and risk of first-time acute myocardial infarction. Lancet 1998; 351(9114): 1467−71.

141. Mier A. Sniff transdiaphragmatic pressure in the assessment of respiratory muscle function. Prax Klin Pneumol 1988; 42: 812−813.

142. Miller MR, Dickinson SA, Hitchings DJ. The accuracy of portable peak flow meters. Thorax 1992; 47: 904−7.

143. Miller RR, Muller NL, Vedal S, Morrison NJ, Staples CA. Limitations of computed tomography in the assessment of emphysema. Am Rev Respir Dis 1989; 139(4): 980−3.

144. Milne EN, Bass H. The roentgenologic diagnosis of early chronic obstructive pulmonary disease. J Can Assoc Radiol 1969; 20(1): 3−15.

145. Miniati M, Filippi E, Falaschi F, Carrozzi L, Milne EN, Sostman HD, Pistolesi M. Radiologic evaluation of emphysema in patients with chronic obstructive pulmonary disease. Chest radiography versus high resolution computed tomography. Am J Respir Crit Care Med 1995; 151(5): 1359−67.

146. Montuschi P, Ciabattoni G, Paredi P, Pantelidis P, du Bois RM, Kharitonov SA, Barnes PJ. 8-Isoprostane as a biomarker of oxidative stress in interstitial lung diseases. Am J Respir Crit Care Med 1998; 158(5 Pt 1): 1524−7.

147. Montuschi P, Corradi M, Ciabattoni G, Nightingale J, Kharitonov SA, Barnes PJ. Increased 8-isoprostane, a marker of oxidative stress, in exhaled condensate of asthma patients. Am J Respir Crit Care Med 1999; 160(1): 216−20.

148. Montuschi P, Kharitonov SA, Ciabattoni G, Corradi M, van Rensen L, Geddes DM, Hodson ME, Barnes PJ. Exhaled 8-isoprostane as a new non-invasive biomarker of oxidative stress in cystic fibrosis. Thorax 2000; 55(3): 205−9.

149. Morrison NJ, Abboud RT, Ramadan F, Miller RR, Gibson NN, Evans KG, Nelems B, Muller NL. Comparison of single breath carbon monoxide diffusing capacity and pressure-volume curves in detecting emphysema [see comments]. Am Rev Respir Dis 1989; 139(5): 1179−87.

150. Muller NL, Staples CA, Miller RR, Abboud RT. „Density mask". An objective method to quantitate emphysema using computed tomography. Chest 1988; 94(4): 782–7.

151. Mysliwiec V, Pina JS. Bronchiectasis: the 'other' obstructive lung disease. Postgrad Med 1999; 106(1): 123–6, 128–31.

152. Naeije R, Torbicki A. More on the noninvasive diagnosis of pulmonary hypertension: Doppler echocardiography revisited [editorial]. Eur Respir J 1995; 8(9): 1445–9.

153. Nava S. Rehabilitation of patients admitted to a respiratory intensive care unit. Arch Phys Med Rehabil 1998; 79(7): 849–54.

154. Needham CD, Rogan MC, McDonald I. Normal standards for lung volumes, intrapulmonary gasmixing and maximum breathing capacity. Thorax 1954; 9: 313.

155. Nunn AJ, Gregg I. New regression equations for predicting peak expiratory flow in adults. Bmj 1989; 298(6680): 1068–70.

156. O'Connor GT, Sparrow D, Weiss ST. The role of allergy and nonspecific airway hyperresponsiveness in the pathogenesis of chronic obstructive pulmonary disease. Am Rev Respir Dis 1989; 140(1): 225–52.

157. O'Donnell DE, Bain DJ, Webb KA. Factors contributing to relief of h exertional breathlessness during hyperoxia in chronic airflow limitation. Am J Respir Crit Care Med 1997a; 155(2): 530–5.

158. O'Donnell DE, Bertley JC, Chau LK, Webb KA. Qualitative aspects of exertional breathlessness in chronic airflow limitation: pathophysiologic mechanisms. Am J Respir Crit Care Med 1997b; 155(1): 109–15.

159. O'Shaughnessy TC, Ansari TW, Barnes NC, Jeffery PK. Inflammation in bronchial biopsies of subjects with chronic bronchitis: inverse relationship of CD8+ T lymphocytes with FEV1. Am J Respir Crit Care Med 1997; 155(3): 852–7.

160. Oliven A, Cherniack NS, Deal EC, Kelsen SG. The effects of acute bronchoconstriction on respiratory activity in patients with chronic obstructive pulmonary disease. Am Rev Respir Dis 1985; 131(2): 236–41.

161. Olofsson J, Bake B, Svardsudd K, Skoogh BE. The single breath N2-test predicts the rate of decline in FEV1. The study of men born in 1913 and 1923. Eur J Respir Dis 1986; 69(1): 46–56.

162. Olschewski H, Ghofrani HA, Schmehl T, Winkler J, Wilkens H, Hoper MM, Behr J, Kleber FX, Seeger W. Inhaled iloprost to treat severe pulmonary hypertension. An uncontrolled trial. German PPH Study Group [see comments]. Ann Intern Med 2000; 132(6): 435–43.

163. Ostergaard L, Andersen PL. Etiology of community-acquired pneumonia. Evaluation by transtracheal aspiration, blood culture, or serology. Chest 1993; 104(5): 1400–7.

164. Papi A, Romagnoli M, Baraldo S, Braccioni F, Guzzinati I, Saetta M, Ciaccia A, Fabbri LM. Partial reversibility of airflow limitation and increased exhaled NO and sputum eosinophilia in chronic obstructive pulmonary disease [In Process Citation]. Am J Respir Crit Care Med 2000; 162(5): 1773–7.

165. Park KJ, Bergin CJ, Clausen JL. Quantitation of emphysema with three-dimensional CT densitometry: comparison with two-dimensional analysis, visual emphysema scores, and pulmonary function test results. Radiology 1999; 211(2): 541–7.

166. Parker DR, O'Connor GT, Sparrow D, Segal MR, Weiss ST. The relationship of nonspecific airway responsiveness and atopy to the rate of decline of lung function. The Normative Aging Study. Am Rev Respir Dis 1990; 141(3): 589–94.

167. Pauwels RA, Buist AS, Caverley PMA, Jenkins CR, Hurd SS, o. b. o. t. G. s. committee. Global strategy for the diagnosis, management and prevention of chronic obstructive lung disease (GOLD). Am J Respir Crit Care Med 2001; 163: 1256−76.

168. Pavord ID, Brightling CE, Woltmann G, Wardlaw AJ. Non-eosinophilic corticosteroid unresponsive asthma [letter]. Lancet 1999; 353(9171): 2213−4.

169. Pavord ID, Pizzichini MM, Pizzichini E, Hargreave FE. The use of induced sputum to investigate airway inflammation [editorial] [see comments]. Thorax 1997; 52(6): 498−501.

170. Pena VS, Miravitlles M, Gabriel R, Jimenez-Ruiz CA, Villasante C, Masa JF, Viejo JL, Fernandez-Fau L. Geographic variations in prevalence and underdiagnosis of COPD: results of the IBERPOC multicentre epidemiological study [In Process Citation]. Chest 2000; 118(4): 981−9.

171. Pesci A, Rossi GA, Bertorelli G, Aufiero A, Zanon P, Olivieri D. Mast cells in the airway lumen and bronchial mucosa of patients with chronic bronchitis. Am J Respir Crit Care Med 1994; 149(5): 1311−6.

172. Phillipson EA. Control of breathing during sleep. Am Rev Respir Dis 1978; 118: 909−39.

173. Pizzichini E, Pizzichini MM, Kidney JC, Efthimiadis A, Hussack P, Popov T, Cox G, Dolovich J, O'Byrne P, Hargreave FE. Induced sputum, bronchoalveolar lavage and blood from mild asthmatics: inflammatory cells, lymphocyte subsets and soluble markers compared. Eur Respir J 1998; 11(4): 828−34.

174. Postma DS, Wempe JB, Renkema TE, van der Mark TW, Koeter GH. Hyperresponsiveness as a determinant of the outcome in chronic obstructive pulmonary disease. Am Rev Respir Dis 1991; 143(6): 1458−62.

175. Prescott E, Lange P, Vestbo J. Chronic mucus hypersecretion in COPD and death from pulmonary infection. Eur Respir J 1995; 8(8): 1333−8.

176. Protsiuk RG, Briuzgina TS, Kravchenko E, Rudakova LI. [Characteristics of the fatty acid composition of surfactant phospholipids in the condensate of the expired breath of patient with pulmonary tuberculosis]. Vrach Delo 1988; (9): 77−9.

177. Quanjer PH, Lebowitz MD, Gregg I, Miller MR, Pedersen OF. Peak expiratory flow: conclusions and recommendations of a Working Party of the European Respiratory Society. Eur Respir J 1997; Suppl 24: 2−8.

178. Quanjer PH, Tammeling GJ, Cotes JE, Pedersen OF, Peslin R, Yernault JC. Lung volumes and forced ventilatory flows. Report Working Party Standardization of Lung Function Tests, European Community for Steel and Coal. Official Statement of the European Respiratory Society [see comments]. Eur Respir J 1993; Suppl 16: 5−40.

179. Rasche K. Interaktion der SBAS mit broncho-pulmonalen Erkrankungen. Kompendium Schlafmedizin, für Ausbildung, Klinik und Praxis. Schulz H. Landsberg/Lech: ecomed, 1997: VI-12; 1−6.

180. Recommendations for standardized procedures for the on-line and off-line measurement of exhaled lower respiratory nitric oxide and nasal nitric oxide in adults and children − 1999. This official statement of the American Thoracic Society was adopted by the ATS Board of Directors, July 1999. Am J Respir Crit Care Med 1999; 160(6): 2104−17.

181. Reichel G, Schürmeyer E, Barthelheimer W. Untersuchungen über die arterielle Blutgasanalyse im Capillarblut des hyperämisierten Ohrläppchens bei Herz- und Lungenkranken. Klin Wschr 1966; 386.

182. Rennard SI. Choice of bronchodilator therapy in chronic obstructive pulmonary disease. Respirology 1997; 2(Suppl 1): 511−5.

183. Renwick DS, Connolly MJ. Prevalence and treatment of chronic airways obstruction in adults over the age of 45. Thorax 1996; 5 1(2): 164−8.

184. Resta O, Foschino-Barbaro MP, Talamo S, Nocerino MC, Stefano A, Corvaglia G. Sleep related O2 desaturation in COPD patients with normoxaemia and mild hypoxyaemia. Boll Soc Ital Biol Sper 1998; 74(9−10): 91−8.

185. Riise GC, Larsson S, Lofdahl CG, Andersson BA. Circulating cell adhesion molecules in bronchial lavage and serum in COPD patients with chronic bronchitis. Eur Respir J 1994; 7(9): 1673−7.

186. Rijcken B, Schouten JP, Xu X, Rosner B, Weiss ST. Airway hyperresponsiveness to histamine associated with accelerated decline in FEV1. Am J Respir Crit Care Med 1995; 151(5): 1377−82.

187. Rogers RM, Coxson HO, Sciurba FC, Keenan RJ, Whittall KP, Hogg JC. Preoperative severity of emphysema predictive of improvement after lung volume reduction surgery: use of CT morphometry [In Process Citation]. Chest 2000; 118(5): 1240−7.

188. Rosenthal FS. Lung structure parameters estimated from modeling aerosol deposition in isolated dog lungs. J Appl Physiol 1989; 67(5): 2014−25.

189. Rozenshtein A, White CS, Austin JH, Romney BM, Protopapas Z, Krasna MJ. Incidental lung carcinoma detected at CT in patients selected for lung volume reduction surgery to treat severe pulmonary emphysema. Radiology 1998; 207(2): 487−90.

190. Sanders C. The radiographic diagnosis of emphysema. Radiol Clin North Am 1991; 29(5): 1019−30.

191. Schaberg T, Dalhoff K, Ewig S, Lorenz J, Wilkens H. [Recommendations for therapy of community-acquired pneumonia. German Society of Pneumology]. Pneumologie 1998; 52(8): 450−62.

192. Scheideler L, Manke HG, Schwulera U, Macker O, Hammerle H. Detection of non-volatile macromolecules in breath. A possible diagnostic tool? Am Rev Respir Dis 1993; 148(3): 778−84.

193. Schmidt W. Angewandte Lungenfunktionsprüfung. München-Deisenhofen: Dustri Verlag, 1982.

194. Schols AM, Soeters PB, Mostert R, Saris WH, Wouters EF. Energy balance in chronic obstructive pulmonary disease. Am Rev Respir Dis 1991; 143(6): 1248−52.

195. Schwartz M, Brandt NJ, Skovby F. Screening for carriers of cystic fibrosis among pregnant women: a pilot study. Eur J Hum Genet 1993; 1(3): 239−44.

196. Senderovitz T, Vestbo J, Frandsen J, Maltbaek N, Norgaard M, Nielsen C, Kampmann JP. Steroid reversibility test followed by inhaled budesonide or placebo in outpatients with stable chronic obstructive pulmonary disease. The Danish Society of Respiratory Medicine. Respir Med 1999; 93(10): 715−8.

197. Severien C, Artlich A, Jonas S, Becher G. Urinary excretion of leukotriene E4 and eosinophil protein X in children with atopic asthma [In Process Citation]. Eur Respir J 2000; 16(4): 588−92.

198. Sidorenko GI, Zborovskii EI, Levina DI. [Surface-active properties of the exhaled air condensate (a new method of studying lung function)]. Ter Arkh 1980; 52(3): 65−8.

199. Siemon G, Grosch W, Karmann F. [Differentiation of CO transfer in blood and membrane components in restrictive ventilation disorders]. Prax Klin Pneumol 1983; 37(Suppl 1): 1076−8.

200. Silkoff PE, McClean PA, Slutsky AS, Furlott HG, Hoffstein E, Wakita S, Chapman KR, Szalai JP, Zamel N. Marked flow-dependence of exhaled nitric oxide using a new technique to exclude nasal nitric oxide. Am J Respir Crit Care Med 1997; 155(1): 260−7.

201. Slone RM, Pilgram TK, Gierada DS, Sagel SS, Glazer HS, Yusen RD, Cooper JD. Lung volume reduction surgery: comparison of preoperative radiologic features and clinical outcome [see comments]. Radiology 1997; 204(3): 685−93.

202. Sobol BJ. Assessment of ventilatory abnormality in the asymptomatic subject: an exercise in futility. Thorax 1966; 21(5): 445−9.

203. Spence DP, Hay JG, Carter J, Pearson MG, Calverley PM. Oxygen desaturation and breathlessness during corridor walking in chronic obstructive pulmonary disease: effect of oxitropium bromide. Thorax 1993; 48(11): 1145−50.

204. Standardization of Spirometry, 1994 Update. American Thoracic Society. Am J Respir Crit Care Med 1995; 152(3): 1107−36.

205. Standards for the diagnosis and care of patients with chronic obstructive pulmonary disease. American Thoracic Society. Am J Respir Crit Care Med 1995; 152(5 Pt 2): 77−121.

206. Stanescu D. Small airways disease and chronic obstructive pulmonary disease. In: Postma DS, Siafakas NM, eds. Management of chronic obstructive pulmonary disease. Sheffield, UK: European Respiratory Society Journals Ltd. 1998a; 3: 102−6.

207. Stanescu D, Sanna A, Veriter C, Robert A. Identification of smokers susceptible to development of chronic airflow limitation: a 13-year follow-up [see comments]. Chest 1998b; 114(2): 416−25.

208. Stockley RA, O'Brien C, Pye A, Hill SL. Relationship of sputum color to nature and outpatient management of acute exacerbations of COPD. Chest 2000; 117(6): 1638−45.

209. Takabatake N, Nakamura H, Abe S, Inoue S, Hino T, Saito H, Yuki H, Kato S, Tomoike H. The relationship between chronic hypoxemia and activation of the tumor necrosis factor-alpha System in patients with chronic obstructive pulmonary disease. Am J Respir Crit Care Med 2000; 161(4 Pt 1): 1179−84.

210. Takanashi S, Hasegawa Y, Kanehira Y, Yamamoto K, Fujimoto K, Satoh K, Okamura K. Interleukin-10 level in sputum is reduced in bronchial asthma, COPD and in smokers. Eur Respir J 1999; 14(2): 309−14.

210a. Taube C, Lehnigk B, Paasch K, Kirsten DK, Jorres RA, Magnussen H. Factor analysis of changes in dyspnea and lung function parameters after bronchodilation in chronic obstruktive pulmonary disease. Am J Respir Crit Care Med 2000 Jul; 162(1): 216−20.

211. Teichmann V, Jezek V, Herles F. Relevance of width of right descending branch of pulmonary artery as a radiological sign of pulmonary hypertension. Thorax 1970; 25(1): 91−6.

212. The, S. o. C. C. o. t. B. T. S. Guidelines for the management of chronic obstructive pulmonary disease. Thorax 1997; 52.

213. Thews G. Nomogramme zum Säure-Basen-Status des Blutes und zum Atemgastransport. Berlin-Heidelberg-New York: Springer, 1971.

214. Thiadens HA, De Bock GH, Van Houwelingen JC, Dekker FW, De Waal MW, Springer MP, Postma DS. Can peak expiratory flow measurements reliably identify the pres-

ence of airway obstruction and bronchodilator response as assessed by FEV(1) in primary care patients presenting with a persistent cough? [see comments]. Thorax 1999; 54(12): 1055−60.

215. Thompson AB, Huerta G, Robbins RA, Sisson JH, Spurzem JR, von Essen S, Rickard KA, Romberger DJ, Rubinstein I, Ghafouri M et al. The bronchitis index. A semiquantitative visual scale for the assessment of airways inflammation. Chest 1993; 103(5): 1482−8.

216. Thurlbeck WM. Chronic airflow obstruction in lung disease. Philadelphia: W. B. Saunders & Co., 1976.

217. Thurlbeck WM, Henderson JA, Fraser RG, Bates DV. Chronic obstructive lung disease: A comparison between clinical, roentgenologic, functional and morphologic criteria in chronic bronchitis, emphysema, asthma and bronchiectasis. Medicine (Baltimore) 1970; 49: 81−145.

218. Tracey M, Villar A, Dow L, Coggon D, Lampe FC, Holgate ST. The influence of increased bronchial responsiveness, atopy, and serum IgE on decline in FEV1. A longitudinal study in the elderly. Am J Respir Crit Care Med 1995; 151(3 Pt 1): 656−62.

219. Traver GA, Cline MG, Burrows B. Predictors of mortality in chronic obstructive pulmonary disease. A 15-year follow-up study. Am Rev Respir Dis 1979; 119(6): 895−902.

220. Turner JA, Corkey CW, Lee JY, Levison H, Sturgess J. Clinical expressions of immotile cilia syndrome. Pediatrics 1981; 67(6): 805−10.

221. Tweeddale PM, Alexander F, McHardy GJ. Short term variability in FEVI and bronchodilator responsiveness in patients with obstructive ventilatory defects. Thorax 1987; 42(7): 487−90.

222. Tylen U, Boijsen M, Ekberg-Jansson A, Bake B, Lofdahl CG. Emphysematous lesions and lung function in healthy smokers 60 years of age. Respir Med 2000; 94(1): 38−43.

223. Ulmer WT, Berta G, Reichel G. Sauerstoff und Kohlensäurepartialdruckmessung im arteriellen und Ohrläppchenkapillarblut mit stabilisierten Mikroelektroden. Med Thorac 1963; 20: 235.

224. Ulmer WT, Reichel G, Nolte D, Islam MS. Die Lungenfunktion. Physiologie und Pathophysiologie, Methodik. Stuttgart-New York: Georg-Thieme-Verlag, 1986.

225. van den Boom G, Rutten-van Molken MP, Tirimanna PR, van Schayck CP, Folgering H, van Weel C. Association between health-related quality of life and consultation for respiratory symptoms: results from the DIMCA programme. Eur Respir J 1998; 11(1): 67−72.

226. van der Bruggen-Bogaarts BA, van der Bruggen HM, van Waes PF, Lammers JW. Assessment of bronchiectasis: comparison of HRCT and spiral volumetric CT. J Comput Assist Tomogr 1996a; 20(1): 15−9.

227. van der Bruggen-Bogaarts BA, van der Bruggen HM, van Waes PF, Lammers JW. Screening for bronchiectasis. A comparative study between chest radiography and high-resolution CT. Chest 1996b; 109(3): 608−11.

228. van der Velden VH, Hulsmann AR. Autonomic innervation of human airways: structure, function, and pathophysiology in asthma. Neuroimmunomodulation 1999; 6(3): 145−59.

229. van Noord JA, Bantje TA, Eland ME, Korducki L, Cornelissen PJ. A randomised controlled comparison of tiotropium and ipratropium in the treatment of chronic obstructive pulmonary disease. The Dutch Tiotropium Study Group. Thorax 2000; 55(4): 289−94.

230. Vestbo J, Prescott E, Lange P. Association of chronic mucus hypersecretion with FEV1 decline and chronic obstructive pulmonary disease morbidity. Copenhagen City Heart Study Group. Am J Respir Crit Care Med 1996; 153(5): 1530−5.

231. Viramontes JL, O'Brien B. Relationship between symptoms and health-related quality of life in chronic lung disease. J Gen Intern Med 1994; 9(1): 46−8.

232. Ware JE Jr, Sherbourne CD. The MOS 36-item short-form health survey (SF-36). I. Conceptual framework and item selection. Med Care 1992; 30(6): 473−83.

233. Wedzicha JA, Seemungal TA, MacCallum PK, Paul EA, Donaldson GC, Bhowmik A, Jeffries DJ, Meade TW. Acute exacerbations of chronic obstructive pulmonary disease are accompanied by elevations of plasma fibrinogen and serum IL-6 levels [In Process Citation]. Thromb Haemost 2000; 84(2): 210−5.

234. Weil JV, Jamieson G, Brown DW, Grover RF. The red cell mass-arterial oxygen relationship in normal man. Application to patients with chronic obstructive airway disease. J Clin Invest 1968; 47(7): 1627−39.

235. Welte T. Zytokine und obstruktive Atemwegserkrankungen. Internist 2001; 42: 64−74.

236. Whitelaw WA, Derenne JP, Milic-Emili J. Occlusion pressure as a measure of respiratory output in conscious man. Resp Physiol 1975; 23: 181−199.

237. Wright BM, McKerrow CB. Maximum forced expiratory flow rate as a measure of ventilatory capacity with a description of a new portable instrument for measuring it. Brit Med J 1959; II: 1041−7.

238. Zayasu K, Sekizawa K, Okinaga S, Yamaya M, Ohrui T, Sasaki H. Increased carbon monoxide in exhaled air of asthmatic patients. Am J Respir Crit Care Med 1997; 156(4 Pt 1): 1140−3.

Kapitel 5
Therapie
A. Pforte, H.-P. Hauber

5.1 Einleitung

Vor dem bedauerlichen Hintergrund, daß die medikamentöse Therapie bei der COPD eine wirksame, aber rein symptomatische Behandlungsform darstellt (s. o.), wird im folgenden auf die wesentlichen pharmakologischen Substanzen und ihren Stellenwert für die Erkrankung eingegangen. Aufgrund der verbesserten Datenlage zur klinischen Wirksamkeit, die wir einer Vielzahl teilweise kontrollierter klinischer Studien verdanken, werden Empfehlungen zur Vorgehensweise gemacht, die sich an Leitlinien orientieren. Auf der anderen Seite wird auch der Bogen geschlagen zu neuen Therapieansätzen, die sich noch im experimentellen Stadium befinden.

Ein besonderes Augenmerk gilt der Behandlung der akuten Exazerbation der COPD, wobei aufgrund der Datenlage der Stellenwert der antibiotischen Therapie insbesondere bei eindeutigen Hinweisen auf das Vorliegen einer bakteriellen Infektion zu sehen ist.

Die ganzheitliche Sichtweise der Erkrankung umfaßt Schulungsmaßnahmen, die die Raucherentwöhnung, körperliches Training und Ernährungsfragen ebenso betreffen wie die Anwendung der Langzeit-Sauerstofftherapie und die diversen Beatmungsmöglichkeiten, die neben einem Exkurs zu den operativen Behandlungsmöglichkeiten im folgenden vorgestellt werden.

5.2 Stellenwert verschiedener pharmakologischer Substanzen

Dieser Beitrag behandelt die pharmakologische Wirkung der bei der COPD eingesetzten Medikamente. Neben der Darstellung der grundlegenden Wirkungsmechanismen, der Darreichungsformen und Dosierung wird auf die wichtigsten Nebenwirkungen eingegangen. Dabei wird der Einsatz der einzelnen Wirkstoffe und ihrer Kombinationen anhand der vorliegenden Daten aus klinischen Studien evaluiert. Im einzelnen werden sowohl bereits etablierte Medikamente, wie β_2-Sympathomimetika, Anticholinergika, Theophyllin, Glukokortikoide, Antibiotika, Mukolytika, als auch experimentelle Therapieansätze aufgeführt.

5.2.1 β_2-Sympathomimetika (β_2-Agonisten)

β_2-Sympathomimetika gehören zu den Basistherapeutika in der Therapie obstruktiver Atemwegserkrankungen, da sie in der Lage sind, nach inhalativer Gabe sowohl bei Gesunden als auch bei Asthma-Patienten eine Bronchodilatation hervorzurufen. In vitro ist die bronchorelaxierende Wirkung 100- bis 200mal größer als die des Theophyllins [50]. Während unselektive β-Agonisten insbesondere auch kardiale Nebenwirkungen aufwiesen, sind heutzutage selektive β_2-Agonisten verfügbar, die gezielt inhalativ appliziert werden können. Das Spektrum für eine systemische Applikation, z. B. in Tablettenform oder parenteral – insbesondere in Notfallsituationen beim Asthma bronchiale oder wenn der Patient nicht in der Lage ist, effektiv zu inhalieren –, ist vergleichsweise schmal.

Grundsubstanzen sind die natürlich vorkommenden, im Körper selbst gebildeten Katecholamine (Adrenalin, Noradrenalin und Dopamin). Bereits 1920 erkannte man, daß inhaliertes Epinephrin Asthmaanfälle lindern kann. Erst 1970 wurden selektive β_2-Sympathomimetika verfügbar, die sich rasch als Medikamente der ersten Wahl in der Behandlung des Asthma bronchiale etablierten [159].

Grundlage für die Wirkung betaadrenerger Substanzen ist die Bindung an β-Rezeptoren auf der Zelloberfläche. Durch Aktivierung von stimulierendem Guanylnukleotid-bindendem Protein und der Adenylatcyclase kommt es zu einem Anstieg der intrazellulären Konzentration von zyklischem Adenosinmonophosphat (cAMP). Dieses aktiviert bis dahin inaktive Proteinkinasen, die durch Phosphorylierung der Hydroxylgruppe des Serins Enzyme aktivieren (Abb. 5-1). Nach Stimulation von β_2-Rezeptoren auf glatten Muskelzellen der Bronchialmuskulatur kommt es via cAMP zu einem Abfall der intrazellulären Kalziumkonzentration (vermehrter Efflux in den Extrazellulärraum und Aktivierung der endoplasmatischen Ca^{2+}-ATPase). Hierdurch wird der Phosphorylierungsgrad des Leicht-Ketten-Myosins vermindert, und die Muskulatur der großen zentralen sowie der kleinen peripheren Bronchien erschlafft. Des weiteren hemmen β_2-Agonisten die Plasmaexsudation, die Signalübermittlung cholinerger Neurotransmitter und die Aktivität neutrophiler Granulozyten, was auf einen zusätzlichen antiinflammatorischen Effekt hinweist. Die mukoziliäre Clearance wird dagegen stimuliert [18] (Abb. 5-2). Nebenwirkungen tre-

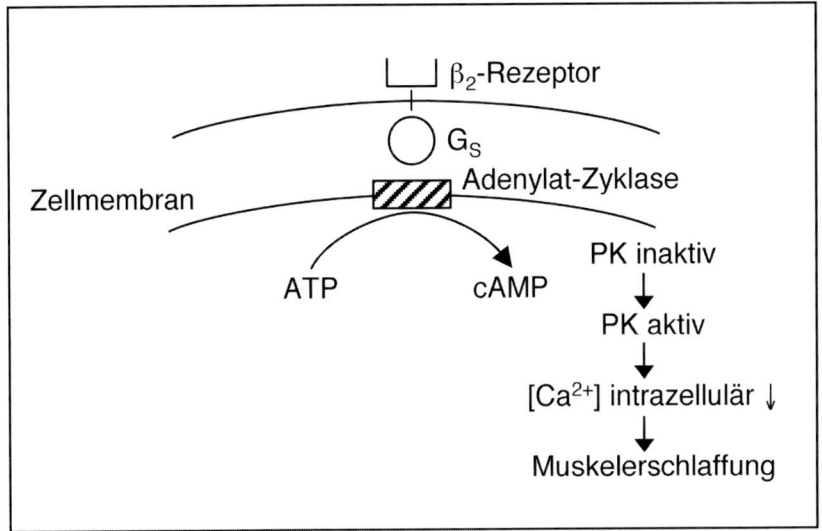

Abbildung 5-1 Intrazellulärer Wirkungsmechanismus von β_2-Sympathomimetika.

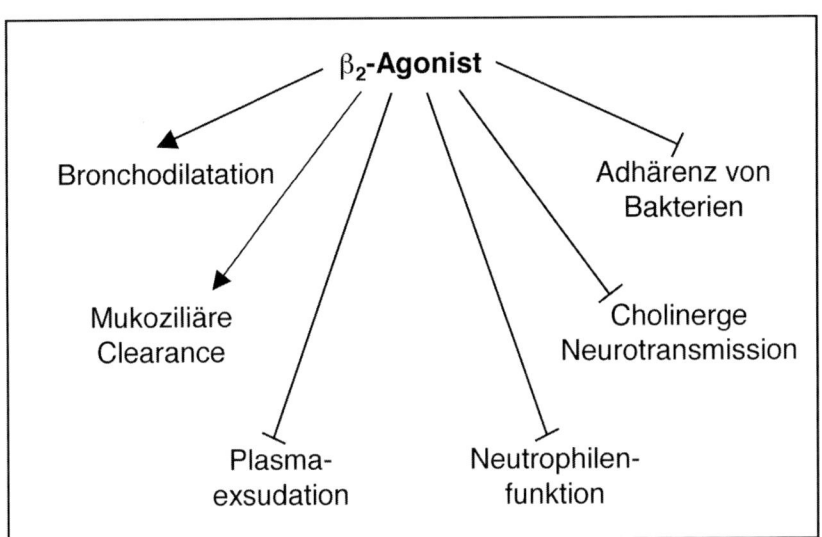

Abbildung 5-2 Wirkungen von β_2-Agonisten [nach 8] ($\downarrow$ fördernd, $\perp$ hemmend).

ten durch Stimulation von β_2-Rezeptoren an anderen Organen auf. Am häufigsten kommt es zum Tremor der Extremitäten, zu Tachykardie, Hypokaliämie und Unruhe.

Seit langem bekannt und in der Therapie effektiv eingesetzt sind kurz wirksame β_2-Agonisten, die innerhalb weniger Minuten zu einer Bronchodilatation mit einem Peak nach ca. 15–30 Minuten führen. Der Effekt hält in der Regel vier bis fünf Stunden an, so daß eine mehrmalige tägliche Einnahme notwendig ist [59]. In jüngerer Zeit sind sog. lang wirksame β_2-Sympathomimetika zur Therapie der obstruktiven Atemwegserkrankungen hinzugekommen, die aufgrund ihrer langen Wirkungsdauer nur zweimal täglich inhaliert werden müssen. Es handelt sich hierbei v. a. um die Substanzen Salmeterol und Formoterol. Beide Substanzen zeichnen sich durch eine längere Halbwertszeit (8 h) aus. Die verlängerte pharmakologische Wirkungsdauer wird durch eine erhöhte Lipophilie dieser Substanzen erreicht. Die Wirksamkeit der Substanz Salmeterol bei COPD wurde bereits in zahlreichen Studien demonstriert, worauf im folgenden ausführlich eingegangen wird.

Für β_2-Agonisten konnte nach inhalativer Provokation eine als „Bronchoprotektion" bezeichnete Schutzwirkung gegenüber akuten Reizeffekten auf die Atemwege nachgewiesen werden [22]. Dies kann insbesondere beim Vorliegen einer bronchialen Hyperreagibilität therapeutisch bedeutsam sein. Die beim Asthma bronchiale erhobenen Daten zur klinischen Effektivität der β_2-Sympathomimetika lassen sich nicht ohne weiteres auf die COPD übertragen (s. Kap. 3 Pathogenese der COPD), da die bronchiale Obstruktion in der Regel nur partiell bzw. gar nicht reversibel ist. Auf der anderen Seite gibt es eine Reihe von Patienten, deren Krankheitsbild Überschneidungen zum Asthma bietet und deren Lungenfunktion in hohem Maße vom Einsatz der β_2-Sympathomimetika profitiert.

Darüber hinaus konnte für β_2-Agonisten gezeigt werden, daß sie auch zu einer Verbesserung der Dyspnoe, der Leistungsfähigkeit und der Lebensqualität gerade bei älteren Patienten mit dem „typischen" Bild der COPD führen, was ihren Stellenwert in der Therapie der COPD bekräftigt [60].

Kurz wirksame β_2-Sympathomimetika sollten deshalb nach Durchführung eines Reversibilitäts-Tests in der Behandlung der leichten COPD bedarfsweise und in der Behandlung der mittelschweren COPD regelmäßig eingesetzt werden. Auch in der Gruppe der Patienten, die zunächst keine signifikante Besserung des FEV_1 zeigt, sollte die Therapie fortgesetzt und im Intervall geprüft werden, ob ein langfristiger Effekt zu verzeichnen ist.

In einer Reihe von Studien konnte für Salmeterol ein positiver Effekt auf die Lungenfunktion gezeigt werden [25, 37, 38, 97, 98]. In einer anderen Untersuchung wurden von Mahler et al. Salmeterol, Ipratropiumbromid und Placebo verglichen. Salmeterol führte zu einem signifikant stärkeren Anstieg des FEV_1 verglichen mit Ipratropiumbromid oder Placebo. Sowohl Salmeterol als auch Ipratropiumbromid reduzierten die Dyspnoesymptomatik bei normaler Aktivität, was zu einer verminderten Einnahmefrequenz kurz wirksamer β_2-Sympathomimetika (hier Albuterol) führte. Gerade in den letzten Jahren hat sich herausgestellt, daß wichtige Parameter der gesundheitsbezogenen Lebensqualität, wie insbesondere die körperliche Belastbarkeit, die klinische Symptomatik, aber auch psychosoziale Faktoren positiv beeinflußt werden [83a, 117a].

Es scheint einiges darauf hinzuweisen, daß ein wünschenswerter Nebeneffekt der inhalativen Therapie mit lang wirksamen β_2-Sympathomimetika bei COPD die Reduktion infektiöser Komplikationen aufgrund der verringerten Adhärenz von Bakterien (z. B. Haemophilus influenzae) am respiratorischen Epithel sein dürfte, wobei die Datenlage noch nicht ausreichend ist, um die klinische Relevanz dieses Effekts zu bewerten [54, 98].

Im folgenden sollen die wichtigsten inhalativen kurz und lang wirksamen β_2-Sympathomimetika sowie die zur systemischen Therapie vorliegenden Substanzen vorgestellt werden (Tab. 5-1).

Tabelle 5-1 Übliche Anwendungsformen und Dosierungen von bronchodilatierenden Medikamenten [in Anlehnung an 119].

Substanz	Inhalator (µg)	Vernebler (mg)	Orale Form (mg)	Wirkungs-dauer (h)
β_2-Agonisten				
Fenoterol	100–200 µg 4mal/d	0,5–2,0 mg 4mal/d	-	4–6
Salbutamol (Albuterol)	100–200 µg 4mal/d	2,5–5,0 mg 4mal/d	4 mg 3- bis 4mal/d	4–6
Terbutalin	250–500 µg 4mal/d	5–10 mg 4mal/d	5 mg 3- bis 4mal/d	4–6
Formoterol	12–24 µg 2mal/d		-	12+
Salmeterol	50–100 µg 2mal/d		-	12+
Anticholinergika				
Ipratropium-bromid	40–80 µg 4mal/d	0,25–0,5 mg 4mal/d	-	6–8
Oxitropium-bromid	200 µg 4mal/d		-	7–9
Methylxanthine				
Aminophyllin	-	-	225–450 mg	variabel, bis zu 24 h
Theophyllin	-	-	100–400 mg	variabel, bis zu 24 h

5.2.1.1 Inhalative kurz wirksame β_2-Sympathomimetika

Salbutamol

Salbutamol (Aerolind®, Apsomol®, Bronchospray®, Loftan®, Salbuhexal®, Salbutamol AL/-ratiopharm®, Sultanol®) ist ein kurz wirksames β_2-Sympathomimetikum mit einer Halbwertszeit von 2,5–7 Stunden. Die übliche Dosierung mit einem Dosieraerosol oder Pulverinhalator liegt zwischen 0,2–0,4 mg Salbutamol, mit dem Vernebler bei 3- bis 4mal/d 1,25 mg bzw. 1mal 1,25 mg bei akuter Dyspnoe, wobei die maximale Wirkung nach ca. 30 Minuten erreicht wird. Salbutamol wird in der Regel inhalativ verabreicht, daneben existiert auch die orale Darreichungsform. Die wesentlichen Nebenwirkungen erklären sich aus der Stimulation der β_2-Rezeptoren; sie sind bei inhalativer Anwendung allgemein seltener als bei oraler oder intravenöser Anwendung zu beobachten. Hierzu zählen u. a. allergische Reaktionen der Haut und Schleimhäute, Tremor, Tachykardie, Palpitationen, Steigerung des Blutdrucks, Unruhegefühl, Sodbrennen, paradoxe Bronchospasmen (!), Muskel- und Kopfschmerzen [125].

Fenoterol

Fenoterol (Berotec®) ist ein kurz wirksames β_2-Sympathomimetikum mit einer Halbwertszeit von 3,2 Stunden. Neben- und Wechselwirkungen entsprechen denen von Salbutamol. Die übliche Dosierung liegt im akuten Atemnotanfall bei 1mal 1 Hub (100 oder 200 µg) und in der Dauertherapie bei 3- bis 4mal/d 1–2 Hübe (100 oder 200 µg).

Terbutalin

Terbutalin (Aerodur®, Bricanyl®, Butaliret®, Butalitab®, Contimit®, Terbul®, Terbutalin AL, Terbutalin-ratiopharm®) ist ein kurz wirksames β_2-Sympathomimetikum, das inhalativ, parenteral oder oral eingenommen werden kann. Die Halbwertszeit beträgt ca. 3,5 Stunden. In der Akutsituation werden 1–2 Hübe à 250 µg oder 250 µg subkutan appliziert. In der Dauertherapie werden 3mal/d 1–2 Hübe (250 µg) inhaliert oder 2- bis 3mal/d 2,5 mg in Tablettenform eingenommen.

5.2.1.2 Inhalative lang wirksame β_2-Sympathomimetika

Salmeterol

Salmeterol (aeromax®, Serevent®) ist ein lang wirksames β_2-Sympathomimetikum, das inhalativ wirksam ist. Die übliche Tagesdosis liegt bei 50–100 µg 2mal/d, die Wirkungsdauer beträgt 12 Stunden und länger, die maximale Wirkung ist nach etwa 150 Minuten erreicht. Die Nebenwirkungen erklären sich aus der Beeinflussung des vegetativen Nervensystems, sind jedoch meist weniger stark ausgeprägt als bei Salbutamol und umfassen Tremor (leicht), sehr selten kardiale Arrhythmien, Kopfschmerzen, Muskelkrämpfe, Arthralgien und Überempfindlichkeitsreaktionen [125]. Salmeterol ist als einziges lang wirksames β_2-Sympathomimetikum bisher für die Therapie der COPD zugelassen.

Formoterol

Formoterol (Foradil®, Oxis®) ist wie Salmeterol ein lang wirksames β_2-Sympathomimetikum. Die Wirkungsdauer entspricht der des Salmeterols, wobei die maximale Wirkung in einem vergleichbaren Zeitraum wie bei den kurz wirksamen β_2-Sympathomimetika eintritt. Die Tagesdosis ist 12 µg 2mal/d. Die Nebenwirkungen entsprechen denen anderer β_2-Agonisten, sind aber in der Regel weniger stark ausgeprägt als bei kurz wirksamen β_2-Sympathomimetika. Selten kommt es zu Agitiertheit, Rastlosigkeit, Schlafstörungen, kardiale Arrhythmien, Hyperkaliämie, Geschmacksstörungen, Benommenheit, Blutdruckveränderungen und Erhöhung der Konzentration von Insulin, freien Fettsäuren, Glyzerin und Ketonkörpern [125].

5.2.1.3 Systemische β_2-Sympathomimetika

Clenbuterol

Clenbuterol (Spiropent®, Contraspasmin®) ist ein kurz wirksamer β_2-Agonist, dessen Halbwertszeit bei 3,5 Stunden liegt. Es liegt in oraler Darreichungsform als Tablette oder Saft vor. Zur Anwendung kommt eine Dosierung von 40 µg/d, aufgeteilt auf zwei Dosen in 12stündigem Abstand. Die Neben- und Wechselwirkungen entsprechen denen der inhalativ anzuwendenden β_2-Sympathomimetika (s. o.).

Bambuterol

Bambuterol (Bambec®) ist ein orales β_2-Sympathomimetikum. In der angewandten Zubereitung wird der Wirkstoff langsam abgegeben [102]. Ein möglicher Effekt der so veränderten Pharmakokinetik könnte sein, daß die periphere Obstruktion effektiver behandelt wird. Auf der anderen Seite werden auch die Nebenwirkungen sehr viel häufiger als bei der inhalativen Anwendung von β_2-Agonisten beobachtet. Bambuterol ist eine „Prodrug" der Substanz Terbutalin.

Reproterol

Reproterol (Bronchospasmin®) ist ebenfalls ein kurz wirksames β_2-Sympathomimetikum, das sowohl für den inhalativen Gebrauch, aber auch parenteral als intravenöse Injektion oder oral als Tablette zur Verfügung steht. Es wird in einer Dosis von 90 µg über 0,5–1 Minute langsam intravenös appliziert (1 Ampulle) oder in der Dauertherapie 3mal/d 0,5–1 Tablette (entsprechen 10–20 mg). Die Halbwertszeit liegt bei 3,5 Stunden. Neben- und Wechselwirkungen entsprechen denen der inhalativ anzuwendenden Substanzen.

5.2.1.4 Kombinationspräparate

Salmeterol und Fluticason

Seit einiger Zeit steht mit der fixen Kombination von Salmeterol und Fluticason (Viani®) ein Präparat zur inhalativen Therapie zur Verfügung, das die bronchialerweiternden Eigenschaften des Salmeterols und die entzündungshemmenden Effekte des Fluticasons kombiniert. Mehrere Studien bestätigten bei Asthma bronchiale die Wirksamkeit und Sicherheit der gleichzeitigen Inhalation von β_2-Agonist und Glukokortikoid. Darüber hinaus wurde sogar von einer verbesserten Effektivität bei gleichzeitiger Inhalation berichtet. Hier muß neben der Verbesserung der Patientencompliance im wesentlichen auf zellulärer Ebene an eine Interaktion zwischen Kortikosteroid- und β_2-Rezeptoren gedacht werden [10, 20, 76, 134]. Aufgrund der Studienergebnisse ist die fixe Kombination in der Dauertherapie des mittelschweren und schweren Asthma bronchiale sinnvoll. Die Wirksamkeit bei der COPD war Gegenstand von Untersuchungen in jüngster Zeit, die bereits eine sinnvolle Einsatzmöglichkeit erkennen lassen. Übliche Dosierungen sind 2mal/d 50 µg Salmeterol und 500 µg Fluticason. Als Nebenwirkungen können aufgrund des Glukokortikoides Soor und Heiserkeit und durch den β_2-Agonisten Tremor, Palpitationen und Kopfschmerzen auftreten. Vereinzelt wurde über kardiale Arrhythmien, Arthralgien, Myalgien, Muskelkrämpfe und Überempfindlichkeitsreaktionen berichtet.

Formoterol und Budesonid

Bei der Kombination aus Formoterol und Budesonid (Symbicort®) ist ebenfalls eine Kombination aus langanhaltender Bronchodilatation (Formoterol) und Entzündungshemmung (Budesonid) realisiert. Einsatzmöglichkeiten, Neben- und Wechselwirkungen entsprechen den oben beschriebenen. Die übliche Dosierung beträgt 2mal/d 200−400 µg Budesonid und 6−12 µg Formoterol.

5.2.2 Anticholinergika

Anticholinergika sind weitverbreitete Wirkstoffe, die als Mittel der ersten Wahl in der Therapie der COPD eingesetzt werden können. Grundlage hierfür sind folgende pathophysiologische Veränderungen: Der Tonus der Bronchialmuskulatur wird durch das autonome Nervensystem reguliert. Während die Dilatation der Bronchialmuskulatur über adrenerge Rezeptoren (β-Adrenozeptoren, s. o.) vermittelt wird, wird die Bronchokonstriktion im wesentlichen durch den Einfluß des N. vagus kontrolliert. Die basale cholinerge Innervation ist die wesentliche reversible Komponente des Tonus der Bronchialmuskulatur beim Gesunden [13]. Die cholinergen Nervenfasern der Atemwege entspringen aus dem N. vagus und enden in den parasympathischen Ganglien in der Bronchialwand. Die postganglionären Fasern innervieren glatte Muskelzellen und submukosale Drüsen. Als Transmittersubstanz fungiert Acetylcholin, das über die muscari-

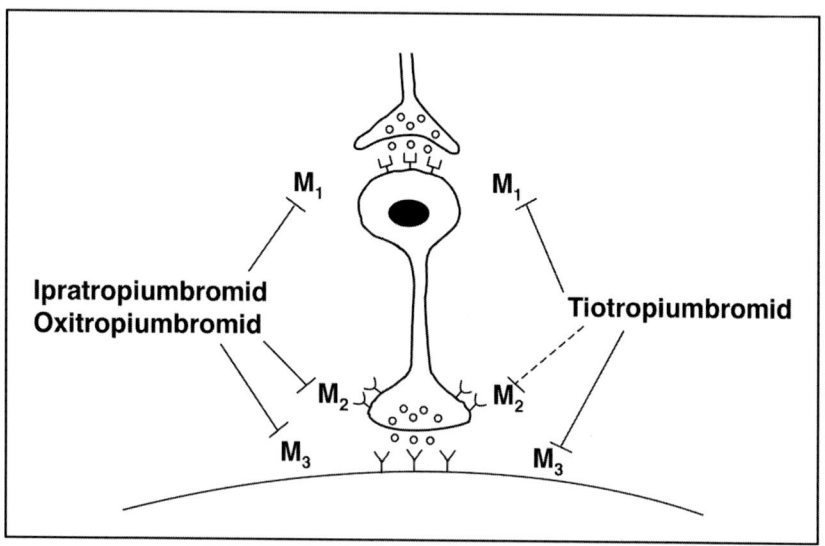

Abbildung 5-3 Cholinerge Innervation und Angriffspunkte von Anticholinergika im Bronchialsystem [mod. nach 10] (⊥hemmend).

nergen (M-)Rezeptoren zu einer Bronchokonstriktion und Stimulation der Mucusproduktion führt (Abb. 5-3). M-Rezeptoren befinden sich in den vegetativen Erfolgsorganen. Heute sind verschiedene M-Rezeptoren bekannt, die sich in den von ihnen vermittelten Wirkungen durchaus unterscheiden. M_3- bzw. M_1-Rezeptoren vermitteln Bronchokonstriktion und stimulieren submuköse Drüsen. Präsynaptische M_2-Rezeptoren können andererseits mittels negativer Feedbackmechanismen die M_1- und M_3-rezeptorvermittelte Transmitterfreisetzung kontrollieren. Sie hemmen die Freisetzung von Acetylcholin und wirken somit als Autorezeptoren [15, 99]. Bei anderen Rezeptorsubtypen (M_4 und M_5) ist die exakte Bedeutung beim Menschen bisher ungeklärt [15].

Anticholinergika, die im Rahmen der Therapie der COPD eingesetzt werden, wirken antimuscarinerg, indem sie M-Rezeptoren blockieren. Dies führt zu einer Hemmung der Signalübertragung an den peripheren Nervenendigungen, die durch Transmittersubstanzen – in diesem Fall Acetylcholin – vermittelt wird. Des weiteren können sie Acetylcholin aus seiner Rezeptorbindung verdrängen, so daß im Endeffekt eine Vagolyse resultiert. Aus den o. g. Wirkungen, die über die unterschiedlichen M-Rezeptoren vermittelt werden, folgt, daß in der Therapie der COPD eingesetzte Anticholinergika idealerweise eine hohe Affinität zu M_1- und M_3-Rezeptoren bei fehlender/sehr ge-

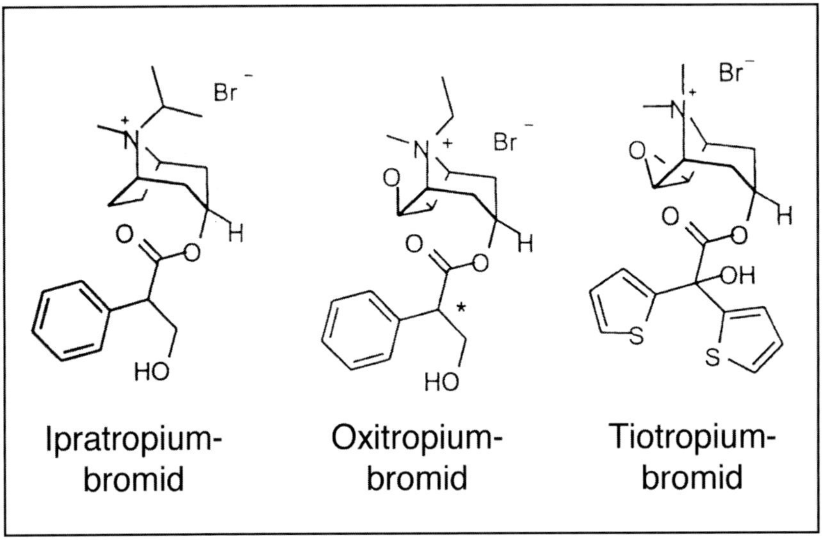

Abbildung 5-4 Anticholinerge Substanzen.

ringer Affinität zu M_2-Rezeptoren haben sollten [21]. Neuere Substanzen wie z. B. das Tiotropium könnten dies möglicherweise leisten (s. u.).

Die bekannteste und gewissermaßen klassische antimuscarinerge Grundsubstanz ist das Atropin. Dieses Anticholinergikum ist ein Extrakt aus der Tollkirsche (Atropa belladonna). Anticholinergika wie das Atropin wurden bereits seit dem Altertum als Rauschmittel verwendet. Der Name *Atropos* dieser Substanz bezieht sich auf eine große griechische Schicksalsgöttin. 1870 wurde die hemmende Wirkung von Atropin auf parasympathische Nerven erkannt. Obwohl es eine bronchospasmolytische Wirkung aufweist, hat es sich in der Therapie obstruktiver Atemwegserkrankungen nicht etablieren können. Dies liegt an den ausgeprägten systemischen Nebenwirkungen, die aus der vagolytischen Aktivität resultieren. Hierzu gehören Tachykardie, Hemmung der Speicheldrüsensekretion, Anstieg des Augeninnendrucks und Miktionsstörungen neben den zentralnervösen unerwünschten Effekten wie z. B. Erregungszustände unterschiedlicher Schweregrade.

Durch chemische Modifikation konnte die Resorbierbarkeit der Substanzen verringert werden. Bei den in der Behandlung der COPD eingesetzten M-Rezeptorantagonisten handelt es sich um natürliche Alkaloide, bei denen eine quartäre Ammoniumverbindung eingeführt wurde (Abb. 5-4). Die Polarität dieser Verbindung verhindert ein Durchdringen der Blut-Hirn-Schranke, so daß keine zentralen Nebenwirkungen auftreten. In therapeutischer Dosierung wird außer gelegentlich auftretender Mundtrockenheit praktisch keine relevante Nebenwirkung beobachtet. Bisher fanden sich keine Anzeichen einer Toleranzentwicklung bei dauerhafter Anwendung. Die wichtigsten Substanzen sind Ipratropiumbromid, Oxitropiumbromid und als neuere Substanz Tiotropiumbromid (s. u.).

Da bei der Mehrzahl der Patienten mit COPD allenfalls eine geringe Reversibilität der Bronchialobstruktion nach Behandlung mit Bronchodilatatoren vorliegt, müssen − im Gegensatz zum Asthma bronchiale − neben spirometrischen Kenngrößen auch andere Parameter, die insbesondere die Lebensqualität betreffen, wie z. B. die Toleranz gegenüber körperlicher Belastung, subjektive Wahrnehmung der Dyspnoe, Vorhandensein von Schlafstörungen, aber auch die Exazerbationshäufigkeit zur Beurteilung der therapeutischen Effektivität herangezogen werden [21].

Eine Reihe vergleichender Studien konnte belegen, daß Anticholinergika bei der COPD die gleiche bronchodilatatorische Potenz aufweisen wie kurz wirksame β_2-Sympathomimetika, z. T. wurde sogar ein günstigerer Effekt nachgewiesen [28, 123, 144]. Es konnte gezeigt werden, daß Ipratropiumbromid in der Langzeittherapie zu einer Verbesserung der Lungenfunktion führt, während kurz wirksame β_2-Agonisten keinen Anstieg des FEV_1 und der Vitalkapazität (VK) bewirkten (Abb. 5-5a). Auch nach längerfristiger Anwendung führte in einer retrospektiven Analyse verschiedener Studien die erneute Applikation einer Einzeldosis von Ipratropiumbromid zu einem ähnlichen Anstieg von FEV_1 und VK wie zu Beginn der Therapie [123]. Darüber hinaus zeigen Vergleiche zwischen dem lang wirksamen β_2-Sympathomimetikum Salmeterol und Ipratropiumbromid einen zumindest gleichwertigen Effekt [98a, 98b].

Ipratropiumbromid

Ipratropiumbromid (Atrovent®) ist ein inhalatives Anticholinergikum. Die Halbwertszeit beträgt ca. 3−4 Stunden, so daß eine mehrmalige tägliche Anwendung notwendig ist. Ipratropiumbromid hat durch die Ammoniumgruppe nur eine relativ geringe Bioverfügbarkeit, so daß systemische Nebenwirkungen äußerst selten sind. Die häufigsten Nebenwirkungen sind Hustenreiz, ein bitterer Geschmack, Akkomodationsstörungen, Mundtrockenheit, Harnverhalt, gastrointestinale Motilitätsstörungen (alle selten). Extrem selten wurden Überempfindlichkeitsreaktionen beobachtet. Ipratropiumbromid steht in Form eines Dosieraerosols, Pulverinhalators und einer wässerigen Lösung zur Verfü-

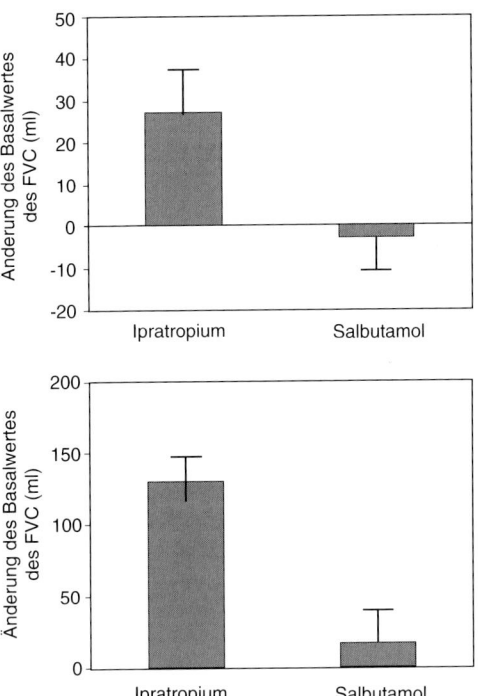

Abbildung 5-5a Änderung der Lungenfunktionsparameter nach dreimonatiger Therapie mit Ipratropiumbromid im Vergleich zu β_2-Agonisten [mod. nach 124].

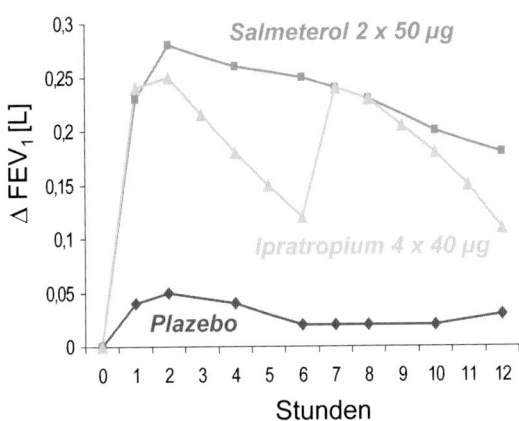

Abbildung 5-5b Verbesserung der FEV_1 nach Inhalation von Salmeterol, Ipratropium oder Plazebo [nach 98a].

gung [125]. Die empfohlenen Dosierungen sind in Tabelle 5-1 aufgeführt. Ipratropiumbromid kann mit β_2-Sympathomimetika und Xanthinderivaten kombiniert werden, was zu einer Verstärkung der bronchodilatatorischen Wirkung führt. Zur Verfügung stehen auch fixe Kombinationspräparate wie z. B. Berodual® (Ipratropiumbromid und Fenoterol), die allerdings eine individuelle Titration der Dosierung erschweren, aber den Vorteil einer einfacheren Handhabung für den Patienten haben. Es wird sowohl zur Prophylaxe als auch zur Therapie der manifesten Dyspnoe eingesetzt [125].

Oxitropiumbromid

Ein weiteres inhalatives Anticholinergikum ist Oxitropiumbromid (Ventilat®) mit einer Halbwertszeit von ca. 9 Stunden, das ebenfalls mehrfach täglich inhaliert werden sollte (s. Tab. 5-1). Die Anwendungsgebiete sowie Neben- und Wechselwirkungen entsprechen denen von Ipratropiumbromid [125].

Tiotropiumbromid

Tioptropiumbromid (Ba 679) ist ein neues, hoch potentes, langwirkendes Anticholinergikum. Die lange Halbwertszeit von 15 Stunden macht eine einmal tägliche Dosierung möglich. Dies könnte die Patientencompliance fördern. Zusätzlich ermöglicht die langanhaltende Wirkung eine bessere Prävention der obstruktiven Symptome. Eine publizierte Phase-III-Studie mit Tiotropiumbromid zeigte eine Überlegenheit dieser Substanz gegenüber Ipratropiumbromid bez. der Lungenfunktion [115].

5.2.3 Theophyllin und andere Methylxanthine

Theophyllin und Koffein sind nah verwandte Alkaloide, die Bestandteil einer Vielzahl geographisch weit verbreiteter Pflanzen sind. Sie gehören zusammen mit dem Theobromin zu den ältesten Genuß- und Arzneimitteln. Die Popularität koffeinhaltiger Getränke erklärt sich aus der seit langem bekannten und weiterhin bestehenden Vorstellung früherer Zeiten, daß diese belebend sind, Müdigkeit unterdrücken und die körperliche Leistungsfähigkeit steigern sollen. Pharmakologische Studien konnten diese Erfahrungen sogar teilweise bestätigen. Koffein ist der aktive Inhaltsstoff der Kaffeebohne (1−2%), der Teeblätter (2−5%) und der afrikanischen Kokosnuß (2%). Theobromin kommt v. a. in der Kakaobohne vor (1,5−3%), und Theophyllin findet sich in geringen Mengen in Teeblättern. Theophyllin und Koffein gehören zur Gruppe der Methylxanthine.

Der Wirkungsmechanismus der Methylxanthine ist bisher nur teilweise aufgeklärt. Mehrere Ansatzpunkte werden diskutiert: Hemmung der Phosphodiesterase, was zu einem Anstieg der intrazellulären Konzentration von zyklischem Adenosinmonophosphat (cAMP) führt und konsekutiv zu einer Relaxation der glatten Muskulatur. Des weiteren werden durch Methylxanthine Adenosinrezeptoren aktiviert. Dies erklärt zumindest teilweise die extrapulmonalen Wirkungen an ZNS, Herz oder Niere. Auch steigern Methylxanthine die Katecholaminfreisetzung und hemmen die Prostaglandinwirkung. Sie vermindern die intrazelluläre Kalziumkonzentration direkt und indirekt über eine Hyperpolarisation der Zellmembran. Darüber hinaus hemmen Methylxanthine die 5'-Nukleotidase-Aktivität. Diese Beobachtungen können dennoch nicht das komplexe Wirkungsspektrum der Methylxanthine erklären. Sie wirken v. a. auf den Respirationstrakt (Relaxation der Bronchialmuskulatur, Hemmung der asthmatischen Spätreaktion, Verminderung der bronchialen Hyperreagibilität, Steigerung der mukoziliären Clearance, Senkung des pulmonalarteriellen Druckes, Erhöhung der Inspirationskraft, Stimulation des Atemzentrums, Verminderung des Dyspnoe-Empfindens, Immunmodulation und Entzündungshemmung; s. u.), das ZNS (Stimulation der Ventilation, Antriebs- und Aktivitätssteigerung, Stimmungsbesserung), das Herz-Kreislauf-System (positiv inotrop und chronotrop, vasodilatierend), die Niere (diuretischer Effekt), den Magen (Sekretionssteigerung) und den Stoffwechsel (Lipolyse). Theophyllin wirkt dabei am stärksten bronchodilatierend, während Koffein vor allem zentral stimulierende Eigenschaften aufweist. Ein für die Therapie von Atemwegserkrankungen nicht unwesentlicher Aspekt ist die Stimulation der Zilienmotilität, was die mukoziliäre Clearance positiv beeinflußt [83]. Theophyllin vermindert darüber hinaus die Plasmaexsudation und kann die Produktion proinflammatorischer Mediatoren durch neutrophile Granulozyten, T-Lymphozyten und Makrophagen hemmen [18] (Abb. 5-6).

Methylxanthine sind aufgrund ihrer Lipophilie nur schwer löslich, was durch Zugabe einer Reihe von Substanzen, mit denen sie Komplexe (normalerweise im Verhältnis 1 : 1) bilden können, wie z. B. Ethylendiamin (Aminophyllin), verbessert wird. Methylxanthine werden im Gastrointestinaltrakt schnell resorbiert, in der Leber z. T. demethyliert und oxidiert und als Monomethylxanthine oder Methylharnsäure über die Nieren ausgeschieden; nur 10 % werden unverändert renal eliminiert. Die Halbwertszeiten unterliegen starken Schwankungen. So sind sie z. B. bei Kindern durch die rasche Metabolisierung und bei Rauchern durch Enzyminduktion verkürzt, während sie u. a. durch eine Reihe von Antibiotika verlängert werden (Tab. 5-2).

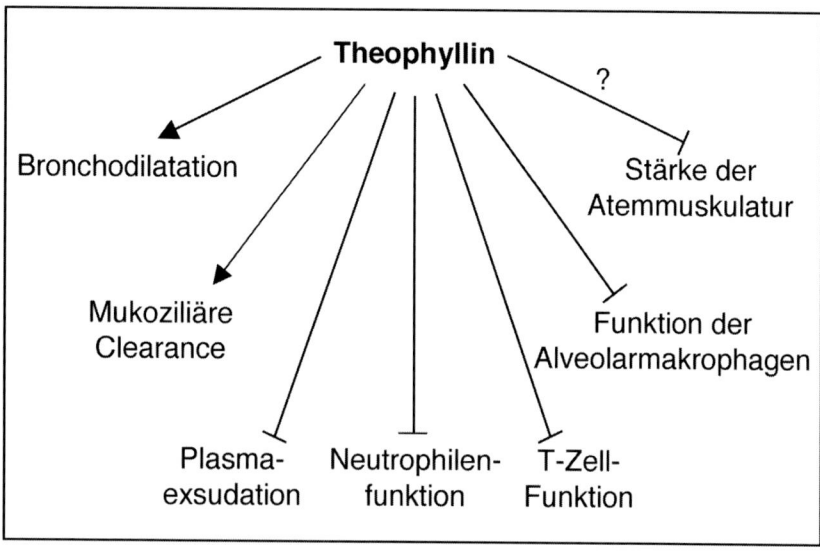

Abbildung 5-6 Wirkungen von Theophyllin [nach 8] (↓ fördernd, ⊥ hemmend).

Tabelle 5-2 Beeinflussung der Theophyllinplasmaspiegel.

Faktor	Plasmaspiegel erhöht	Plasmaspiegel erniedrigt
Pharmaka	Inhibition der abbauenden Enzyme durch: Antibiotika (Chloramphenicol, Erythromycin, Lincomycin, Ciprofloxacin), Zytostatika (Methotrexat, Cyclophosphamid, Azathioprin, Mercaptopurin), Allopurinol, Cimetidin, Kontrazeptiva, lebertoxische Substanzen	Enzyminduktion durch: Barbiturate, Carbamazepin, Phenytoin, Rifampicin, Sulfinpyrazon
Alter	über 40 Jahre	1,5–16 Jahre
Begleiterkrankungen	Leber-, Herz- und Lungenerkrankungen, virale Infektionen	
Ernährung	Tee, Kaffee, Cola, kohlenhydratreich	Proteinreich, kohlenhydratarm
Genußmittel	Alkoholkonsum	Rauchen

Die bronchodilatative Wirkung des Theophyllins ist geringer ausgeprägt als die der β_2-Sympathomimetika und der Kombinationen [59, 78]. Die Kombination der beiden Substanzen in einer Studie führte zu einer gesteigerten

Wirksamkeit, was die klinische Beobachtung stützt, daß eine Therapiestrategie, die Theophyllin und β_2-Agonisten umfaßt, sinnvoll sein kann [78], da beide Substanzklassen an verschiedenen Ansatzpunkten angreifen [65, 121, 123]. Es wurde aber auch gezeigt, daß bei Patienten mit COPD und unbefriedigendem Ansprechen auf Salbutamolinhalation Theophyllin oral zu einer Verbesserung der Obstruktion, gemessen an den Peak-flow-Raten und den subjektiven Symptomen, führt, während beide Substanzen allein auch das FEV_1 steigern konnten. Gerade für ältere, multimorbide COPD-Patienten kann z. B. die orale Einnahme ein Vorteil sein und dazu beitragen, die Lebensqualität zu steigern. Im folgenden sollen die beiden wichtigsten therapeutisch eingesetzten Substanzen kurz dargestellt werden.

Theophyllin

Theophyllin (Bronchoretard®, Uniphyllin®, Solosin®, Euphylong®, Theodur®) ist die bekannteste Substanz aus der Gruppe der Methylxanthine. Theophyllin wird überwiegend oral und in retardierter Form verwendet. Die intravenöse Applikationsform wird ausschließlich in der Akutbehandlung eingesetzt. Es verfügt über eine geringe therapeutische Breite mit optimaler Wirksamkeit, die in den Bereichen von 5–20 mg/l liegt und eine Spiegelbestimmung erforderlich macht. Unerwünschte Nebenwirkungen treten konzentrationsabhängig bei höheren Plasmaspiegeln auf und erklären sich aus den Wirkungen auf die einzelnen Organsysteme. Es kommt u. a. zu Übelkeit, Erbrechen, Durchfall, Kopfschmerzen, Angstzuständen bis hin zu Krampfanfällen und kardialen Arrhythmien. Daher sind Blutspiegelkontrollen erforderlich. Die Halbwertszeit liegt bei 5–10 Stunden und kann durch verschiedene Faktoren, wie z. B. Rauchen, Lebensalter, Medikamente wie Antibiotika und Antikonvulsiva, beeinflußt werden (s. o. und Tab. 5-2). Durch retardierte Darreichungsformen ist in der Regel eine zweimalige Gabe pro Tag ausreichend, wobei die gleichmäßige und vollständige Resorption der Substanz vorausgesetzt werden muß [125].

Aminophyllin

Aminophyllin (Afonilum®, Aminophyllin®, Phyllotemp®, Theophyllin-EDA-ratiopharm®) ist ein Komplex aus Theophyllin und Ethylendiamin, durch den die Löslichkeit von Theophyllin verbessert wird. Ethylendiamin trägt nur unwesentlich zur Bronchodilatation bei. Wirkungen, Nebenwirkungen und Wechselwirkungen entsprechen denen der Einzelsubstanz Theophyllin [125].

5.2.4 Kortikosteroide

Kortikosteroide sind die wichtigsten Medikamente in der Behandlung einer ganzen Reihe von bronchopulmonalen Erkrankungen, wobei ihre antiinflammatorischen und immunsuppressiven Eigenschaften genutzt werden. Pharmakologisch werden zur Unterdrückung von Entzündungsreaktionen im wesentlichen halogenierte Steroidverbindungen eingesetzt. Diese unterscheiden sich vom natürlich vorkommenden Cortisol dadurch, daß die glukokortikoide Wirkung gesteigert, der mineralokortikoide Effekt dagegen vermindert ist. Ein wesentlicher Fortschritt für die pneumologische Therapie war die Einführung von chemisch derart modifizierten Kortikosteroiden, daß sie einen ausgeprägten First-pass-Effekt in der Leber aufweisen. Hierdurch war es möglich, inhalierbare Substanzen mit sehr günstigem Nebenwirkungsprofil zu entwickeln, die eine hohe Rezeptoraffinität und eine lange Verweildauer im Gewebe bei topischer Applikation aufweisen. Beim Asthma bronchiale sind inhalierbare Glukokortikoide Mittel der ersten Wahl und unverzichtbarer Bestandteil der Standardtherapie.

Der Stellenwert der inhalativen Kortikosteroide bei der COPD war im Gegensatz dazu gerade erst in der jüngsten Zeit Gegenstand interessanter klinischer Studien, so daß erst jetzt in Form von Leitlinien zu ihrem Einsatz bei dieser Erkrankung klare Empfehlungen gegeben werden können (s. u.). Bei der akuten Exazerbation der COPD gibt es gut belegte Daten aus klinischen Studien, die für einen systemischen, zeitlich begrenzten Einsatz von Glukokortikoiden sprechen [13]. Im folgenden soll auf den Einsatz inhalierbarer Kortikosteroide als Option bei der stabilen COPD und oraler/systemischer Kortikosteroide bei der akuten Exazerbation ausführlich eingegangen werden.

5.2.4.1 Inhalative Kortikosteroide

Wie bereits in Kapitel 3 (Pathogenese der COPD) angeführt, kommt es durch Zigarettenrauch und weitere Schadstoffe zu einer dauerhaften Aktivierung der Alveolarmakrophagen und CD8-positiver Lymphozyten. Von den Alveolarmakrophagen und anderen immunkompetenten Zellen sezernierte Mediatoren wie z. B. Interleukin-8 oder Leukotrien B_4 bewirken einen Einstrom neutrophiler Granulozyten in den Alveolarraum. Die neutrophilen Granulozyten (und auch Alveolarmakrophagen) setzen Proteasen wie z. B. die Neutrophilenelastase, Kathepsine und Matrixmetalloproteasen frei, die eine Destruktion des Gewebes mit Ausbildung eines Lungenemphysems sowie eine Mucushypersekretion bewirken. Damit weist der Entzündungsprozeß bei der COPD grundlegende Unterschiede gegenüber der Inflammation beim Asthma bronchiale auf (s. o.). Es ist davon auszugehen, daß wichtige Entzündungsmarker der COPD wie Tumor-Nekrose-Faktor-α, eosinophiles kationisches Protein, Eosinophilenperoxidase oder Myeloperoxidase im Sputum durch inhalative Kortikosteroide nicht wesentlich beeinflußt werden [88].

Andererseits konnte gezeigt werden, daß Kortikosteroide bei Patienten mit Mukoviszidose die Transkriptionsrate von Antiproteasen wie des sekretorischen Leukoprotease-Inhibitors (SLPI) in Atemwegsepithelien steigern können [1], was zu einer Abnahme von Elastase und Interleukin-8 sowie der Zellzahl in der bronchoalveolären Lavage führt. Somit könnten Kortikosteroide über SLPI auch bei anderen inflammatorischen Prozessen als beim Asthma bronchiale wirksam sein.

Es muß nach wie vor mit Vorbehalt betrachtet werden, wenn bei der COPD inhalative Kortikosteroide in Analogie zum Asthma bronchiale unter der Vorstellung einer kausalen antiinflammatorischen Therapie eingesetzt werden. Andererseits sind zur Klärung der Frage, ob Kortikosteroide bei der stabilen COPD sinnvoll einzusetzen sind, fünf große kontrollierte klinische Studien durchgeführt worden; drei (EUROSCOP, ISOLDE, Copenhagen City Lung Study) über drei Jahre und eine über sechs Monate (Paggiaro-Studie) sowie eine über 40 Monate (Lung Health Study Group), deren Ergebnisse im folgenden skizziert werden sollen [33, 95, 117, 118, 151].

Die EUROSCOP-Studie begleitete in einer umfangreichen Langzeitstudie über drei Jahre 912 Patienten. Bei den eingeschlossenen Personen handelte es sich um Patienten mit einer eher gering eingeschränkten Lungenfunktion, die initial rauchten. Das FEV_1 nahm im Beobachtungszeitraum in der Placebogruppe um 60 ml/Jahr, in der Verumgruppe um 46,7 ml/Jahr ab. Dieser Unterschied war allerdings nur in den ersten sechs Monaten erkennbar. Interessanterweise profitierten die Raucher mit weniger als 36 Packungsjahren am meisten von der Therapie [118].

Die ISOLDE-Studie schloß schwerer erkrankte Patienten mit einer schlechteren Lungenfunktion und höherem Alter nach zweiwöchiger Initialtherapie mit systemischen Glukokortikoiden ein (insgesamt 751 Personen). Nach drei Jahren betrug der jährliche FEV_1-Abfall in der Placebogruppe 59 ml und in der Verumgruppe 50 ml. Wie bei der EUROSCOP-Studie war der Unterschied Ergebnis der ersten 3−6 Monate Therapiedauer, in denen in der behandelten Gruppe im Mittel kein FEV_1-Abfall zu beobachten war. Die Vorbehandlung mit systemischen Glukokortikoiden erschwert allerdings die Beurteilbarkeit bez. der Wirksamkeit inhalativer Steroide in der Langzeittherapie. Wenn man jedoch die durch den St. George's Respiratory Questionnaire erfaßten Parameter der Lebensqualität berücksichtigt, wird diese in der Therapiegruppe deutlich höher bewertet als in der Placebogruppe [33]. Ein weiterer Befund war die Reduktion der Exazerbationshäufigkeit um 25 % unter Fluticasongabe.

In der Copenhagen City Lung Study wurden 203 Patienten untersucht. Eine Reversibilität der Atemwegsobstruktion war ein Ausschlußkriterium für den Einschluß in die Studie, und das durchschnittliche FEV_1 lag mit 2,4 l (86,2–86,9 %) höher als in den anderen Studien und erfaßte nicht die „typischen" COPD-Patienten. In dieser Studie ergab sich kein Unterschied im Hinblick auf die Lungenfunktion zwischen therapierter und Placebogruppe [27].

In der sog. Paggiaro-Studie war die Lungenfunktion der eingeschlossenen Patienten mittelschwer eingeschränkt. 29 % der behandelten Patienten wiesen gegenüber 18 % aus der Placebogruppe eine Zunahme des FEV_1 um mindestens 10 % auf. Darüber hinaus kam es zu einer Verbesserung der morgendlichen Peak-flow-Werte, der Vitalkapazität, aber insbesondere auch klinischer Parameter wie Hustensymptomatik, Sputummenge und Verbesserung der Distanz im 6-Minuten-Gehtest nach Therapie mit inhalativen Glukokortikoiden [108].

In der jüngsten Studie der Lung Health Study Research Group wurden 1116 Patienten mit einem FEV_1 zwischen 30 und 90 % des Sollwerts eingeschlossen. Nach 40 Monaten war der Unterschied der Lungenfunktion nur gering und betrug, gemessen als jährlicher FEV_1-Abfall, in der Verumgruppe 44,2 ml und in der Placebogruppe 47,0 ml. Interessanterweise hatten die behandelten Patienten jedoch deutlich weniger pulmonale Symptome und suchten seltener den Arzt auf. Auch die bronchiale Empfindlichkeit nach Methacholinprovokation war in der Gruppe der Therapierten signifikant niedriger. Als noch nicht ausreichend geklärter Nebenbefund fiel aber auf, daß die Knochendichte, gemessen an Lendenwirbelsäule und Femur, in der Therapiegruppe niedriger als in der Placebogruppe war [95]. Dies ist möglicherweise auf den niedrigen First-pass-Effekt des Triamcinolon zurückzuführen.

Zusammengefaßt konnten nur die Copenhagen City Lung Study und die Studie der Lung Health Study Group keinen Effekt einer inhalativen Glukokortikoidtherapie auf die Lungenfunktion nachweisen. Die drei anderen Studien zeigten einen, wenn auch sehr geringen Effekt mit einer Verlangsamung der Abnahme des FEV_1 bzw. sogar eine leichte Zunahme, wobei sich die Signifikanz nur aus den in den ersten drei bis sechs Monaten nach Therapiebeginn erhobenen Meßwerten ergab. Interessanterweise scheinen schwerer betroffene Patienten von inhalativen Kortikosteroiden eher zu profitieren als weniger schwer betroffene. Besonders wichtig ist allerdings in diesem Zusammenhang, daß subjektive Symptome wie z. B. Dyspnoe oder allgemeines Wohlbefinden durch die Inhalation von Glukokortikoiden in den Studien verbessert wurden und damit die Lebensqualität der betroffenen Patienten offenbar erheblich zugenommen hatte.

Systemische Kortikosteroide sollten wegen eines bisher fehlenden Langzeiteffekts im Hinblick auf die zu erwartenden Nebenwirkungen gerade bei Patienten in fortgeschrittenem Alter (u. a. Osteoporose mit Frakturgefährdung, Infektionsrisiko, Risiko für Ulzera im Gastrointestinaltrakt bei häufig gleichzeitiger Einnahme von nichtsteroidalen Antiphlogistika) nicht zur Therapie der stabilen COPD eingesetzt werden [73, 105].

Beclometason

Beclometason (AeroBec®, Beclomet Easyhaler®, Bronchocort®, Sanasthmax®, Sanasthmyl®) ist ein halogeniertes Glukokortikoid (9α-Chlor-16β-methylprednisolon), das inhaliert wird. Als wesentliche Nebenwirkungen sind Heiserkeit (Stimmbandmyopathie) und ein Candidabefall von Mund- und Rachenschleimhaut zu nennen. Andere Nebeneffekte, wie sie bei systemischer Glukokortikoidtherapie beobachtet werden, treten praktisch kaum auf, da inhalative Glukokortikoide durch einen ausgeprägten First-pass-Effekt in der Leber schnell inaktiviert werden. Üblicherweise werden 2mal/d ein Sprühstoß à 0,1 mg bis zu 3- bis 4mal/d 0,1 mg gegeben [125].

Budesonid

Budesonid (Benosid®, Budecort®, Budefat®, Budesonid AL®, Budesonid-ratiopharm®, Pulmicort®, Respicort®) ist wie Beclometason ein inhalatives Glukokortikoid, das jedoch nicht halogeniert ist (16α,17α-Butylidendioxid-11β,21-dihydroxy-1,4-pregnadien-3,20-dion). Seine Halbwertszeit beträgt 2–3 Stunden. Die Nebenwirkungen entsprechen denen von Beclometason. Die Standarddosis beträgt 0,2 mg 2mal/d, kann aber bei Bedarf auf 0,4 mg 2mal/d gesteigert werden [125].

Fluticason

Fluticason (atemur®, Flutide®) ist ein halogeniertes Glukokortikoid (S-[Fluormethyl]6α,9-difluor-11β,17-dihydroxy-16α-methyl-3-oxo-1,4-androstadien-17β-carbothioat). Die Halbwertszeit liegt bei 3 Stunden. Die Nebenwirkungen entsprechen denen der anderen inhalativen Glukokortikoide. Üblicherweise werden 0,5 mg 2mal/d appliziert (individuelle Anpassung an das Beschwerdebild) [125]. Fluticason ist derzeit das einzige explizit für die COPD zugelassene Medikament in Deutschland.

Triamcinolon

Triamcinolon (Azmacort®) ist ebenfalls ein halogeniertes Glukokortikoid (9-Fluor-11β,16α, 17, 21-tetrahydoxy-1,4-pregnadien-3,20-dion). Die Halbwertszeit liegt zwischen 0,5−5 Stunden. Die Nebenwirkungen entsprechen den oben beschriebenen. Eine übliche Dosierung liegt bei 200 μg 6mal/d [125].

5.4.2.2 Systemische Kortikoide

Ihr wesentliches Einsatzgebiet haben systemische Glukokortikoide in der Therapie akuter Exazerbationen. Studien konnten zeigen, daß Patienten mit einer höheren Rate an Exazerbationen gesteigerte Interleukin-6- und Interleukin-8-Konzentrationen im Sputum aufweisen [24]. Des weiteren konnte eine Vermehrung eosinophiler Granulozyten in den Atemwegen bei Exazerbationen gezeigt werden [127]. Diese pathophysiologischen Daten legen somit nahe, daß der Einsatz systemischer Kortikosteroide bei Exazerbationen der COPD auch aus immunologischer Sicht gerechtfertigt sein kann.

Bestätigt werden diese Überlegungen durch klinische Studien. In einer Studie von Davies et al. wurde der Effekt oraler Kortikosteroide bei Exazerbation der COPD untersucht. Die Patienten, die oral Prednisolon erhielten, hatten eine stärkere Verbesserung des FEV_1 nach Bronchodilatation als die Patienten in der Placebogruppe (von 28,3 % auf 41,5 % vs. 25,7 % auf 32,2 %). Auch stieg das FEV_1 täglich um 90 ml im Vergleich zu 30 ml in der Placebogruppe. Die Krankenhausaufenthaltsdauer war in der behandelten Gruppe kürzer. Nach 6 Wochen unterschieden sich die Gruppen allerdings nicht mehr [49]. In einer anderen Studie von Thompson et al. zeigten sich signifikante Verbesserungen in der Zunahme des Sauerstoffpartialdruckes, des FEV_1 und des PEF [148]. In einer großen, kontrollierten klinischen Studie von Niewoehner et al. fand sich eine Verkürzung des stationären Aufenthaltes sowie eine Verbesserung des FEV_1 nach Exazerbation einer COPD durch Glukokortikoide. Dabei war der maximale Benefit der Behandlung in den ersten zwei Wochen der Therapie zu beobachten [113].

Bei der stabilen COPD gibt es derzeit keine guten Argumente für den Einsatz systemischer Glukokortikoide. Es überwiegen im Gegenteil, wie oben angeführt, die systemischen Nebenwirkungen.

Prednison/Prednisolon

Prednison (Decortin®) und Prednisolon (Decapprednil®, Decortin® H, Prednisolon Jenapharm®, Prednisolon-ratiopharm®) sollen als Beispiele für systemisch angewandte Glukokortikoide erwähnt werden, da die meisten Studien mit Prednison durchgeführt wurden. Die Halbwertszeit der Substanzen beträgt ca. 2−3 Stunden. Die Nebenwirkungen entsprechen den einschlägig bekannten bei Glukokortikoiden: Akne, Striae, Petechien, Ekchymosen, verzögerte Wundheilung, Myopathie, Osteoporose, aseptische Knochennekrosen, Glaukom, Katarakt, psychische Veränderungen, Magenbeschwerden, Pankreatitis, Umverlagerung des Fettgewebes, Natriumretention mit Ödembildung, Kaliumverlust, Nebennierenrindensuppression, Hypertonie u. a. [125]. Bei akuter Exazerbation werden üblicherweise 50 mg/d Decortin® mit rascher Reduktion über zwei bis drei Wochen gegeben.

5.2.5 Antibiotika

Antibiotika haben ihren Stellenwert im Rahmen der Therapie der COPD bei akuten Exazerbationen, bei denen eine infektbedingte Komponente zu vermuten oder nachgewiesen ist. Exazerbationen der COPD entstehen oft als Folge einer Infektion der Atemwege, wobei zu berücksichtigen ist, daß in ca. 50% der Fälle ein viraler Infekt vorliegt. Charakteristisch für eine bakterielle Verursachung (aber nicht ausschließlich hierbei zu finden) sind eine Zunahme der Sputummenge und Purulenz. Eine Meta-Analyse der klinischen Studien, die den Wert einer antibiotischen Therapie bei Exazerbationen der COPD untersuchten, zeigte einen kleinen, statistisch signifikanten Vorteil der Antibiotika in bezug auf den Verlauf und die Lungenfunktion [126]. In der viel beachteten, kontrolliert durchgeführten Studie von Anthonisen et al. zeigte sich, daß Antibiotika bei Exazerbationen zu einer verbesserten Prognose, weniger Therapieversagern und einer schnelleren Normalisierung der Lungenfunktion im Vergleich mit Placebo führen [7]. Über 3,5 Jahre wurden in der besagten Studie 173 Patienten mit 362 Exazerbationsphasen behandelt. Die Erfolgsrate betrug 68% in der Antibiotikagruppe und 55% in der Placebogruppe. Therapieversagen mit klinischer Verschlechterung trat bei 19% in der Placebo- und 10% in der Antibiotikagruppe auf.

Aus einer großen Zahl von Untersuchungen ist bekannt, daß die drei häufigsten bei Exazerbationen isolierten Bakterienspezies (*Haemophilus influenzae, Moraxella catarrhalis, Streptococcus pneumoniae*) für über 70% der Infekte verantwortlich sind [11]. Hieraus läßt sich im akuten Fall bereits eine empirische Therapie ableiten, bei der allerdings die lokale Erreger- und Resistenzsituation sowie evtl. Begleiterkrankungen berücksichtigt werden müssen. Dies ist um so wichtiger, da Antibiotika einen nicht unwesentlichen Kostenfaktor darstellen.

Ein breites Spektrum von Antibiotika(klassen) hat sich als wirksam zur Behandlung einer infektiösen Exazerbation der COPD erwiesen. Hierzu gehören Penicilline (Amoxicillin mit/ohne Clavulansäure, Ampicillin), diverse Cephalosporine (Cefuroxim etc.), Makrolide (Erythromycin, Clarithromycin etc.), Tetracycline, Chinolone und Trimethoprim-Sulfamethoxazol (TMP-SMX). Penicilline und Cephalosporine sind v. a. wirksam gegen Pneumokokken und Haemophilus influenzae. Tetracycline wirken bakteriostatisch auf Pneumokokken, Haemophilus influenzae, Moraxella catarrhalis und Mycoplasma pneumoniae. TMP-SMX ist wirksam gegen Pneumokokken, Haemophilus influenzae und Moraxella catarrhalis. Makrolide sind wirksam gegen Pneumokokken, Mycoplasma pneumoniae, Moraxella catarrhalis und Legionella pneumophila; Chinolone gegen Pneumokokken, Haemophilus influenzae, Moraxella catarrhalis und Legionella pneumophila, aber auch gegen Pseudomonas-Species und andere Problemkeime. Die Dauer der Behandlung ist bis zu einem Zeitraum von 10–14 Tagen variabel. Eine Sequenztherapie, zunächst intravenös, anschließend oral, kann sinnvoll sein. Bei schweren Exazerbationen kann – nach Materialgewinnung für die mikrobiologische Untersuchung – der Einsatz von „Reserveantibiotika" erforderlich sein (s. u.). Bei Auftreten einer Pneumonie ist entsprechend der weitergehenden Richtlinien zu verfahren. Eine Dauertherapie mit Antibiotika ist bei der COPD nicht indiziert, da sie den Verlauf der Erkrankung nicht beeinflußt und das Risiko der Resistenzentwicklung beinhaltet [128].

5.2.6 Mukolytika (N-ACC, Ambroxol, Bromhexin, DNS-spaltende Enzyme)

Mukolytika sind Substanzen, die zu einer Verflüssigung des Sekrets und damit zu einer Herabsetzung der Viskosität führen sollen, um so das Abhusten zu erleichtern. Da der Schleim bei der COPD in der Regel festhaftend und zäh ist, kann er somit die Kolonisation mit Infektionserregern begünstigen. Der therapeutische Nutzen dieser Substanzklasse ist z. Z. jedoch noch nicht abschließend geklärt. Aufgrund der Studienergebnisse gibt es keine klare Indikation, sie bei der COPD einzusetzen. Einige wenige Studien scheinen auf eine Reduktion der Symptome und Exazerbationen durch Mukolytika hinzuweisen. Grundlage jeder erfolgreichen Expektorationssteigerung ist eine ausreichende Flüssigkeitszufuhr, auf die von ärztlicher Seite zu achten ist.

Acetylcystein

Acetylcystein ist eine Substanz, die über eine reduktive Spaltung von Disulfid-brücken im sezernierten Schleim eine Viskositätsminderung bewirkt [16, 17]. In einer sechsmonatigen Untersuchung konnte für Acetylcystein eine Reduktion der Exazerbationen gezeigt werden [108]. Nebenwirkungen sind selten. Allergische Hautreaktionen, Kopfschmerzen, Tinnitus, Übelkeit, Erbrechen und Durchfall können auftreten. Andere Nebenwirkungen sind als Einzelfälle beschrieben [125].

Ambroxol und Bromhexin

Ambroxol und Bromhexin sind sog. Sekretolytika, die eine gesteigerte Sekretion eines dünnflüssigen, leicht abhustbaren Schleims bewirken sollen. Beide Substanzen werden oral meist in Form von Tropfen eingenommen. Ambroxol kann auch inhalativ verabreicht werden. Nebenwirkungen bei Ambroxol sind in seltenen Fällen Mundtrockenheit, Sialorrhoe, Rhinorrhoe, Obstipation und Dysurie. Bromhexin kann selten zu Haut- und Schleimhautreaktionen, Magen–Darm-Beschwerden (u. a. Reaktivierung von Ulzera), Atemnot und allergischen Reaktionen führen [125].

Rekombinante humane DNase

Rekombinante humane DNase spaltet DNA-Stücke, die beim Zerfall von Zellen entstehen. Diese Bruchstücke aus Nukleotiden tragen zu einer erhöhten Viskosität des Schleims bei. Durch Spaltung dieser Bruchstücke können die Viskosität herabgesetzt und der Schleim leichter abgehustet werden. RhDNase hat bereits einen festen Stellenwert in der Therapie der Mukoviszidose. Hier zeigten Studien eine Verzögerung der Verschlechterung der Lungenfunktion (gemessen am Abfall des FEV_1) durch Inhalation von rhDNase. In einer Studie von Shah et al. wurden die viskoelastischen Eigenschaften des Sputum von CF-Patienten verbessert [132]. Bei der COPD ist rhDNase bisher kein etabliertes Medikament. Erste klinische Studien verliefen wenig erfolgversprechend [16, 17].

5.2.7 Antitussiva

Antitussiva sind Substanzen, die den Hustenreiz hemmen. Gebräuchlich sind v. a. Derivate von Opioiden. Diese wurden so verändert, daß die bereits bei Opioiden vorhandene antitussive, über Morphinrezeptoren vermittelte Wirkung gesteigert wird, während die analgetische Wirkung vermindert ist. Die bekannteste Substanz ist Codein. Die Halbwertszeit liegt bei ca. drei Stunden.

Nebenwirkungen sind u. a. leichte Somnolenz, leichte Kopfschmerzen, psychische und physische Abhängigkeit, Übelkeit und Obstipation. Gefährlich ist die in hohen Dosen auftretende Atemdepression [121]. Weitere Opioidderivate sind das Hydrocodon und Dihydrocodein. Des weiteren werden Dextromethorphan und Clobutinol verwandt. Neben diesen chemisch definierten Wirkstoffen gibt es eine Reihe Antitussiva auf pflanzlicher Basis mit Spitzwegerich- oder Huflattichblätterextrakt oder Kombinationen verschiedener Extrakte. Antitussiva sind in der Regel bei der COPD kontraindiziert, ihr Einsatz kann im Einzelfall jedoch kurzfristig sinnvoll sein.

5.2.8 Impfungen gegen Pneumokokken und Influenza

Die Impfung gegen Pneumokokken wird in vielen Ländern durchgeführt. Der gebräuchliche Impfstoff enthält die Polysaccharide der 23 häufigsten Serotypen. Die Impfung führt zu einem 50- bis 70%igen Schutz vor einer invasiven Pneumokokkenerkrankung. Der Schutz gegen eine Pneumokokkenpneumonie ist unsicher [34, 133]. Bisher gibt es keine verläßlichen Daten bez. des Nutzens bei Patienten mit COPD [18, 59]. In Anbetracht der eingeschränkten ventilatorischen Reserve erscheint eine vorbeugende Impfung aber sinnvoll. Sie sollte alle 5−10 Jahre wiederholt werden.

Eine Impfung gegen Influenza wird generell bei COPD-Patienten empfohlen. Diese erfolgt im Herbst. Die Zusammensetzung des Impfstoffs (meist trivalent mit zwei Subtypen der Influenza A und einem der Influenza B) orientiert sich an der aktuellen Situation bzw. Antigenität. Der Impfschutz ist in der Regel besser bei Jüngeren als bei Älteren; Morbidität und Mortalität werden aber durch die Impfung um ca. 50% reduziert [23, 112]. In einer Meta-Analyse wurden durch die Impfung effektive Schutzraten gegen Atemwegserkrankungen von 56%, gegen Pneumonie von 53%, gegen Hospitalisation von 50% und gegen einen letalen Verlauf von 68% ermittelt [74]. Obwohl anhand von Einzelfallerkrankungen diskutiert, fand sich in Studien kein erhöhtes Risiko für die Entwicklung eines Guillain-Barré-Syndroms durch die Impfung [81, 86].

5.2.9 Immuntherapie mit Bakterienlysaten

Neuere Untersuchungen zeigen, daß die präventive Behandlung von COPD-Patienten mit Bakterienlysaten von Vorteil sein könnte, da die Wahrscheinlichkeit für das Auftreten von Exazerbationen mit anschließender Hospitalisierung durch die Einnahme eines entsprechenden Präparates gesenkt werden konnte

[43]. Die angewendeten Bakterienlysate enthalten in der Regel acht verschiedene Bakterienstämme, die sich häufig im Respirationstrakt finden, wie z. B. Haemophilus influenzae, Streptococcus pneumoniae, Klebsiella pneumoniae und ozaenae, Staphylococcus aureus, Streptococcus pyogenes und viridans sowie Neisseria catarrhalis. Durch die orale Gabe werden die Antigenbestandteile immunkompetenten Zellen im lymphatischen Gewebe des Gastrointestinaltraktes (Peyer-Plaques, Mucosa associated lymphatic tissue [MALT]) präsentiert. Es gibt Hinweise auf eine direkte Aktivierung von Alveolarmakrophagen und eine Steigerung der Antigenpräsentation für T-Lymphozyten [100]. Hierdurch könnte ein Aktivierungszustand der Immunabwehr erzielt und eine schnelle Reaktion auf eindringende Organismen erleichtert werden. Die Infektabwehr, die im Rahmen der chronischen Bronchitis eine deutliche Funktionsminderung erfährt, könnte durch diese gezielte Stimulation der Lymphozyten und Alveolarmakrophagen deutlich gesteigert werden [120]. Lusuardi et al. konnten eine signifikante Erhöhung des sekretorischen Abwehrproteins IgA in der bronchoalveolären Lavage nach oraler Immunisierung nachweisen [96]. In einer kontrollierten klinischen Studie wurden ältere Patienten (> 65 Jahre) mit dem Präparat bzw. Placebo behandelt. In der Verumgruppe kam es zu einer 28%igen Reduktion der Infektionen des unteren Respirationstrakts (v. a. durch weniger Bronchitiden). Des weiteren waren signifikant mehr Patienten in der Verumgruppe frei von akuten Bronchitiden in der sechsmonatigen Beobachtungszeit (96% vs. 69%), und die Anzahl der Verschreibungen von Antibiotika sank um 28% [116].

Eine abschließende Beurteilung der Bakterienlysate ist aufgrund der vorliegenden Datenlage nicht möglich. Bei besonders infektanfälligen Patienten oder solchen, die aufgrund ihrer Lebenssituation einem erhöhten Risiko ausgesetzt sind, kommt jedoch ein Therapieversuch in Betracht.

5.2.10 Nikotinersatztherapie und Bupropion

Bislang ist die einzige Möglichkeit, die Progression der COPD zu stoppen, der Verzicht auf das Rauchen als wesentlicher kausalpathogenetischer Faktor. Allerdings schafft es nur eine kleine Gruppe der Patienten [136], das Rauchen für längere Zeit aufzugeben. Die Nikotinersatztherapie hat sich als effektiver Bestandteil der Raucherentwöhnung erwiesen. In einer Meta-Analyse kontrollierter Studien zur Nikotinersatztherapie folgerten Silagy et al., daß diese in Form von Kaugummi, Pflaster, Nasenspray sowie inhalativem Nikotin effektive Hilfsmittel zur Raucherentwöhnung darstellen [135]. Die meisten Studien waren dabei mit Kaugummi durchgeführt worden. Interessanterweise war die Wirkung anscheinend nicht abhängig vom Grad der Nikotinabhängigkeit. Auch spielte die Art der Nikotinapplikation offenbar keine entscheidende Rolle. In jüngster Zeit gab es Hinweise auf eine potentiell kanzerogene Wirkung des Nikotins im Tierversuch. Hier bleibt das Ergebnis weiterer Untersuchungen abzuwarten.

In jüngster Zeit ist mit Bupropion (Zyban®) ein neuartiges Medikament dazugekommen. Die Rationale für den Einsatz eines Antidepressivums liegt darin begründet, daß Raucher häufiger Symptome einer affektiven Störung (Depression) aufweisen als Nichtraucher [4]. Negativ gestimmte Personen fangen häufiger an zu rauchen und hören seltener wieder auf [72]. Veränderungen im Dopaminstoffwechsel des Gehirns könnten hierfür verantwortlich sein [66]. Antidepressiva mit einer überwiegend anxiolytischen Wirkung sollten daher bei der Raucherentwöhnung hilfreich sein [63]. Die Wirksamkeit von Bupropion ließ sich in Studien belegen. In einer Studie von Jorenby et al. wurde die Wirkung von Bupropion allein, in Kombination mit einem Nikotinpflaster, einem Nikotinpflaster allein und Placebo verglichen. Die Abstinenzraten betrugen nach 12 Monaten 15,6 % in der Placebogruppe, 16,4 % in der Gruppe mit dem Nikotinpflaster, 30,3 % in der Bupropiongruppe und 35,5 % in der Gruppe mit einer Kombination von Bupropion plus Nikotinpflaster [85].

5.2.11 Substitution von Alpha-1-Antitrypsin

Alpha-1-Antitrypsin (AT) ist der wichtigste Inhibitor von Proteasen mit gewebedestruierender Wirkung, wobei die Lunge als Grenzorgan besonders betroffen ist. Ein schwerer, angeborener homozygoter AT-Mangel (Genotyp ZZ) führt bereits im frühen Lebensalter zur Ausbildung eines Emphysems. Bei leichterem heterozygotem Mangel (Genotypen MZ und SZ) führen Umweltfaktoren wie z. B. das Rauchen deutlich rascher zur Ausbildung eines Emphysems. Ein klarer Zusammenhang zwischen der Verminderung des AT und der Entwicklung eines Emphysems ist seit langem bekannt. In Studien konnte gezeigt werden, daß die intravenöse Substitution bei schwerem AT-Mangel über Jahre hinweg erfolgreich durchführbar ist und keine toxischen Wirkungen entfaltet. Die Therapie erfolgt intravenös und muß wegen der Halbwertszeit von ca. fünf Tagen kurzfristig wiederholt werden. Das Fortschreiten des Lungenemphysems scheint durch die Therapie verlangsamt zu werden. Unter der Substitution kam es nur zu einer marginalen Abnahme des FEV_1 selbst bei Patienten mit schwerem AT-Mangel und Emphysem [131]. Nachteile der parenteralen Substitution sind die wöchentlich notwendigen Infusionen. Außerdem ist zu bedenken, daß es eine sehr aufwendige und kostenintensive Therapie ist, da nur ca. 2–3% der Substanz die Lungen erreichen und dort wirksam werden [136, 155].

Die inhalative Anwendung ist eine relativ neue Option, die nicht nur für Patienten mit angeborenem AT-Mangel in Betracht kommt. Bei Mukoviszidose-Patienten führte eine AT-Inhalation zu einer Reduktion der Neutrophilenelastase-Aktivität und Abnahme der Produktion des proinflammatorischen Interleukin-6 (IL-6). Die Gewinnung von AT aus menschlichem Blutplasma ist aufwendig und teuer. Daneben besteht das Risiko der Übertragung humanpathogener Viren (HBV, HCV, HIV u. a.). Neuere aussichtsreiche Applikationsmöglichkeiten bestehen in der Herstellung rekombinanten AT oder dem Gentransfer [51]. AT hemmt die Aktivität der Neutrophilenelastase, und es wird durch Zigarettenrauch inaktiviert. Somit liegt es nahe, eine Substitution mit AT auch in der Therapie der COPD einzusetzen. Bisher gibt es allerdings keinen Hinweis auf eine Wirksamkeit bzw. eines Verhinderns der Krankheitsprogression bei COPD und Emphysem, wenn Patienten normale AT-Serumkonzentrationen aufweisen, so daß ein Einsatz dieser kostspieligen Substanz derzeit nicht gerechtfertigt erscheint [16, 17, 19].

5.2.12 Experimentelle Therapieansätze

Bislang konnte keine Behandlungsform, abgesehen vom Einstellen des Rauchens, die Progression der strukturellen Veränderungen des Respirationstraktes im Rahmen der COPD aufhalten. Neuere Erkenntnisse der Pathophysiologie lassen jedoch eine gezielte pharmakologische Intervention in den inflammatorischen und proteolytischen Prozeß theoretisch denkbar erscheinen. Erste Versuche mit einer Vielzahl neuer Substanzklassen befinden sich derzeit im experimentellen Stadium. Im folgenden sollen die wichtigsten erwähnt und ihre Wirkungsweise besprochen werden. Tabelle 5-3 gibt eine schematische Übersicht über die verschiedenen, nach ihrer Wirkungsweise zu unterscheidenden Substanzklassen.

5.2.12.1 Antiproteasen

Das Gleichgewicht zwischen protektiven und aggressiven Faktoren (Antiproteasen-Proteasen) scheint bei der COPD zuungunsten protektiver Faktoren verschoben zu sein, so daß vermehrt Elastin abgebaut wird (s. Kap. 3 Pathogenese der COPD). Therapeutisch denkbar wäre daher ein Ansatz, mittels Anti-

Tabelle 5-3 Experimentelle Therapieansätze der COPD.

Substanzen	Untergruppe
Antagonisten proin-flammatorischer Media-toren	Leukotrien-B_4-Antagonisten 5'-Lipooxygenase-Inhibitoren Interleukin-8-Antagonisten Tumor-Nekrose-Faktor-α-Inhibitoren Antioxidanzien
Proteaseinhibitoren	Neutrophilenelastase-Inhibitoren Kathepsin-Inhibitoren Nonselektive Matrixmetalloproteinase-Inhibitoren Alpha-1-Antitrypsin Sekretorischer Leukoprotease-Inhibitor Elafin
Antiinflammatorische Medikamente	Phosphodiesterase-4-Inhibitor NF-$\varkappa$B-Inhibitoren Adhäsionsmolekül-Inhibitoren Interleukin-10 p38 Mitogen-aktivierter Proteinkinase-Inhibitor
Mukoregulatoren	Tachykininantagonisten Inhibitoren der Neuropeptidfreisetzung am sensorischen Nerv Inhibitoren von Mediatoren und Enzymen MUC-Gensuppressoren

proteasen Proteasen zu finden und den durch sie vermittelten Abbau von Lungengerüstsubstanz zu unterdrücken. Auch die Substitution mit Alpha-1-Antitrypsin folgt diesem Konzept (s. o.). Neuere Substanzgruppen sind Neutrophilenelastase-Inhibitoren, Kathepsin-Inhibitoren, Matrixmetalloprotease-Inhibitoren und Inhibitoren der sekretorischen Leukoprotease. Im folgenden soll kurz auf diese neuen, noch weitgehend experimentellen Ansätze eingegangen werden.

Inhibitoren der Neutrophilenelastase

Die Neutrophilenelastase, eine neutrale Serinprotease, bewirkt einen Abbau des Elastins und steigert die Mucusproduktion [137]. Dies hat zur Entwicklung hochwirksamer peptidischer (ICI 200 355) und nicht-peptidischer (ONO-5046) Hemmstoffe geführt [16, 17, 19]. Bisher existieren wenige Studien zum Einsatz dieser Substanzklassen beim Menschen. Unter oraler Gabe von MR 889 über vier Wochen konnte kein weiterer Anstieg der Marker für den Elastinabbau im Blut und im Urin beobachtet werden, wobei allerdings die verwendeten Marker nicht sensitiv genug sein könnten und eine abschließende Beurteilung noch aussteht [94].

Kathepsin-Inhibitoren

Kathepsin G ist eine elastolytisch wirkende Protease, die von Makrophagen sezerniert wird. Suramin, das als zytostatisch wirksames Medikament bekannt ist, ist ein potenter Hemmstoff von Kathepsin G, Proteinase 3 und Neutrophilenelastase [16, 17, 19, 36].

Matrixmetalloproteasen-Inhibitoren

Die Matrixmetalloproteasen (MMP) stellen eine Gruppe von über 20 eng verwandten Endopeptidasen dar, die in der Lage sind, extrazelluläre Matrix des Lungenparenchyms (u. a. Elastin, Kollagen, Proteoglykane, Laminin und Fibronektin) abzubauen. Sie werden von neutrophilen Granulozyten, Alveolarmakrophagen und Epithelzellen der Atemwege gebildet. Die sog. „Tissue inhibitors of metalloproteinases" (TIMP) sind endogene Hemmer der MMP. Viele TIMP sind bereits charakterisiert. Es gibt mehrere Möglichkeiten, die MMP in ihrer Aktivität zu hemmen, z. B. über eine vermehrte Sekretion von TIMP. Da MMP vermehrt beim Zigarettenrauchen durch Induktion proinflammatorischer Zytokine exprimiert werden, könnte diese Induktion durch spezifische Transkriptionsinhibitoren gehemmt werden. Eine andere Möglichkeit besteht in der Entwicklung spezifischer Enzyminhibitoren. Batimastat (BB-94) und Marimastat (BB-2516) sind nicht-selektive MMP-Hemmer. Derzeit befinden sich selektive MMP-Hemmstoffe in der Entwicklung [9, 10].

Serpine

Andere Serumprotease-Inhibitoren (Serpine) wie z. B. Elafin könnten zukünftig ebenfalls eine Rolle in der Therapie der COPD spielen [10].

Sekretorischer Leukoproteasen-Inhibitor

Der sekretorische Leukoproteasen-Inhibitor (SLPI) ist ein 12 kD großes Serpin, das ein Haupthemmer der Elastasenaktivität in den Atemwegen zu sein scheint. Die Inhalation von rekombinantem SLPI erhöht die Anti-Neutrophilenelastase-Aktivität, so daß ein therapeutischer Einsatz bei der COPD wie auch bei der Mukoviszidose möglich erscheint [9, 10, 62].

5.2.12.2 Antagonisten von Mediatoren

Bei der COPD unterhalten verschiedene Mediatoren, wie z. B. Leukotrien B_4 (LTB_4), Interleukin-8 (IL-8) oder Tumor-Nekrose-Faktor-α (TNF-α), das lokale Entzündungsgeschehen in der Lunge. Eine Blockade dieser Mediatoren oder der notwendigen Schritte in ihrer Biosynthese erscheint daher vielversprechend.

LTB$_4$-Inhibitoren

Leukotriene sind Metaboliten der Arachidonsäure, einer mehrfach ungesättigten Fettsäure. Durch die Enzyme Cyclooxygenase auf der einen und Lipooxygenase auf der anderen Seite entstehen wirksame Metaboliten. Während durch die Cyclooxygenase Prostaglandine und Thromboxan gebildet werden, sind die Leukotriene Substanzen, die durch Lipooxygenase-vermittelte Reaktionen entstehen. Die Leukotriene LTB$_4$, LTC$_4$ und LTD$_4$ vermitteln zahlreiche Effekte auf das Bronchialsystem, u. a. Bronchokonstriktion, Permeabilitätssteigerung, Mucushypersekretion und bronchiale Hyperreagibilität. LTB$_4$ entfaltet eine starke chemotaktische Wirkung auf neutrophile Granulozyten. Selektive LTB$_4$-Rezeptorantagonisten sind bereits entwickelt und erfolgreich in der Behandlung des Asthma bronchiale getestet worden. Ein potenter LTB$_4$-Antagonist (LY 293 111) wirkt nicht bei einer Allergenprovokation von Asthmatikern, hemmt aber den Einstrom von neutrophilen Granulozyten in die Atemwege. Andere Antagonisten (SC-53228, CP-105696, SB 201 146) befinden sich z. Z. in der Entwicklung. Da LTB$_4$ durch das Enzym 5'-Lipooxygenase (5-LO) synthetisiert wird, könnte eine Hemmung dieses Enzyms sinnvoll sein. 5-LO-Inhibitoren wie z. B. Zileuton werden bereits in der Therapie des Asthma bronchiale eingesetzt, um die Bildung von Cysteinyl-Leukotrienen zu hemmen. Es ist z. Z. aber noch unklar, welchen therapeutischen Wert sie bei der COPD haben [15, 16, 19].

Chemokin-Inhibitoren

Eine Vielzahl von Zytokinen ist für den Einstrom von Neutrophilen in die Lunge bei der COPD verantwortlich. Wichtigstes Zytokin ist das IL-8, von dem sich erhöhte Konzentrationen im Sputum von Patienten mit COPD nachweisen lassen. In Tierversuchen konnte durch IL-8-blockierende Antikörper und verwandte Chemokine eine Hemmung der neutrophilen Entzündung erreicht werden. Dieser Ansatz erscheint aber für eine Dauertherapie beim Menschen nicht ohne weiteres umsetzbar. Eine Blockade durch IL-8-Rezeptorantagonisten ist ein anderer Ansatz. IL-8 wirkt über einen hochaffinen G-Protein-gekoppelten Rezeptor (CXCR1) und den Rezeptor CXCR2. Es existiert ein nicht-peptidischer Inhibitor für CXCR2 (SB 225002), der die IL-8-Wirkung hemmt. Eine andere Möglichkeit wäre die Inhibition der IL-8-Synthese. Hohe Glukokortikoidkonzentrationen hemmen in vitro die IL-8-Transkription in den Atemwegsepithelien [92]. Obwohl ein direkter Effekt auf die Neutrophilenzahl im Sputum nachgewiesen werden konnte, führt weder inhalative noch systemische Glukokortikoidgaben zu einer Reduktion von IL-8 im Sputum, so daß dieses Zytokin offenbar relativ resistent gegenüber einer Glukokortikoid-vermittelten Inhibition in vivo ist [16, 17, 93a].

Ein anderes wichtiges Zytokin ist das TNF-α. TNF-α wird von einer ganzen Reihe von Zellen, wie z. B. Makrophagen, neutrophilen Granulozyten, aktivierten T- und B-Lymphozyten, natürlichen Killerzellen und Endothelzellen, gebildet. TNF-α fördert u. a. die Abwehrreaktion im Rahmen von Infektionen. Auf der anderen Seite ist eine Überproduktion von TNF-α an einer ganzen Reihe von pathologischen Reaktionen, wie z. B. der Kachexie, dem septischen Schock oder Autoimmunerkrankungen, beteiligt. TNF-α-Konzentrationen sind ebenfalls im Sputum von Patienten mit COPD erhöht [24]. Humanisierte TNF-α-Antikörper werden bereits klinisch in der Therapie der rheumatoiden Arthritis und des M. Crohn eingesetzt [30]. Die längerfristige Anwendung bei chronischen Erkrankungen könnte allerdings problematisch werden durch die Bildung blockierender Antikörper. Lösliche TNF-α-Rezeptoren, die freies TNF-α binden und damit neutralisieren, befinden sich in klinischer Erprobung [17, 18]. Eine weitere attraktive Möglichkeit wäre, die Freisetzung von TNF-α durch Inhibition der TNF-Konvertase zu blockieren. Hierzu könnten kleine Moleküle eingesetzt werden, die keine Proteine sind und damit keine neutralisierenden Antikörper induzieren [17].

Eine weitere Möglichkeit liegt in der Hemmung des Transkriptionsfaktors NF-κB. Durch die erhöhten TNF-α-Konzentrationen im Sputum kann NF-κB aktiviert werden. Dieses Molekül fördert die Transkription und damit Produktion von IL-8 und auch TNF-α. In vitro haben sich Glucocorticoide bereits als unspezifische NF-κB-Inhibitoren indentifizieren lassen. Möglich wären außerdem der Einsatz von spezifischen NF-κB-Inhibitoren sowie von Substanzen, die die Hemmung von NF-κB fördern. Einschränkungen ergeben sich dadurch, daß der Einsatz derartiger Substanzen die Immunabwehr insgesamt schwächen würde [16, 17, 19].

Interleukin-10 (IL-10) ist ein antiinflammatorisch wirkendes Zytokin. Es wird von T-Helferzellen und Makrophagen gebildet. IL-10 hemmt die Produktion entzündungsfördernder Zytokine wie z. B. TNF-α und IL-8. Seine Anwendung wird derzeit bei chronisch-entzündlichen Darmerkrankungen, rheumatoider Arthritis und Psoriasis geprüft. Es könnte theoretisch auch bei der COPD therapeutisch wirksam sein [17, 19]. Aber auch hier gilt, daß es unspezifisch die Immunabwehr gegen pathogene Keime behindern könnte.

Mitogen-aktivierte Protein(MAP)-Kinasen spielen eine Schlüsselrolle bei chronisch-entzündlichen Prozessen. Einer der p38-MAP-Kinase-Stoffwechselwege ist in die Sekretion von Zytokinen wie z. B. IL-8 und TNF-α involviert. Nichtprotein-Hemmer der p38-MAP-Kinase (SB 203580, SB 220025, RWJ 67657) sind entwickelt worden mit einem breiten Spektrum antiinflammatorischer Eigenschaften [17, 19].

Adhäsionsmolekül-Inhibitoren

Die Adhäsion neutrophiler Granulozyten wird durch die Expression und Interaktion der β_2-Integrine CD11a/CD18 (LFA-1) und CD11b/CD18 (Mac-1) auf der Zelloberfläche der Neutrophilen u. a. immunkompetenter Zellen geregelt. Sie dient der Interaktion mit Rezeptoren auf dem Endothel wie ICAM-1 oder E-Selektin [67]. Bei der COPD ist die Expression von ICAM-1 auf Epithelien und E-Selektin in Gefäßen gesteigert [138]. Daher könnten interferierende Substanzen wie z. B. Antikörper den neutrophilen Entzündungsprozeß hemmen. Im Tiermodell konnte gezeigt werden, daß Antikörper gegen CD18, ICAM-1 und E-Selektin den Einstrom neutrophiler Granulozyten bei entzündlichen Prozessen in der Lunge hemmen [18]. Es existieren jedoch Vorbehalte gegenüber einer Blockade von Adhäsionsmolekülen, da diese aus theoretischen Überlegungen heraus zu einer gesteigerten Empfindlichkeit gegenüber Infektionen führen könnten [16, 17, 22].

Phosphodiesterasehemmer

Eine Hemmung intrazellulärer Phosphodiesterasen (PDE) erhöht das cAMP. Daraus resultiert eine Verminderung von Chemotaxis, Aktivierung, Degranulierung und Adhäsion neutrophiler Granulozyten. Die dominierende Isoform des Enzyms ist PDE_4. Theophyllin (s. o.) gehört zu den Phosphodiesterasehemmern, hat aber nur eine schwache, non-selektive Wirkung. Neuere Substanzen der zweiten Generation von PDE_4-Inhibitoren (SB 207 499) befinden sich in klinischer Erprobung [9a, 16, 17, 22]. Pentoxyphyllin als weiterer nichtselektiver Blocker sei der Vollständigkeit halber erwähnt.

Andere Inhibitoren der neutrophilen Granulozyten

Prostaglandin E_2 hemmt über den EP_2-Rezeptor die Bildung des oxidativen Bursts in Neutrophilen [87]. Selektive Rezeptoragonisten wie Misoprostol und Butaprost sind bisher bei der COPD nicht untersucht worden [17].

Colchizin inhibiert die Aktivierung neutrophiler Granulozyten. In einer kontrollierten Studie konnte eine Abnahme der Aktivität der Neutrophilenelastase bei COPD beobachtet werden [42].

5.2.12.3 Mukoregulatoren

Alle Patienten, die rauchen, weisen unabhängig vom Schweregrad ihrer Obstruktion eine gesteigerte Mucusproduktion auf. Epidemiologische Untersuchungen haben gezeigt, daß eine vermehrte Mucussekretion mit einer stärkeren Abnahme des FEV_1 und häufigeren Krankenhausaufenthalten vergesellschaftet ist [150]. Es befinden sich mehrere Typen von Mukoregulatoren in der Entwicklung bzw. Erprobung, wie z. B. Tachykininantagonisten. Tachykinine stimulieren die Mucussekretion durch Submukosadrüsen und Becherzellen. Sie wirken über den NK_1-Rezeptor. Verschiedene Rezeptorantagonisten befinden sich z. Z. in der klinischen Entwicklung. Hierzu gehören die Substanzen CP-99, 994 und SR 140333 [16, 17]. Ein anderes Prinzip der Hemmung Tachykinin-vermittelter Effekte liegt in der Inhibition der Tachykininfreisetzung durch Aktivierung präjunktionaler Rezeptoren [14]. Hier scheinen Opioidrezeptoren die größte Wirksamkeit zu haben. Peripher wirkende Opioidagonisten, die die Blut-Hirn-Schranke nicht überqueren, könnten dabei von Nutzen sein (z. B. BW 443) [16, 17]. Eine andere Möglichkeit besteht in der Inhibition von Mediatoren und Enzymen. Da aber viele verschiedene Mediatoren die Mucushypersekretion stimulieren, ist es unwahrscheinlich, daß die Hemmung eines einzelnen einen wesentlichen Effekt haben wird. Es wurde u. a. darüber berichtet, daß die Inhalation mit Indometazin, einem Inhibitor der Cyclooxygenase, zu einer verminderten Hypersekretion bei COPD führt [136]. Langzeitstudien stehen jedoch aus. Muzine werden durch neun MUC-Gene kodiert. Theoretisch wäre es möglich, durch nichtsteroidale Inhibitoren eine verminderte Genexpression und damit reduzierte Muzinproduktion zu erreichen. Bisher gibt es aber noch keine spezifischen MUC-Gensuppressoren, während für Glukokortikoide ein inhibitorischer Effekt belegt ist [16, 17].

Insgesamt zeigen die experimentellen Therapieansätze theoretisch neue attraktive Behandlungsmöglichkeiten auf, eine klinische Anwendung in absehbarer Zeit ist allerdings für keine der genannten Möglichkeiten abzusehen.

5.3 Empfehlungen zur leitlinienorientierten Therapie der COPD

Basierend auf Consensus-Gesprächen von Expertengremien sowie auf den Ergebnissen einer großen Zahl von überwiegend kontrollierten klinischen Studien wurde in den vergangenen Jahren eine ganze Reihe von Therapierichtlinien für die COPD durch nationale und internationale Fachgesellschaften verabschiedet [3, 58, 59, 71]. Stellvertretend für die hier genannten wird an dieser Stelle überwiegend Bezug genommen auf die GOLD-Leitlinien, die von einem internationalen Expertengremium mit großem methodischem und zeitlichem Aufwand erarbeitet und kürzlich veröffentlicht wurden [119].

5.3.1 Therapieziele

Für die Therapie der COPD lassen sich folgende Ziele definieren:
- Verhinderung der Krankheitsprogression;
- Verbesserung der Symptomatik;
- Steigerung der körperlichen Belastbarkeit und Verbesserung der körperlichen und seelischen Verfassung;
- Vorbeugung und Behandlung von Komplikationen;
- Vorbeugung und Behandlung der akuten Exazerbation;
- Abnahme der Mortalität.

Für den behandelnden Arzt muß dabei oberste Priorität haben, diese Ziele mit einem Minimum an Nebenwirkungen zu realisieren, gerade weil die COPD eine Erkrankung des höheren Lebensalters ist und in der überwiegenden Zahl der Fälle mit schwerwiegenden Begleiterkrankungen wie Cor pulmonale, Schlafapnoe-Syndrom, Bronchialkarzinom und Tbc vergesellschaftet ist.

Es ergibt sich aus der Definition des Krankheitsbildes COPD mit der im Vordergrund stehenden, nichtreversiblen Obstruktion der Atemwege, daß die Kriterien einer erfolgreichen Therapie nicht allein Meßwerte der Lungenfunktion sein können, sondern daß der Einfluß einer Behandlungsmaßnahme auf die Lebensqualität von entscheidender Bedeutung ist und mitberücksichtigt werden muß. Aus den aufgeführten Therapiezielen wiederum ergibt sich, daß eine alleinige medikamentöse Therapie zu kurz greifen würde, so daß flankierende Maßnahmen von der Patientenschulung über die Rehabilitation bis hin zu Beatmungsmöglichkeiten und der operativen Therapie integrale Bestandteile der Behandlung sind.

5.3.2 Schulung

Unabdingbarer Baustein jeglicher therapeutischer Intervention bei der COPD ist die Information der Patienten über potentielle Schadstoffe sowie über den Charakter der Erkrankung inklusive der Komplikationsmöglichkeiten.

Da gerade für den Risikofaktor Nummer eins − das Rauchen − zum gegenwärtigen Zeitpunkt die Auffassung besteht, daß das Aufhören die einzige effektive Maßnahme darstellt, um die Progression der Erkrankung zu verhindern, muß großes Gewicht darauf gelegt werden, das Interesse des Patienten für Maßnahmen der Raucherentwöhnung zu wecken.

Ziele der Raucherentwöhnung sind:
- die Prävention von Krankheiten (neben der COPD die koronare Herzerkrankung sowie die periphere arterielle Verschlußkrankheit),
- die Verhinderung ihrer Progression,
- eine wichtige Maßnahme im Rahmen der Rehabilitation bei bereits eingetretenen gesundheitlichen Schäden zu spielen sowie
- der Schutz von Nichtrauchern.

Eine ganze Reihe von Maßnahmen können dazu beitragen, den Patienten den in der Regel schweren Weg der Raucherentwöhnung zu erleichtern. Dazu gehört zum einen die intensive Beratung, z. B. im Rahmen einer Rauchersprechstunde, bei der diagnostisch das Maß der Abhängigkeit, das Persönlichkeitsprofil und insbesondere die Motivation für diesen einschneidenden Schritt erfaßt werden sollten. Hierauf basierend kann ein individuelles Therapiekonzept entwickelt werden, wobei als Verfahren der Wahl die Entwöhnung, unterstützt durch psychologische Beratung und begleitet durch eine Nikotinsubstitution und/oder eine medikamentöse Therapie, in Betracht kommen (s. u.). In den letzten Jahren haben eine Reihe von Fachgesellschaften Leitlinien für die Raucherentwöhnung verabschiedet [2, 9, 64, 147].

Eine ausführliche Darstellung des praktischen Vorgehens ist in Kapitel 6 Rehabilitation zu finden.

5.4 Stadienorientierte Therapie der stabilen COPD

Die zugrundeliegenden Überlegungen einer medikamentösen Therapie der COPD basieren darauf, daß keine pharmakologische Substanz allein oder in Kombination mit einer anderen in der Lage ist, die Langzeitprognose der Erkrankung zu verbessern. Unter der Vorstellung eines rein symptomatischen Ansatzes muß alles vermieden werden, um Therapie-assoziierte Komplikationen zu verhindern. Wie beim Asthma bronchiale orientiert sich die Stufentherapie an den diagnostischen Schweregraden, die in Kapitel 4 (Klinik und Diagnostik) ausführlich dargestellt wurden. Eine Zusammenfassung der Therapieempfehlungen bietet Tabelle 5-4.

Neben der Vermeidung von inhalativen Schadstoffen ist für COPD-Patienten in allen Stadien die Grippeschutzimpfung zu empfehlen. Für die Risikogruppe im sog. **Stadium 0** gibt es keine Empfehlung für eine medikamentöse Therapie. Im **Stadium I,** d. h. beim Vorliegen einer leichtgradigen COPD

Tabelle 5-4 Stadienorientierte medikamentöse Therapie der COPD [in Anlehnung an 119].

Stadium	Klinische Charakteristika	Therapieempfehlung		
Alle Risikogruppen		• Vermeidung aller Risikofaktoren Grippeschutzimpfung (Pneumokokkenschutzimpfung)		
0:	Chronische Symptomatik: - Husten, Auswurf - Vorhandensein von Risikofaktoren - Normale Spirometrie			
I: Leichte Form der COPD	- $FEV_1/FVC < 70\,\%$ - $FEV_1 \geq 80\,\%$ des Sollwerts - Klinische Symptome vorhanden/nicht vorhanden	• Kurz wirksame Bronchodilatatoren als Bedarfsmedikation		
II: Mittelgradige Form der COPD	**IIA:** - $FEV_1/FVC < 70\,\%$ - $50\,\% \leq FEV_1 < 80\,\%$ des Sollwerts - Klinische Symptome vorhanden/nicht vorhanden	• Regelmäßige Inhalation eines bzw. Kombination von mehreren Bronchodilatatoren - Rehabilitation	• Inhalative Glukokortikoide, wenn dadurch klinische Symptome und/oder Lungenfunktion gebessert wird	
	IIB: - $FEV_1/FVC < 70\,\%$ - $30\,\% \leq FEV_1 < 50\,\%$ des Sollwerts - Klinische Symptome vorhanden/nicht vorhanden	• Regelmäßige Inhalation eines bzw. Kombination von mehreren Bronchodilatatoren - Rehabilitation	• Inhalative Glukokortikoide, wenn dadurch klinische Symptome und/oder Lungenfunktion gebessert wird oder bei häufigen akuten Exazerbationen	
III: Schwere Form der COPD	- $FEV_1/FVC < 70\,\%$ - $FEV_1 < 30\,\%$ des Sollwerts - Vorliegen von Atemversagen oder Rechtsherzversagen	• Regelmäßige Inhalation eines bzw. Kombination von mehreren Bronchodilatatoren - Rehabilitation	• Inhalative Glukokortikoide, wenn dadurch klinische Symptome und/oder Lungenfunktion gebessert wird oder bei häufigen akuten Exazerbationen	
		- Langzeit-Sauerstofftherapie bei Auftreten einer respiratorischen Insuffizienz - Behandlung von Komplikationen - Rehabilitation		

(FEV$_1$ $\geq$ 80%), ist die erste Maßnahme die Verordnung eines kurz wirksamen Bronchodilatators als Bedarfsmedikation, wobei zufriedenstellende Ergebnisse sowohl für β$_2$-Sympathomimetika als auch für Anticholinergika aufgezeigt werden konnten (s. o.).

Im **Stadium II,** also bei der mäßig ausgeprägten COPD (**II A:** FEV$_1$ zwischen 50 und 80% des Sollwertes, **II B:** FEV$_1$ 30–50% des Sollwertes), empfiehlt sich die regelmäßige Behandlung mit einer Kombination aus mehreren Bronchodilatatoren, wobei hier neben kurz wirksamen β$_2$-Sympathomimetika insbesondere auch lang wirksame Substanzen in Betracht kommen. In der Second-line-Therapie spielen auch Theophyllin-Präparate eine Rolle. In diesem Stadium kann bereits der Einsatz eines inhalativen Kortikosteroid-Präparates sinnvoll sein (s. o.). Geeignete Kriterien sind:

- wenn eine erhebliche Symptomatik besteht,
- der Glukokortikoid-Reversibilitätstest positiv ausfällt oder
- das FEV$_1$ weniger als 50% des Sollwertes beträgt oder
- wenn bereits Exazerbationen aufgetreten sind, die die Therapie mit Antibiotika oder systemischen Kortikosteroiden erforderlich machten.

Aufgrund der Ergebnisse von kontrollierten Studien ist jedoch zum jetzigen Zeitpunkt davon auszugehen, daß eine solche Therapie zwar zu einer kurzfristigen Besserung, jedoch nicht zu einer Änderung der Lungenfunktion im Langzeitverlauf beiträgt (s. Kap. 5.2.4.1 Inhalative Kortikosteroide). Ein Therapieversuch ist aber gerade bei fortgeschrittener Erkrankung gerechtfertigt und sollte sinnvollerweise für einen Zeitraum von ca. 3 bis 6 Monaten vorgenommen werden, um diejenigen Patienten zu identifizieren, die von einer solchen Therapie profitieren.

Im **Stadium III** (FEV$_1$ < 30%), also bei der schweren COPD, gelten die oben angeführten Empfehlungen für die medikamentöse Behandlung. Darüber hinaus ist im Einzelfall die Entscheidung für die Einleitung der Langzeit-Sauerstofftherapie zu treffen. Bei Komplikationen können weitere Maßnahmen erforderlich sein, die auch die Therapie von Begleiterkrankungen einschließen (s. u.).

5.5 Therapie der akuten Exazerbation der COPD

Die akute Exazerbation der COPD stellt eine der wichtigsten Komplikationen der Erkrankung dar, die wesentlich für die große Zahl der durch die Erkrankung bedingten Krankenhausaufenthalte verantwortlich und damit ein entscheidender Kostenfaktor ist [70, 127]. Wichtige Ursachen sind Infektionen der Atemwege, wobei der größte Teil, nämlich über 50%, durch Viren hervorgerufen werden. Von großer Bedeutung ist offenbar auch der Einfluß toxischer inhalativer Noxen [5]. Im Einzelfall kann es schwierig sein, die Ursache klar zu definieren, so daß ein pragmatischer Ansatz für die Therapie erforderlich ist.

Klinisch ist die akute Exazerbation charakterisiert durch die Leitsymptome

- Dyspnoe,
- vermehrte Sputumproduktion und
- zunehmende Purulenz des Sputums.

Damit einhergehend kommt es in der Regel zu einer Verschlechterung von Lungenfunktion und Blutgasen, aber auch zum Auftreten von Allgemeinsymptomen wie Fieber und Abgeschlagenheit. Die erste Maßnahme sollte die Erweiterung der bronchodilatativen Therapie sein: höhere Dosierung bzw. häufigere Inhalation der bestehenden Medikation und/oder Erweiterung durch ein bisher noch nicht eingesetztes Medikament (z. B. ein Theophyllin-Präparat). Es kann in einer solchen Situation hilfreich sein, wenn kurzfristig ein Vernebler eingesetzt wird, um die höhere Dosierung der inhalativen Medikamente zu vereinfachen.

Mehrere randomisierte Studien konnten belegen, daß der Einsatz einer systemischen Therapie mit Glukokortikoiden zu einer deutlichen Besserung der Symptomatik führt und insbesondere zu einer Verkürzung der akuten Erkrankungsphase mit rascherer Rückbildung der Lungenfunktionsveränderungen [49, 113, 148]. Ihr Einsatz ist sinnvoll bei Patienten mit schlechter Ausgangslungenfunktion ($FEV_1 \leq 50\%$ des Sollwertes) oder bei einem ausgeprägten Beschwerdebild in der Akutphase. Sinnvoll ist ein zeitlicher Rahmen von ca. 10 Tagen, beginnend mit einer Dosis von etwa 40 mg Prednisolon-Äquivalent.

5.5.1 Antibiotika

Der Einsatz von Antibiotika im Rahmen der akuten Exazerbation sollte nicht generell erfolgen, sondern er ist nur in begründeten Fällen eine sinnvolle Maßnahme. Wichtige Hinweise auf das Vorliegen einer bakteriellen Infektion können die Steigerung der Sputummenge und die zunehmende Purulenz sein (wobei dieses Phänomen durchaus auch auf den Zerfall von Entzündungszellen, wie neutrophile oder eosinophile Granulozyten, bei anders getriggerten entzündlichen Reaktionen hindeuten kann). Bei relativ eng gefaßter Indikation kann die antibiotische Behandlung ebenfalls zu einer raschen Veränderung

Tabelle 5-5 Indikationen für eine stationäre Behandlung bei akuter Exazerbation der COPD.

Eine stationäre Behandlung sollte in Erwägung gezogen werden:
- wenn ein fortgeschrittenes Stadium der COPD zum Zeitpunkt des Auftretens der Exazerbation besteht;
- wenn eine deutliche Zunahme der Symptome, insbesondere das Auftreten einer Ruhedyspnoe, vorhanden ist sowie folgende klinische Befunde neu aufgetreten sind: Zyanose, periphere Ödeme;
- bei unzureichendem Ansprechen auf die initiale Therapie;
- bei schwerwiegenden pulmonalen und nicht-pulmonalen Begleiterkrankungen;
- bei neu aufgetretenen Herzrhythmusstörungen;
- bei differentialdiagnostischen Unklarheiten (z. B. DD: Pneumonie, Lungenembolie);
- bei Patienten in höherem Lebensalter;
- wenn keine zufriedenstellende häusliche Betreuung gegeben ist.

Sollte auch unter stationären Bedingungen nach der Erstversorgung keine ausreichende Verbesserung eintreten, kommt eine intensivmedizinische Behandlung in Betracht. Kriterien, die an eine frühzeitige intensivmedizinische Betreuung denken lassen müssen, sind in Tabelle 5.6 zusammengefaßt.

Tabelle 5-6 Kriterien für eine frühzeitige intensivmedizinische Betreuung.

Eine intensivmedizinische Versorgung im Rahmen der akuten Exazerbation der COPD sollte bei Erfüllung folgender Kriterien erfolgen:
1. Hochgradige Dyspnoe, die sich durch die initiale Therapie und O_2-Insufflation nicht ausreichend bessert.
2. Neurologische Symptomatik: Verwirrtheit, Bewußtseinseintrübung, Koma.
3. Verschlechterung der Blutgas-Situation ($pO_2 < 50$ mmHg) und ausgeprägte Hyperkapnie ($pO_2 > 70$ mmHg) sowie zunehmende respiratorische Azidose ($pH < 7{,}30$) unter Sauerstofftherapie oder nicht-invasiver Beatmung.

von Lungenfunktion und Allgemeinbefinden führen [7]. Bei der Wahl des Antibiotikums sind sowohl das Keimspektrum als auch das Resistenzprofil der wichtigsten Keime wie S. pneumoniae, H. influenzae und M. catarrhalis zu berücksichtigen (s. o.). Darüber hinaus ist gerade bei Patienten mit schlechter Ausgangslungenfunktion auch an eine mögliche Infektion mit Pseudomonas aeruginosa oder anderen Problemkeimen zu denken (s. o.).

Die Mortalität der akuten Exazerbation ist eng korreliert mit dem Grad der respiratorischen Insuffizienz und dem Vorhandensein von Begleiterkrankungen [45], so daß ggf. frühzeitig an eine stationäre bzw. intensivmedizinische Versorgung gefährdeter Patienten gedacht werden muß. Die Indikationen für eine stationäre Behandlung bei akuter Exazerbation der COPD sind in den Tabellen 5–5 und 5–6 zusammengefaßt.

5.5.2 Medikamentöse Begleittherapie

Bei schweren Exazerbationen kann es zeitgleich zur Dekompensation von gravierenden Begleiterkrankungen, wie Herzinsuffizienz, Diabetes mellitus etc., kommen. Auf eine Intensivierung der entsprechenden hormonellen bzw. medikamentösen Therapie ist zu achten. Darüber hinaus ist zu bedenken, daß bei immobilisierten und dehydrierten Patienten ein erhöhtes Risiko für thromboembolische Ereignisse besteht und die präventive Gabe von (niedermolekularem) Heparin unter Berücksichtigung der entsprechenden Kontraindikationen erfolgen sollte. Allgemeine Maßnahmen betreffen eine ausreichende Flüssigkeitszufuhr sowie die Mobilisation durch physikalische Therapiemaßnahmen (s. Kap. 6 Rehabilitation).

5.6 Nicht-medikamentöse Therapie der COPD

5.6.1 Sauerstoff-Langzeittherapie

Das Konzept der inhalativen Sauerstoffzufuhr als Therapiemöglichkeit von kardiopulmonalen Erkrankungen wurde bereits in den 20er Jahren des vergangenen Jahrhunderts eingeführt [12]. Durch die Erweiterung unseres pathophysiologischen Verständnisses ist es in den letzten Jahrzehnten nicht nur zu einer Erweiterung des klinischen Spektrums, sondern auch zu einer Optimierung der Anwendung gekommen. Außerdem wurden verschiedene Wege der Sauerstoffzufuhr etabliert.

Die fortgeschrittenen Stadien der COPD sind funktionell gekennzeichnet durch eine Hypoxie, häufig in Verbindung mit einer Hyperkapnie. Zur symptomatischen Therapie der Atemnot als wichtigstes klinisches Symptom, aber auch zur Verbesserung der kardiopulmonalen Funktion ist die inhalative Sauerstoffzufuhr von allergrößter Bedeutung. Zu unterscheiden sind hierbei kurzfristige Gaben in den Akutsituationen, z. B. im Rahmen der akuten Exazerbation der COPD, von der langfristigen Gabe in Form der Sauerstoff-Langzeittherapie für die fortgeschrittenen Stadien der Erkrankung.

5.6.2 Sauerstofftherapie in der Behandlung der Akutsymptomatik

Die pathophysiologische Grundlage der akut auftretenden Hypoxämie bei der COPD, z. B. im Rahmen einer Exazerbation, beruht im wesentlichen auf einem aktuellen Mißverhältnis von Ventilation und Perfusion. In dieser Situation sind bereits O_2-Gaben mit niedrigen Flüssen (1−2 l/min) in der Lage, die Blutgassituation dramatisch zu verbessern. Ein inadäquater Anstieg des pO_2 in dieser Situation muß immer an zusätzliche Faktoren, wie Ausbildung einer Atelektase bzw. eine begleitende Pneumonie, denken lassen. Differentialdiagnostisch ist auch eine Lungenembolie zu berücksichtigen.

Die Sauerstoffgabe erfolgt am einfachsten über eine sog. Sauerstoffbrille oder eine Nasen- bzw. Nasen-Rachen-Sonde. Hierbei muß eine Beeinträchtigung des O_2-Flusses in Kauf genommen werden, der nicht unbeträchtlich ist, da die Totraumbelüftung durch eine begleitende Mundatmung, aber auch die Atemfrequenz und das Atemzugvolumen ihren Einfluß ausüben. Bei Patienten, die diese Applikationsformen nicht tolerieren, z. B. wegen überwiegender Mundatmung, oder in einer akuten vital bedrohlichen Situation stehen als weitere Applikationsformen Mund- bzw. Mund-Nasen-Masken zur Verfügung, die durch eine bessere Abdichtung höhere Flüsse gewährleisten. Hier sei insbesondere die Venturi-Maske genannt, die mit einem Ventil ausgestattet ist, das die O_2-Rückatmung verhindert. Die Sauerstoffgabe sollte in der akuten Situation unter kurzfristiger Blutgaskontrolle erfolgen, um einen Anstieg des pO_2 zu registrieren und die Dosierung zu adaptieren.

Als wichtigste Nebenwirkung der O_2-Therapie ist die Retention von Kohlendioxid zu berücksichtigen, die durch Verminderung des hypoxiebedingten Atemantriebs mit der Folge der Hypoventilation entsteht. Gerade in der Behandlung der akuten Hypoxie ist sie von größerer klinischer Bedeutung als bei Patienten mit längerbestehender respiratorischer Insuffizienz. Angestrebt werden sollte in der Initialtherapie ein pO_2-Anstieg auf Werte zwischen 60 und 65 mmHg bei gleichzeitig möglichst geringem pCO_2-Anstieg (≤ 10 mmHg) und bei einem pH-Wert, der 7,25 nicht unterschreiten sollte. Diese Parameter sollten durch engmaschige Kontrollen der Blutgasanalyse überwacht werden.

5.6.3 Sauerstoff-Langzeittherapie der fortgeschrittenen COPD

Bei Patienten mit chronischer Hypoxie führt die Langzeit-Sauerstofftherapie zu einer Verbesserung der pulmonalen Hämodynamik, der körperlichen Belastbarkeit sowie des allgemeinen Befindens, erfreulicherweise aber auch − was ganz wesentlich ist − zu einer Steigerung der Überlebenszeit. Die Langzeit-Sauerstofftherapie ist darüber hinaus in der Lage, den Sauerstoffbedarf der Atemarbeit zu senken und die Schlafqualität positiv zu beeinflussen [145].

Die Hypoxie induziert wichtige körpereigene Regulationsmechanismen, um eine adäquate Sauerstoffabgabe an den Organismus aufrechtzuerhalten. Dazu gehören die kompensatorische Tachykardie und Steigerung des Herz-Zeit-Volumens. Dieser Mechanismus begünstigt die Gefäßkonstriktion im pulmonalen Gefäßbett sowie den Anstieg der Erythropoetin-Konzentration. Was anfänglich positive Auswirkungen zeigt, trägt bei längerem Bestehen dazu bei, daß gefürchtete Komplikationen auftreten. Pulmonale Hypertonie und Rechtsherzinsuffizienz sind in Form des Cor pulmonale eine wichtige Todesursache der COPD, und die Hyperventilation trägt entscheidend zum gesteigerten Energieverbrauch bei Vorliegen der respiratorischen Insuffizienz bei [53].

Das überzeugendste Argument für eine Langzeit-Sauerstofftherapie lieferten zwei weltweit viel beachtete Studien, nämlich die MRC-Studie sowie die NOTT-Studie, die beide zeigen konnten, daß unter Langzeit-Sauerstofftherapie ein längeres Überleben bei COPD-Patienten mit chronischer Hypoxie nachgewiesen werden konnte [106, 114]. Als wesentliche Gründe dafür werden die Abnahme bzw. die Verhinderung eines weiteren Anstiegs des pulmonalarteriellen Drucks angeführt. Interessanterweise ist der meßbare Druckabfall des pulmonalarteriellen Drucks unter Langzeitsauerstofftherapie in der Regel dabei nur sehr gering [153].

Als weiterer positiver Aspekt konnte eine Zunahme der körperlichen Belastbarkeit unter Langzeitsauerstofftherapie beobachtet werden [26, 35, 51], wobei sich dieser Effekt allerdings nicht unmittelbar an der unter Belastung gemessenen Sauerstoffsättigung ablesen läßt. Für die Lebensqualität der Patienten von besonderer Bedeutung ist die Tatsache, daß unter Sauerstoff-Langzeittherapie eine deutliche Abnahme der Dyspnoe wahrgenommen wird, was möglicherweise auf eine direkte Beeinflussung der Chemorezeptoren zurückzuführen sein dürfte [51]. Ein weiterer beobachteter Effekt unter Langzeit-Sauerstofftherapie ist die Zunahme der neuropsychologischen Leistungsfähigkeit [114].

Für die Indikation zur Langzeit-Sauerstofftherapie wurden Empfehlungen verabschiedet, die in Tabelle 5-7 aufgeführt sind. Von entscheidender Bedeutung ist es, daß eine Langzeit-Sauerstofftherapie nur dann sinnvoll eingesetzt werden kann, wenn zum Zeitpunkt des Behandlungsbeginns die medikamentöse Therapie optimiert ist und geklärt wurde, ob die Compliance des Patienten gewährleistet ist.

Zu Beginn der Therapie ist die O_2-Applikation unter Blutgaskontrolle vorzunehmen, um aufgrund des O_2-Anstiegs und des CO_2-Verhaltens unter der Behandlung eine Empfehlung für die erforderlichen O_2-Flüsse zu geben, wo-

Tabelle 5-7 Indikationen für eine Langzeit-Sauerstofftherapie [in Anlehnung an 145].

Eine **kontinuierliche** Sauerstoffgabe sollte unter folgenden Bedingungen erfolgen:
- pO_2 in Ruhe ≤ 55 mmHg oder
- $SO_2 \leq 88\,\%$;

bei Cor pulmonale oder globaler Herzinsuffizienz:
- pO_2 in Ruhe 56–59 mmHg oder
- $SO_2 \geq 89\,\%$.

Eine **situationsbezogene** Sauerstoffgabe sollte bei folgenden Voraussetzungen erfolgen:
- pO_2 unter Belastung ≤ 55 mmHg oder
- SO_2 unter Belastung $\leq 88\,\%$.

Während des Schlafes:
- nächtlicher $pO_2 \leq 55$ mmHg oder
- nächtlicher $SO_2 \leq 88\,\%$;
- bei bekannter pulmonaler Hypertonie;
- bei Bestehen einer Tagesmüdigkeit;
- bei neu aufgetretenen Herzrhythmusstörungen.

bei als Ziel ein $pO_2 \geq 60$ mmHg angestrebt wird. Verlaufskontrollen unter Therapie sollten spätestens nach zwei Monaten erfolgen. Aufgrund der Studienergebnisse der NOTT- und der MRC-Studie muß unbedingt Wert darauf gelegt werden, daß die Therapiedauer von mindestens 15 h/d eingehalten wird.

5.6.4 Welche Applikationsform für welchen Patienten?

Für die häusliche O_2-Therapie stehen als Applikationsmöglichkeiten die konventionelle (Stahl-)Gasflasche, der Sauerstoffkonzentrator und ein Flüssigsauerstoffsystem zur Verfügung. Für die individuelle Verordnung sind der klinische Status, die Lebensgewohnheiten und das soziale Umfeld des Patienten zu berücksichtigen.

Für die langfristige O_2-Therapie eines immobilen Patienten mit fortgeschrittener Erkrankung eignet sich insbesondere der Sauerstoffkonzentrator, der lediglich auf die Stromzufuhr angewiesen und ohne weitere Maßnahmen ständig einsatzbereit ist. Patienten, die aus beruflichen oder privaten Gründen einen größeren Aktionsradius aufweisen, sind optimal versorgt mit einem Flüssiggassystem, bei dem neben dem größeren Behälter für die häusliche Versorgung ein tragbarer zusätzlicher Behälter für den mobilen Einsatz zur Verfügung steht, der für ca. 4–8 Stunden die Sauerstoffzufuhr gewährleistet. Sollte eine

Sauerstofftherapie nur für kurze Zeit erforderlich (z. B. bei akuter Exazerbation) oder für einen möglichen Notfall leicht verfügbar sein, ist die Versorgung mit einer auswechselbaren Sauerstoffflasche durchaus ausreichend.

5.6.5 Beatmungstherapie bei COPD

Auch für die Beatmungstherapie im Rahmen der COPD gilt die Unterscheidung zwischen der Indikation im Rahmen der akuten Exazerbation und der Langzeitbeatmung in fortgeschrittenen Stadien der Erkrankung. Neben der invasiven Beatmung spielt bei der COPD zunehmend die nicht-invasive Beatmung eine bedeutende Rolle. In der akuten Notfallsituation trägt sie zur Vermeidung der Intubation und zur Minimierung insbesondere infektiologischer Probleme bei. Im fortgeschrittenen Stadium kann sie durchaus über längere Zeit sinnvoll eingesetzt werden, und sie ist darüber hinaus in den Fällen besonders hilfreich, in denen die COPD mit einem Schlafapnoe-Syndrom vergesellschaftet ist.

5.6.6 Beatmung im Rahmen der akuten Exazerbation

Die pathophysiologischen Veränderungen der Atmungsorgane im Rahmen der akuten Exazerbation der COPD sind, wie bereits ausgeführt, durch eine erhebliche Störung des Ventilations-Perfusions-Quotienten mit den Folgen einer ausgeprägten Hypoxie gekennzeichnet. Verantwortlich sind insbesondere diejenigen Faktoren, die die Bronchokonstriktion begünstigen, wie ödematöse und inflammatorische Schleimhautveränderungen, ein gesteigerter muskulärer Tonus und die Sekretverlegung. Die kompensatorische Tachypnoe begünstigt die sog. dynamische Überblähung und trägt mit zur Entwicklung des sog. intrinsischen positiven endexspiratorischen Drucks (PEEP$_i$) bei. In ihrer Gesamtheit führen die Veränderungen zu einer Zunahme der Atemarbeit und Insuffizienz der Atempumpe. Für die Einleitung einer Beatmung gibt es bisher keine klaren Leitlinien. Die Indikation richtet sich weniger nach Lungenfunktion und Blutgasverhalten, sondern nach klinischen Kriterien, die auf eine Ateminsuffizienz hinweisen. Zu achten ist insbesondere auf folgende Faktoren:

- gesteigerte Atemfrequenz > 35 Atemzüge/min;
- progrediente Dyspnoe;
- Zeichen einer paradoxen Atembewegung;
- vermehrter Einsatz der Atemhilfsmuskulatur;
- Tachykardie;
- Arrhythmien.

Als Richtgrößen für die Blutgasanalyse können folgende Werte gelten:
- $pO_2 \leq 45$ mmHg unter O_2-Gabe,
- $pCO_2 > 65$ mmHg bzw. ansteigendes pCO_2 um mehr als > 10 mmHg/h,
- pH < 7,2.

In den letzten Jahren hat die nicht-invasive Beatmung, wie bereits erwähnt, deutlich an Bedeutung gewonnen. So konnte in kontrollierten Studien gezeigt werden, daß mit diesem Verfahren der gleiche positive Effekt auf Blutgasverhalten und Ventilationsparameter wie durch die invasive Beatmung [8, 30] erreicht wird. Die gefürchteten Komplikationen der Intubation wie Pneumonie oder Sinusitis traten in der Patientengruppe, die nicht-invasiv beatmet wurde, signifikant seltener auf als in der konventionell behandelten Gruppe, was den längeren Aufenthalt auf der Intensivstation in der letztgenannten Gruppe begründete.

Sollte eine invasive Beatmung unumgänglich sein, kann der Weg zurück zur Spontanatmung ebenfalls durch eine nicht-invasive Beatmung während der Entwöhnungs(Weaning)-Phase erleichtert werden [90, 129]. Das Verfahren hat in einer Reihe von Studien unter Beweis gestellt, daß es − im Vergleich zur T-Stück-Atmung, die auf vielen Intensivstationen üblich ist − schneller zum Erfolg führt [110].

5.6.7 Beatmung im fortgeschrittenen Stadium der COPD

Bei einem großen Teil der COPD-Patienten entwickelt sich mit fortschreitender Grunderkrankung eine ventilatorische Insuffizienz über einen relativ langen Zeitraum, so daß die Adaptation an die Hyperkapnie langsam erfolgt. Die subjektive Symptomatik und der daraus folgende Leidensdruck können sehr unterschiedlich sein, so daß die Indikation für eine nicht-invasive Langzeitbeatmung individuell gestellt werden muß [90]. Die Ergebnisse der vorliegenden, teilweise kontrollierten Studien, die einen Vergleich zwischen Langzeit-Sauerstofftherapie und nicht-invasiver Beatmung gezogen haben, sind nicht einheitlich; erkennbar ist allerdings ein Trend zur Verbesserung von Blutgasverhalten, Lebensqualität und Schlafverhalten [39, 68, 93], so daß ein Therapieversuch, insbesondere bei Patienten mit hohem Leidensdruck und zu erwartender guter Compliance, sinnvoll ist.

Ob dabei einer druck- oder volumengesteuerten Beatmung der Vorzug zu geben ist, kann jetzt noch nicht abschließend beurteilt werden. Ein schrittweiser Einstieg in die Beatmungstherapie kann hingegen die Akzeptanz seitens der

Patienten verbessern. Sinnvoll erscheint insbesondere die nächtliche Beatmung, um der Hypoventilation während der Nacht entgegenzuwirken, was durchaus zu einer Verbesserung des Blutgasverhaltens und des allgemeinen Befindens am Tage beitragen kann.

Wie bei anderen Erkrankungen, die zu einer chronisch-respiratorischen Insuffizienz führen, sind generell zwei Aspekte besonders zu beachten: zum einen, daß die Beatmung mit einer gut sitzenden, ggf. individuell angefertigten Nasen- bzw. Gesichtsmaske erfolgt, andererseits eine ausführliche Schulung des Patienten und seiner Angehörigen zur Benutzung des Gerätes durchgeführt wird. Dabei ist es außerordentlich wichtig, daß während der ambulanten Selbstbehandlung eine Begleitung durch kompetentes ärztliches und technisches Personal gewährleistet ist.

5.7 Operative Therapiemöglichkeiten der COPD

Die Lungenvolumenreduktionschirurgie (LVRS) umfaßt mehrere Verfahren, bei denen die operative Entfernung von emphysematös verändertem Lungengewebe mit dem Ziel durchgeführt wird, die intrathorakale Überblähung zu mindern und dadurch die Atemnot zu bessern. Eingeführt wurde dieses Procedere in den 50er Jahren [27, 41, 55]. In den letzten 20 Jahren ist es durch die Optimierung der operativen Möglichkeiten, insbesondere durch die Einführung der videoassistierten Thorakoskopie, zu einem Wiederaufleben des Interesses an dieser Behandlungsform gekommen. Interessanterweise fand sich für diese Vorgehensweise – anders als bei der medikamentösen Therapie und Rehabilitation der COPD – zumindest kurzfristig ein positiver Effekt auf die Lungenfunktion.

Als Verfahren kommen bei eng umschriebenen emphysematischen Läsionen die Bullektomie und bei eher disseminierter Lokalisation die ein- oder beidseitige Lungenvolumenreduktion in Betracht. Insbesondere bei jüngeren Patienten muß die Lungentransplantation in Erwägung gezogen werden.

5.7.1 Bullektomie

Bei der sog. Bullektomie werden einzelne umschriebene Läsionen, die einen Durchmesser von nur wenigen Zentimetern aufweisen, entfernt. Eine Indikation für einen solchen Eingriff ergibt sich bei entsprechendem radiologischem Nachweis und Vorhandensein einer therapieresistenten Atemnot. Ebenfalls indiziert ist ein operatives Vorgehen, wenn es zu lokalen Komplikationen kommt; am häufigsten handelt es sich dabei um einen Pneumothorax. Des weiteren beobachtet wurden auch die Perforation einer Bulla in angrenzende Strukturen sowie chronische Infektionen.

Auch bei asymptomatischen Patienten gibt es Gründe für die Durchführung einer Bullektomie, insbesondere wenn die bildgebende Diagnostik ein rasches Größenwachstum der Läsion erkennen läßt, so daß von einer erheblichen Kompression des umgebenden intakten Lungenparenchyms auszugehen ist [44].

Für das operative Vorgehen kann einerseits ein offenes Verfahren gewählt werden, in letzter Zeit hat aber insbesondere die Chirurgie mittels videoassistierter Thorakoskopie (VATS) erheblich an Bedeutung gewonnen [29, 152].

Als Alternative bietet sich bei thoraxwandnahen Bullae und Patienten mit hohem Operationsrisiko die Absaugung mittels einer intrakavitären Kathetereinlage an.

5.7.2 Lungenvolumenreduktion

Für disseminierte Emphysemformen kommt die Lungenvolumenreduktionschirurgie in Betracht. Ausgangspunkt für dieses Vorgehen war die Beobachtung, daß Patienten mit Bronchialkarzinom und gleichzeitig bestehendem Emphysem, bei denen eine Lobektomie bzw. Bilobektomie zur Behandlung der Tumorerkrankung durchgeführt wurde, postoperativ eine bessere Lungenfunktion als präoperativ aufwiesen, was als Folge der Entfernung überblähter Lungenareale interpretiert wurde. Obwohl mehrere Studien ermutigende Ergebnisse aufweisen können, bleibt zum jetzigen Zeitpunkt noch eine Reihe von Fragen offen [46, 52, 69, 82, 157], wobei insbesondere zu klären ist, welches Verfahren günstiger ist:
- die Thorakotomie oder die VATS sowie
- ein einseitiges oder bilaterales Vorgehen.

Mit großem Interesse werden deshalb die Ergebnisse kontrollierter Studien, wie die der „National Emphysema Treatment Trial Research Group" und der „National Heart, Lung and Blood Institution" in den Vereinigten Staaten, erwartet, in denen die verschiedenen Vorgehensweisen an einer großen Anzahl von Patienten vergleichend überprüft werden sollen [61, 109]. Grundlage für diese Studien war die Tatsache, daß nach anfänglichen Erfolgsergebnissen die Mortalität der operierten Patienten in den ersten 12 Monaten sehr hoch war und vermehrt Krankenhausaufenthalte, z. T. mit intensivmedizinischer Betreuung, erforderlich wurden.

Zum jetzigen Zeitpunkt besteht jedoch weitgehend Einigkeit über die Indikationsstellung für den Eingriff bzw. für die Selektion geeigneter Patienten:

- Der Eingriff sollte nicht bei Patienten, die über 75 Jahre sind, durchgeführt werden.
- Nach Möglichkeit sollte bei Indikationsstellung keine systemische Kortikosteroidtherapie erfolgen (s. Kap. 5.2 Pharmakologische Therapie). Sollte im individuellen Fall eine systemische Therapie eingeleitet worden sein, sollte die tägliche Gabe die Dosis von 10−15 mg Prednisolon-Äquivalent nicht überschreiten.
- Als wichtige Voraussetzung muß gesichert sein, daß der Patient kooperativ ist und sowohl in der Vorbereitungsphase als auch postoperativ zu einer absoluten Nikotin-Abstinenz bereit ist.
- Er muß ebenfalls bereit sein, sich sowohl prä- als auch postoperativ einer intensiven Rehabilitationsphase zu unterziehen.

Hierdurch können einerseits Patienten identifiziert werden, die voraussichtlich keinen Benefit von einer geplanten Volumenreduktionsoperation haben werden, wenn nämlich die körperliche Belastbarkeit schon in dieser Phase ein gewisses Minimum unterschreitet, also z. B. eine Gehstrecke von unter 200 m in 6 Minuten [55, 141] vorliegt. Auf der anderen Seite konnte in der präoperativen Rehabilitation durch die regelmäßige körperliche Belastung für eine Reihe von Patienten eine so deutliche Verbesserung der pulmonalen und allgemeinen körperlichen Situation erzielt werden, daß auf eine Operation verzichtet wurde (s. Kap. 6 Rehabilitation) [48].

Als atemphysiologische Kriterien für die Indikation zur Lungenvolumenreduktionsoperation gelten:

- TLC $\geq$ 120%, RV $\geq$ 200% des Sollwerts,
- pO_2 $\leq$ 55 mmHg,
- pCO_2 $\geq$ 48 mmHg.

Eine sinnvolle, ergänzende präoperative Untersuchung stellt die Durchführung einer Perfusions-/Ventilationsszintigraphie zur Beurteilung der minderbelüfteten und minderperfundierten Lungenareale dar, wobei eine seitengetrennte Quantifizierung erfolgen sollte. Mittels Echokardiographie, ggf. Rechtsherzkatheter, ist der pulmonalarterielle Druck zu bestimmen.

Als Ausschlußkriterien für operative Maßnahmen gelten:

- therapieresistente oder chronische Infekte;
- schwerwiegende Begleiterkrankungen, die mit einem erhöhten Operationsrisiko einhergehen (z. B. KHK);
- pulmonale Hypertonie;
- Thoraxdeformität (Pleuraschwarte, Kyphoskoliose), restriktive Ventilationsstörung aus anderen Gründen;
- Osteopenie;
- weiterbestehender Nikotinabusus.

5.7.3 Lungentransplantation

Für Patienten im Endstadium der COPD kommt als weitere operative Möglichkeit die Lungentransplantation in Betracht, wobei Erfahrungen sowohl mit der einseitigen als auch mit der beidseitigen Lungentransplantation sowie − bei Vorliegen eines Cor pulmonale − mit der Herz-Lungen-Transplantation vorliegen. Da die Langzeitprognose der Lungentransplantationschirurgie, verglichen mit der anderer Organe (Niere, Leber, Herz), noch wenig zufriedenstellend ist, gilt es, für diese Indikation wie auch bei den anderen operativen Verfahren das Pro und Kontra im Einzelfall sorgfältig abzuwägen und alle konservativen Maßnahmen inklusive Rehabilitation und Langzeit-Sauerstofftherapie bzw. Beatmung auszuschöpfen. Bei den Einschlußkriterien sind die Altersgrenzen noch enger zu fassen, diese liegen bei der Einzellungentransplantation bei 65, bei der Doppellungentransplantation bei 55 Jahren, wobei ein adäquater körperlicher Zustand vorauszusetzen ist.

Insbesondere bei Vorliegen eines Alpha-1-Antitrypsinmangels liegen inzwischen positive Erfahrungen zu Lungentransplantationen vor, die nicht ohne weiteres auf die COPD zu übertragen sein dürften. Gerade in Hinblick auf die langen Wartezeiten bei einer sehr begrenzten Zahl von Spenderorganen werden deshalb, wenn überhaupt, eher die gewebeschonenden operativen Verfahren in Betracht kommen. Zu den bisherigen Ergebnissen der Lungentransplantation sei auf die weiterführende Literatur verwiesen [46, 79, 101, 149].

5.8 Flankierende Maßnahmen

5.8.1 Einfluß von körperlichem Training und Ernährung

Auf die große Bedeutung des regelmäßigen körperlichen Trainings für Patienten in allen Stadien der COPD – wie Studien überzeugend nachweisen konnten – wird ausführlich in Kapitel 6 Rehabilitation eingegangen.

An dieser Stelle soll ein weiterer einflußreicher Faktor skizziert werden, nämlich der Ernährungszustand von Patienten mit COPD, dem in der Regel zu wenig Beachtung geschenkt wird (s. a. Kap. 2 Ursächliche Faktoren).

Eine Reihe von Studien haben auf den Teufelskreis hingewiesen, der aufgrund vermehrter Atemarbeit auf der einen Seite und reduzierter Energiezufuhr auf der anderen Seite zu einer Verschlechterung des subjektiven Befindens und der körperlichen Belastbarkeit führt [53, 156]. Unter einer hochkalorischen Ernährung konnte eine Besserung des Allgemeinbefindens und der Belastbarkeit nachgewiesen werden [56, 89]. Darüber hinaus konnte in einer Placebo-kontrollierten Studie nicht nur gezeigt werden, daß eine Nahrungsergänzung die Symptomatik besserte, sondern daß der schlechte Ernährungsstatus des Patienten seinerseits einen unabhängigen Faktor für die Mortalität der COPD darstellt, der allerdings unter einer entsprechenden Behandlung reversibel ist [130]. Die Gabe von anabolen Hormonen hatte andererseits keinen Effekt auf die körperliche Belastbarkeit und sollte deshalb vermieden werden [32, 62].

Literatur

1. Abbinante-Nissen JM, Simpson LG, Leikauf GD. Corticosteroids increase leukocyte protease inhibitor transcript levels in airway epithelial cells. American Journal of Physiology 1995; 268: L601–6.
2. American Medical Association. Guidelines for the diagnosis and treatment of nicotine dependence: how to help patients stop smoking. Washington DC: American Medical Association, 1994.
3. American Thoracic Society. Standards for the diagnosis and care of patients with chronic obstructive pulmonary disease. Am J Respir Crit Care Med 1995; 152: 77–120.
4. Anda RF, Williamson DF, Escobedo LG et al. Depression and the dynamics of smoking: a national perspective. Journal of the American Medical Association 1990; 264: 1541–5.
5. Anderson HR, Spix C, Medina S, Schouten JP, Castellague J, Rossi G et al. Air pollution and daily admissions for chronic obstructive pulmonary disease in 6 European cities: results from the APHEA project. Eur Respir J 1997; 10: 1064–71.

6. Annual Report of the US scientific registry for transplant recipients and the Organ Procurement and Transplantation Network. Transplant data: 1988−1994. Washington, DC; Division of Transplantation; Health Resources and Services Administration, US Department of Health and Human Services, 1995.

7. Anthonisen NR, Manfreda J, Warren CP, Hershfield ES, Harding GK, Nelson NA. Antibiotic therapy in exacerbations of chronic obstructive pulmonary disease. Ann Intern Med 1987; 106: 196−204.

8. Antonelli M, Conti G, Rocco M, Bufi M, de Blasi RA, Vivino G, Gasparetto A, Meduri, GU. A comparison of noninvasive positive-pressure ventilation and conventional mechanical ventilation in patients with acute respiratory failure. N Engl J Med 1998; 339: 429−35.

9. APA (American Psychiatric Association). Practice guidelines for the treatment of patients with nicotine dependence. Am J Psychiatry 1996; 153(Suppl 10).

9a. Compton CH, Gubb J, Nieman R, Edelson J, Amit O, Bakst A, Ayres JG, Creemers JP, Schultze-Werninghaus G, Brambilla C, Barnes NC. Cilomilast, a selective phosphodiesterase-4 inhibitor for treatment of patients with chronic obstructive pulmonary disease: a randomised, dose-ranging study. Lancet 2001 Jul 28; 358(9278): 265−70.

10. Aubier M, Pieters WR, Schlösser NJJ et al. Salmeterol/fluticasone proprionate (50/500 μg) in combination in a Diskus®inhaler (Seretide®) is effectice and safe in the treatment of steroid-dependent asthma. Respiratory Medicine 1999; 93: 876−84.

11. Ball P. Epidemiology and treatment of chronic bronchitis and its exacerbations. Chest 1995; 106(Suppl): 43S-52S.

12. Barach AL. The therapeutic use of oxygen. JAMA 1922; 79: 693−8.

13. Barnes PJ. Neural control of human airways in health and disease. American Review of Respiratory Diseases 1986; 134: 1289−1314.

14. Barnes PJ, Belvisi MG, Rogers DF. Modulation of neurogenic inflammation: novel approaches to inflammatory diseases. Trends in Pharmacological Sciences 1990; 11: 185−9.

15. Barnes PJ. Muscarinic receptor subtypes in airways. Life Science 1993; 52: 521−7.

16. Barnes PJ. New therapies for chronic obstructive pulmonary disease. Thorax 1998; 53: 137−147.

17. Barnes PJ. Novel approaches and targets to treatment of chronic obstructive pulmonary disease. American Journal of Respiratory and Critical Care Medicine 1999; 160: S72−9.

18. Barnes PJ. Managing chronic obstructive pulmonary disease. London: Science Press Limited, 1999.

19. Barnes PJ. Chronic obstructive pulmonary disease. New England Journal of Medicine 2000; 343: 269−80.

20. Bateman ED, Britton M, Carillo J et al. Salmeterol/fluticason combination inhaler. A new, effective and well tolerated treatment for asthma. Clinical Drug Investigation 1998; 16: 193−201.

21. Beeh KM, Welte T, Buhl R. Anticholinergika in der Therapie der chronisch-obstruktiven Lungenerkrankung (COPD). Medizinische Klinik 2000; 95: 552−8.

22. Bel EH, Zwinderman AH, Timmers MC et al. The protective effect of a β2-agonist against excessive airway narrowing in response to bronchoconstrictor stimuli in asthma and chronic obstructive lung disease. Thorax 1991; 46: 9−14.

23. Beyer WEP, Palache AM, Baljet M et al. Antibody induced by influenza vaccine in the elderly: a review of the literature. Vaccine 1989; 7: 385–94.

24. Bhowmik A, T. Seemungal AR, Sapsford RJ et al. Relation of sputum inflammatory markers to symptoms and lung function changes in COPD exacerbations. Thorax 2000; 55: 114–20.

25. Boyd G, Morice AH, Pounsford JC et al. An evaluation of salmeterol in the treatment of chronic obstructive pulmonary disease. European Respiratory Journal 1997; 10: 815–21 [Erratum 10: 1969].

26. Bradley BL, Garner AE, Billiu D, Mestas JM, Forman J. Oxygen-assisted exercise in chronic obstructive lung disease: the effect on exercise capacity and arterial blood gas tensions. Am Rev Respir Dis 1978; 118: 239–43.

27. Brantigan OC, Müller E. Surgical treatment of pulmonary emphysema. Am Surg 1957; 23: 789–804.

28. Braun SR, McKenzie WN, Copeland C et al. A comparison of the effect of ipratropium and albuterol in the treatment of chronic obstructive airway disease. Archives of Internal Medicine 1989; 149: 544–7.

29. Brenner M, Kayaleh RA, Milne EN. Thoracoscopic laser ablation to pulmonary bullae: radiographic selection and treatment response. J Thorac Cardiovasc Surg 1994; 107: 883–9.

30. Brochard L, Mancebo J, Wysocki M et al. Noninvasive ventilation for acute exacerbation of chronic obstructive pulmonary disease. N Engl J Med 1995; 333: 817–22.

31. Bundesminister für Gesundheit. Daten des Gesundheitswesens, Ausgabe 1995. Baden-Baden: Nomos Verlagsgesellschaft, 1995.

32. Burdet L, de Muralt B, Schutz Y, Pichard C, Fitting JW. Administration of growth hormone to underweight patients with chronic obstructive pulmonary disease. Am J Respir Crit Care Med 1997; 156: 1800–6.

33. Burge PS, Calverley PM, Jones PW et al. Randomised, double blind, placebo-controlled study of fluticasone propionate in patients with moderate to severe chronic obstructive pulmonary disease; the ISOLDE trial. British Medical Journal 2000; 320: 1297–1303.

34. Butler JC, Breiman RF, Campbell JF et al. Pneumococcal polysaccharide vaccine efficacy: an evaluation of current recommendations. J Am Med Assoc 1993; 270: 1826–31.

35. Bye PTP, Esau SA, Levy RD et al. Ventilatory muscle function during exercise in air and oxygen in patients with chronic air-flow limitation. Am Rev Respir Dis 1985; 132: 236–40.

36. Cadene M, Duranton J, North A et al. Inhibition of neutrophil serine proteinases by suramin. J Biol Chem 1997; 272: 9950–5.

37. Cazzola M, Matera MG, Santangelo G et al. Salmeterol and formoterol in partially reversible severe chronic obstructive pulmonary disease: a dose-response study. Respiratory Medicine 1995; 89: 357–62.

38. Cazzola M, Matera MG, di Perna F et al. A comparison of bronchodilating effects of salmeterol and oxitropium bromide in stable chronic obstructive pulmonary disease. Respiratory Medicine 1998; 92: 354–7.

39. Chailleux E, Fauroux B, Binet F, Dautzenberg B, Polu JM. Predictors of survival in patients receiving domiciliary oxygen therapy or mechanical ventilation. A 10-year analysis of ANTADIR observatory. Chest 1996; 109: 741–9.

40. Chaouat A, Weitzenblum E, Kessler R, Charpentier C, Ehrhart M, Schott R, Levi-Va-lensi P, Zielinski J, Delaunois L, Cornudella R, Moutinho dos Santos J. A randomized trial of nocturnal oxygen therapy in chronic obstructive pulmonary disease patients. Eur Respir J 1999; 14: 1002−8.

41. CIBA. Terminology, definition and classification of chronic pulmonary emphysema and related conditions: a report of the conclusions of a CIBA guest symposium. Thorax 1959; 14: 286−99.

42. Cohen AB, Girard W, Mclarty J et al. A controlled trial of colchicine to reduce elastase load in the lungs of cigarette smokers with chronic obstructive pulmonary disease. American Review of Respiratory Diseases 1990; 142: 63−72.

43. Collet JP, Shapiro S, Ernst P et al. Effect of an immunostimulating agent on acute exa-cerbations and hospitalizations in COPD patients. American Journal of Respiratory and Critical Care Medicine 1997; 156: 1719−24.

44. Connolly JE, Wilson A. The current status of surgery for bullous emphysema. J Thorac Cardiovasc Surg 1989; 97: 351−61.

45. Connors AF, Jr., Dawson NV, Thomas C, Harrell FE, Jr., Desbiens N, Fulkerson WJ et al. Outcomes following acute exacerbation of severe chronic obstructive lung disease. The SUPPORT investigators. Am J Respir Crit Care Med 1996; 154: 959−67.

46. Cooper J, Patterson G, Pohl M. Current status of lung transplantation − report of the St. Louis International Lung Transplant Registry. Clin Transplant 1992; 77−81.

47. Cooper JD, Patterson GA, Sundaresan RS, Trulock EP, Yusen RD, Pohl MS, Lefrak SS. General Thoracic surgery: results of 150 consecutive bilateral lung volume reduction procedures in patients with severe emphysema. J Thorac Cardiovasc Surg 1996; 112: 1319−30.

48. Criner GJ, Cordova FC, Furukawa S, Kuzma AM, Travaline JM, Leyenson V, O'Brien GM. Prospective randomized trial comparing bilateral lung volume reduction surgery to pulmonary rehabilitation in severe chronic obstructive pulmonary disease. Am J Re-spir Crit Care Med 1999; 160: 2018−27.

49. Davies L, Angus RM, Calverley PM. Oral corticosteroids in patients admitted to hospi-tal with exacerbations in chronic obstructive pulmonary disease: a prospective random-ized controlled trial. Lancet 1999; 354: 456−60.

50. Davis C, Conolly ME, Greenacre JK. Beta-adrenoceptors in human lung, bronchus and lymphocytes. British Journal of Clinical Pharmacology 1980; 10: 425−32.

51. Dean NC, Brown JK, Himelman RB, Doherty JJ, Gold WM, Stulbarg MS. Oxygen may improve dyspnea and endurance in patients with chronic obstructive pulmonary disease and only mild hypoxemia. Am Rev Respir Dis 1992; 146: 941−5.

52. Delarue NC, Woolf CR, Sanders DE et al. Surgical treatment for pulmonary emphyse-ma. Can J Surg 1977; 20: 222−31.

53. Donahoe M, Rogers RM, Wilson DO, Pennock BE. Oxygen consumption of the re-spiratory muscles in normal and in malnourished patients with chronic obstructive pul-monary disease. Am Rev Respir Dis 1989; 140: 385−91.

54. Dowling RB, Johnson M, Cole PJ et al. Effect of salmeterol on Haemophilus influenzae infection of respiratory mucosa in vitro. European Respiratory Journal 1998; 11: 86−90.

55. Doyle RL, Mark JBD. Lung volume reduction surgery for the treatment of chronic ob-structive pulmonary disease. Adv Int Med 1998; 43: 233−52.

56. Efthimiou J, Fleming J, Gomes C, Spiro SG. The effect of supplementary oral nutrition in poorly nourished patients with chronic obstructive pulmonary disease. Am Rev Respir Dis 1988; 137: 1075−19.

57. Elliot MJ, Maini RN, Feldmann M et al. Randomised double-blind comparison of diuretic monoclonal antibody of tumor necrosis factor α (cA2) versus placebo in rhematoid arthritis. Lancet 1994; 344: 1105−10.

58. Empfehlungen der Deutschen Atemwegsliga zur Behandlung von Patienten mit chronisch obstruktiver Bronchitis und Lungenemphysem. Med Klinik 1995; 11: 14−7.

59. ERS-Consensus Statement. Optimal assessment and management of chronic obstructive pulmonary disease (COPD). European Respiratory Journal 1995; 8: 1398−1420.

60. Evald T, Keittelman S, Sindrup JH et al. The effect of inhaled terbutaline on FEV1, FVC, dyspnea and walking distance in patients with chronic obstructive lung disease. Respiratory Medicine 1992; 86: 93−6.

61. Fein AM. Lung Volume Reduction Surgery: answering the crucial questions. Chest 1998; 113: 277S-82S.

62. Ferreira IM, Verreschi IT, Nery LE, Goldstein RS, Zamel N, Brooks D, Jardim JR. The influence of 6 months of oral anabolic steroids on body mass and respiratory muscles in undernourished COPED patients. Chest 1998; 114: 19−28.

63. Ferry LH, Burchette RJ. Efficacy of bupropion for smoking cessation in non-depressed smokers. Journal of Addictive Disorders 1994; 13: 249.

64. Filuk RB, Easton PA, Anthonisen NR. Responses to large doses of salbutamol and theophylline in patients with chronic obstructive pulmonary disease. American Review of Respiratory Diseases 1985; 132: 871−4.

65. Fiore MC, Bailey WC, Cohen SJ. Smoking cessation: information for specialists. Rockville, MD: US Department of Health and Human Services, Public Health Service, Agency for Health Care Policy and Research Centers for Disease Control and Prevention, 1996. AHCPR Publication No. 96−0694.

66. Fowler JS, Volkow ND, Wang GJ et al. Inhibition of monoamine oxides B in the brains of smokers. Nature 1996; 379: 733−6.

67. Frenette PS, Wagner DD. Adhesion molecules − part II: blood vessels and blood cells. New England Journal of Medicine 1996; 335: 43−5.

68. Gay PC, Hubmayr RD, Stroetz RW. Efficacy of nocturnal nasal ventilation in stable, severe chronic obstructive pulmonary disease during a 3-month controlled trial. Mayo Clin Proc 1996; 71: 533−42.

69. Geddes D, Davies M, Koyama H, Hansell D, Pastorino U, Pepper J, Agent P, Cullinan P, MacNeill SJ, Goldstraw P. Effect of lung-volume-reduction surgery in patients with severe emphysema. N Engl J Med 2000; 343: 239−45.

70. Gibson PG, Wlodadrczyk JH, Wilson AJ, Sprogis A. Severe exacerbation of chronic obstructive airways disease: health resource use in general practice and hospital. J Qual Clin Pract 1998; 18: 125−33.

71. Gillissen A, Barczok M, Buhl R, Kardos P, Magnussen H, Matthys H, Rabe KF, Rothe T, Russi EW, Schauer J, Schmitz M, Vogelmeier C, Wettengel R, Worth H, Menz G. Inhalierbare Kortikosteroide in der Langzeittherapie der COPD. Stellungnahme eines Expertengremiums. Pneumologie 2000; 54: 256−62.

72. Glassman AH, Covey LS. Smoking and affective disorder. American Journal of Health and Behavior 1996; 20: 279−85.

73. Goldstein MF, Fallon JJ, Jr, Harning R. Chronic glucocorticoid therapy-induced osteoporosis in patients with chronic obstructive lung disease. Chest 1999; 116: 1733−49.

74. Gross G, Woodring A, Prillaman B et al. Efficacy and safety of the salmeterol/fluticasone propionate (50/100 µg) dry powder combination inhaler in patients with asthma. European Respiratory Journal 1998; 12: 156s.

75. Gross N, Bankwala Z. Effects of an anticholinergic bronchodilator on arterial blood gases of hypoxemic patients with chronic obstructive pulmonary disease. American Review of Respiratory Diseases 1987; 136: 1091−4.

76. Gross PA, Hermogenes AW, Sacks HS et al. The efficacy of influenza vaccine in elderly persons: a meta-analysis and review of the literature. Annals of Internal Medicine 1995; 123: 518−27.

77. Grossman RF. Guidelines for the treatment of acute exacerbations of chronic bronchitis. Chest 1997; 112: 310S-3S.

78. Guyatt GH, Townsend M, Pugsley SO et al. Bronchodilators in chronic air-flow limitation. American Review of Respiratory Diseases 1987; 135: 1069−74.

79. Hosenpud JD, Bennett LE, Keck BM, Fiol B, Boucek MM, Novick RJ. The Registry of the International Society for Heart and Lung Transplantation: fifteenth official report − 1998. J Heart Lung Transplant 1998; 17: 656−68.

80. Hurt RD, Sachs DPL, Glover ED et al. A comparison of sustained-release bupropion and placebo for smoking cessation. New England Journal of Medicine 1997; 337: 1195−1202.

81. Hurwitz ES, Schonberger LB, Nelson DB. Guillan-Barré-Syndrome and the 1978−1979 influenza vaccine. New England Journal of Medicine 1981; 304: 1557−61.

82. Ingenito EP, Evans RB, Loring SH, Kaczka DW, Rodenhouse JD, Body SC, Sugarbaker DJ, Mentzer SJ, DeCamp MM, Reilly JJ. Relation between preoperative inspiratory lung resistance and the outcome of lung-volume-reduction surgery for emphysema. N Engl J Med 1998; 338: 1181−5.

83. Iravani J, Melville GN. Theophyllin and mucociliary function. Chest 1987; 92(Suppl): 38S-43S.

83a. Jones PW, Bosh TK. Quality of life changes in COPD patients treated with salmeterol. Am J Respir Crit Care Med 1997 Apr; 155(4): 1283−9.

84. Jones JM, Paul EA, Jones PW, Wedzicha JA. Nasal pressure support ventilation plus oxygen compared with oxygen therapy alone in hypercapnic COPD. Am J Respir Crit Care Med 1995; 152: 538−44.

85. Jorenby DE, Leischow SJ, Nides MA et al. A controlled trial of sustained-release bupropion, a nicotine patch, or both for smoking cessation. New England Journal of Medicine 1999; 340: 685−91.

86. Kaplan JE, Katona P, Hurwitz ES. Guillain-Barré syndrome in the United States, 1979−1980 and 1980−1981: lack of an association with influenza vaccination. Journal of the American Medical Association 1982; 248: 689−700.

87. Karpel JP, Pesin J, Greenberg D et al. A comparison of the effects of ipratropium bromide and metaproterenol sulphate in acute exacerbations of COPD. Chest 1990; 98: 835−9.

88. Keatings VM, Jatakanon A, Worsdell YM et al. Effects of inhaled and oral glucocorticoids on inflammatory indices in asthma and COPD. American Journal of Respiratory and Critical Care Medicine 1997; 155: 542−8.

89. Kelly SM, Rosa A, Field S, Coughlin M, Shizgal HM, Macklem PT. Inspiratory muscle strength and body composition in patients receiving total parenteral nutrition therapy. Am Rev Respir Dis 1984; 130: 33−7.

90. Köhler D, Schönhofer B. Weaning nach Langzeitbeatmung bei Patienten mit erschöpfter Atempumpe − ein neues Behandlungskonzept. Med Klinik 1994; 89: 11−5.

91. Konietzko N. Inhalationstherapie mit Antiproteasen bei α1-Antitrypsinmangel. Atemwegs- und Lungenkrankheiten 2000; 26: 562−5.

92. Kwon OJ, Au BT, Collins PD et al. Inhibition of interleukin-8 expression in human cultured airway epithelial cells. Immunology 1994; 81: 389−94.

93. Lin CC. Comparison between nocturnal nasal positive pressure ventilation combined with oxygen therapy and oxygen monotherapy in patients with severe COPD. Am J Respir Crit Care Med 1996; 154: 353−8.

93a. Llewellyn-Jones CG, Hill SL, Stockley RA. Effect of fluticasone propionate on neutrophil chemotaxis, superoxide generation, and extracellular proteolytic activity in vitro. Thorax 1994 Mar; 49(3): 207−12.

94. Luisetti M, Sturani C, Sella D et al. MR889, a neutrophil elastase inhibitor, in patients with chronic obstructive pulmonary disease: a double-blind, randomized, placebo-controlled trial. European Respiratory Journal 1996; 9: 1482−6.

95. The Lung Health Study Research Group. Effect of inhaled triamcinolon on the decline in pulmonary function in chronic obstructive pulmonary disease. New England Journal of Medicine 2000; 343: 1902−9.

96. Lusuardi M, Capelli A, Donner CF. Lung immune defence after stimulation of gut-associated lymphatic tissue with OM-85 BV: a double-blind study in patients with chronic bronchitis. European Respiratory Journal 1996; 6: 36, 182−5.

97. Maesen BL, Westermann CJ, Duurkens VA et al. Effects of formoterol in apparently poorly reversible chronic obstructive pulmonary disease. European Respiratory Journal 1999; 13: 1103−8.

98. Mahler DA, Donohue JF, Barbee RA et al. Efficacy of salmeterol xinafoate in the treatment of COPD. Chest 1999; 115: 957−65.

98a. Mahler DA, Donohue JF, Barbee RA, Goldman MD, Gross NJ, Wisniewski ME, Yancey SW, Zakes BA, Rickard KA, Anderson WH. Efficacy of salmeterol xinafoate in the treatment of COPD. Chest 1999 Apr; 115(4): 957−65.

98b. Matera MG, Cazzola M, Vinciguerra A, Di Perna F, Calderaro F, Caputi M, Rossi F. A comparison of the bronchodilating effects of salmeterol, salbutamol and ipratropium bromide in patients with chronic obstructive pulmonary disease. Pulm Pharmacol 1995 Dec; 8(6): 267−71.

99. Mak JC, Baranuik JN, Barnes PJ. Localization of muscarinic receptor subtype mRNAs in human lung. American Journal of Respiratory Cell and Molecular Biology 1992; 7: 344−8.

100. Mauel J, van Pham T, Kreis B et al. Stimulation by a bacterial extract (Broncho-Vaxom) of the metabolic and functional activities of murine macrophages. International Journal of Immunopharmacology 1989; 11: 637−45.

101. Maurer JR, Frost AE, Estenne M, Higenbottam T, Glanville AR. International guidelines for the selection of lung transplant candidates. Society for Heart and Lung Transplantation, the American Thoracic Society of Transplant Physicians, the European Respiratory Society. J Heart Lung Transplant 1998; 17(7): 703−9.

102. McDonald CF, Pierce RJ, Thompson PJ et al. Comparison of oral bambuterol and ter- butaline in elderly patients with chronic reversible airflow obstruction. Journal of Asthma 1997; 34: 53–9.

103. McElvaney NG, Hubbard RC, Birper P et al. Aerosol α1-antitrypsin treatment in cystic fibrosis. Lancet 1991; 337: 392–4.

104. McElvaney NG, Doujaiji B, Moan MJ et al. Pharmacokinetics of recombinant secreto- ry leukoprotease inhibitor aerolized to normals and individuals with cystic fibrosis. American Review of Respiratory Diseases 1993; 148: 1056–60.

105. McEvoy CE, Niewoehner DE. Adverse effects of corticosteroid therapy for COPD. A critical review. Chest 1997; 111: 732–43.

106. Medical Research Council Working Party. Long term domiciliary oxygen therapy in chronic hypoxic cor pulmonale complicating chronic bronchitis and emphysema. Lan- cet 1981; 1: 681–6.

107. Murray CJ, Lopez AD. Alternative projections of mortality and disability by cause 1990–2020: Global Burden of Disease Study. Lancet 1997; 349: 1498–1504.

108. Multicenter Study Group. Long-term oral acetylcystein in chronic bronchitis, a dou- ble-blind controlled study. European Respiratory Journal 1980; 61(Suppl 111): 93– 108.

109. National Emphysema Treatment Trial Research Group. Rationale and Design of the National Emphysemy Treatment Trial. A prospective randomized trial of lung volume reduction surgery. Chest 1999; 116: 1750–61.

110. Nava S, Ambrosino N, Clini E, Prato M, Orlando G, Vitacea M, Brigada P, Fracchia C, Rubini F. Noninvasive mechanical ventilation in the weaning of patients with respi- ratory failure due to chronic obstructive pulmonary disease. A randomized, controlled trial. Ann Intern Med 1998; 128: 721–8.

111. NHLBI morbidity and mortality chartbook, 1998.

112. Nichol KL, Margolis KL, Wuorenma J et al. The efficacy and cost effectiveness of vac- cination against influenza among elderly persons living in the community. New Eng- land Journal of Medicine 1994; 331: 778–84.

113. Niewoehner DE, Erbland ML, Deupree RH, Collins D, Gross NJ, Light RW et al. Ef- fect of systemic glucocorticoids on exacerbations of chronic obstructive pulmonary disease. Department of Veterans Affairs Cooperative Study Group. N Engl J Med 1999; 340: 1941–7.

114. Nocturnal Oxygen Therapy Trial Group. Continuous or nocturnal oxygen therapy in hypoxemic chronic obstructive lung disease. Ann Intern Med 1980; 93: 391–8.

115. van Noord JA, Bantje TA, Eland ME et al. A randomised controlled comparison of tiotropium and ipratropium in the treatment of chronic obstructive pulmonary disease. Thorax 2000; 55: 289–94.

116. Orcel B, Delclaux B, Baud M et al. Oral immunization with bacterial extracts for pro- tection against acute bronchitis in elderly institutionalized patients with chronic bron- chitis. European Respiratory Journal 1994; 7: 446–52.

117. Paggiaro PL, Dahle R, Bakran I et al. Multicenter randomised placebo-controlled trial of inhaled fluticansone propionate in patients with chronic obstructive pulmonary disease. Lancet 1998; 351: 773–80.

117a. Patakas D, Andreadis D, Mavrofridis E, Argyropoulou P. Comparison of the effects of salmeterol and ipratropium bromide on exercise performance and breathlessness in patients with stable chronic obstructive pulmonary disease. Respir Med 1998 Sep; 92(9): 1116−21.

118. Pauwels RA, Lofdahl CG, Laitinen LA et al. Long-term treatment with inhaled bude-sonide in persons with mild chronic obstructive pulmonary disease who continue smoking. New England Journal of Medicine 1999; 340: 1948−53.

119. Pauwels RA, Buist AS, Calverley PM, Jenkins CR, Hurd SS. Global strategy for the diagnosis, management, and prevention of chronic pulmonary disease. NHLBI/WHO Global Initiative for Chronic Obstruc (GOLD) Workshop summary. Am J Respir Crit Care Med 2001 Apr; 163(5): 1256−76.

120. Pforte A, Emmerich B. Störungen der Infektabwehr bei Patienten mit chronischer Bron-chitis: präventive und supportive Möglichkeiten. Pneumologie 1993; 47: 395−402.

121. Ramsdell J. Use of theophylline in the treatment of COPD. Chest 2000; 107(Suppl): 206S-9S.

122. Regueiro CR, Hamel MB, Davis RB, Desbiens N, Connors AF, Jr., Phillips RS. A comparison of generalist and pulmonologist care for patients hospitalized with severe chronic obstructive pulmonary disease: resource intensity, hospital costs, and survival. SUPPORT Investigators. Am J Med 1998; 105: 366−72.

123. Rennard SI. Combination bronchodilator therapy in COPD. Chest 1995; 107(Suppl): 171S-5S.

124. Rennard SI, Serby CW, Ghafouri M et al. Extended therapy with ipratropium is asso-ciated with improved lung function in patients with COPD: A retrospective analysis of data from seven clinical trials. Chest 1996; 110: 62−70.

125. Rote Liste. Arzneimittelverzeichnis der Pharmazeutischen Industrie, des Verbandes Forschender Arzneimittelhersteller, des Bundesfachverbandes der Arzneimittel-Her-steller und des Verbandes aktiver Pharmaunternehmen. Aulendorf: Editio Cantor Ver-lag, 1999.

126. Saetta M, di Stefano A, Maestrelli P et al. Airway eosinophilia in chronic bronchitis du-ring exacerbations. American Journal of Respiratory and Critical Care Medicine 1994; 150: 1646−52.

127. Saint S, Bent S, Vittinghoff E et al. Antibiotics in chronic obstructive pulmonary dis-ease exacerbations: a meta-analysis. JAMA 1995; 273: 957−60.

128. Schentag JJ, Tillotson GS. Antibiotic selection and dosing for the treatment of acute exacerbations of COPD. Chest 1997; 112(Suppl): 314S-9S.

129. Schönhofer B, Sonneborn M, Haidl P, Kemper P, Köhler D. Intermittierende Selbst-beatmung nach Respiratorentwöhnung. Med Klinik 1996; 91: 27−30.

130. Schols AMWJ, Slangen J, Volovics L, Wouters EFM. Weight Loss is a reversible factor in the prognosis of chronic obstructive pulmonary disease. Am J Respir Crit Care Med 1998; 157: 1791−7.

131. Seersholm N, Wencker M, Banik N et al. Does α1-antitrypsin augmentation therapy slow the annual decline in FEV1 in patients with severe α1-antitrypsin deficiency. Eu-ropean Respiratory Journal 1997; 10: 2260−3.

132. Shah PL, Scott SF, Knight RA et al. In vivo effects of recombinant human DNase I on sputum in patients with cystic fibrosis. Thorax 1996; 51: 119−25.

133. Shapiro ED, Berg AT, Austrian R et al. The protective efficacy of polyvalent pneumo-coccal polysaccharide vaccine. New England Journal of Medicine 1991; 325: 1453−60.

134. Shapiro G, Lumry W, J. Wolfe J et al. Combined salmeterol 50 µg and fluticasone propionate 250 µg in the diskus device for the treatment of asthma. American Journal of Respiratory and Critical Care Medicine 2000; 161: 527–34.

135. Silagy C, Mant D, Fowler G et al. Meta-analysis on efficacy of nicotine replacement therapies in smoking cessation. Lancet 1994; 343: 139–42.

136. Smoking cessation during previous year among adults – United States, 1990 and 1991. MMWR Morbidity and Mortality Weekly Report 1993; 42: 504–7.

137. Sommerhoff CP, Nadel JA, Basbaum CB et al. Neutrophil elastase and cathepsin G stimulate secretion from cultured bovine airway gland serous cells. Journal of Clinical Investigation 1990; 85: 682–9.

138. di Stefano A, Maestrelli P, Roggeri A et al. Upregulation of adhesion molecules in bronchial mucosa of subjects with chronic obstructive bronchitis. American Journal of Respiratory and Critical Care Medicine 1994; 149: 803–10.

139. Strategies in preserving lung health and preventing COPD and associated diseases. The National Lung Health Education Program (NLHEP). Chest 1998; 113: 123S-63S.

140. Strumpf DA, Millman RP, Carlisle CC, Grattan LM, Ryan SM, Erickson AD, Hill NS. Nocturnal positive-pressure ventilation via nasal mask in patients with severe chronic obstructive pulmonary disease. Am Rev Respir Dis 1991; 144: 1234–9.

141. Szekely L, Oelberg D, Wright C et al. Preoperative predictors of operative morbidity and mortality in COPD patients undergoing bilateral lung volume reduction surgery. Chest 1996; 111: 550–8.

142. Talpain E, Armstrong RA, Coleman RA et al. Characterization of the PGE receptor subtype mediating inhibition of superoxide production in human neutrophils. British Journal of Pharmacology 1995; 114: 1459–65.

143. Tamaoki J, Chiyotani A, Kobayashi S et al. Effect of indomethacin on bronchorrhea with chronic bronchitis, diffuse panbronchiolitis or bronchiectasis. American Review of Respiratory Diseases 1992; 145: 584.

144. Tandon MK, Kallis SG. Bronchodilator treatment for partially reversible chronic obstructive airways disease. Thorax 1991; 46: 248–51.

145. Tarpy SP, Celli BR. Long-term oxygen therapy. N Engl J Med 1995; 710–4.

146. Tashkin DP, Ashutosh K, Bleeker ER et al. Comparison of the anticholinergic bronchodilator ipratropium bromide with metaproterenol in chronic obstructive pulmonary disease: a 90 day multicenter study. American Journal of Medicine 1986; 81(Suppl 5A): 81–9.

147. The Tobacco Use and Dependence Clinical Practice Guideline Panel, Staff, and Consortium Representatives. A clinical practice guideline for treating tobacco use and dependence. JAMA 2000; 283: 244–54.

148. Thompson WH, Nielson CP, Carvalho P, Charan NB, Crowley JJ. Controlled trial of oral prednisone in out-patients with acute COPD exacerbation. Am J Respir Crit Care Med 1996; 154: 407–12.

149. Trulock EP. Lung transplantation. Am J Respir Crit Care Med 1997; 155: 789–818.

150. Vestbo J, Prescott E, Lange P. Association of chronic mucus hypersecretion with FEV1 decline and chronic obstructive pulmonary disease morbidity: Copenhagen City Heart Study Group. American Journal of Respiratory and Critical Care Medicine 1996; 153: 1530–5.

151. Vestbo J, Sørensen T, Langer P et al. Long-term effect of inhaled budesonide in mild and moderate chronic obstructive pulmonary disease: a randomised controlled trial. Lancet 1999; 355: 1819−23.

152. Wakabayashi AM, Brenner M, Kayaleh RA. Thoracoscopic carbon dioxide laser treatment of bullous emphysema. Lancet 1991; 337: 881−3.

153. Weizenblum E, Sautegeau A, Ehrhart M, Mammosser M, Pelletier A. Long-term oxygen therapy can reverse the progression of pulmonary hypertension in patients with chronic obstructive pulmonary disease. Am Rev Respir Dis 1985; 131: 493−8.

154. Wencker M, Banik N, Hotze LA et al. Relationship of pulmonary deposition of α1-PI aerosol and lung function in patients with α1-PI deficiency. American Journal of Respiratory and Critical Care Medicine 1996; 154: A400.

155. Wencker M, Banik N, Buhl R et al. Long-term treatment of α1-antitrypsin deficiency-related pulmonary emphysema with human α1-antitrypsin. European Respiratory Journal 1998; 11: 428−33.

156. Wilson DO, Rogers RM, Sanders MH, Pennock BE, Reilly JJ. Nutritional intervention in malnourished patients with emphysema. Am Rev Respir Dis 1986; 134: 672−7.

157. Young J, Frey-Smith A, Hyde C. Lung volume reduction surgery (LVRS) for chronic obstructive pulmonary disease (COPD) with underlying severe emphysema. Thorax 1999; 54: 779−89.

158. Zielinski J, MacNee W, Wedzicha J, Ambrosino N, Braghiroli A, Dolensky J et al. Causes of death in patients with COPD and chronic respiratory failure. Monaldi Arch Chest Dis 1997; 52: 43−7.

159. Ziment I. The β-agonist controversy. Impact in COPD. Chest 1995; 107(Suppl): 198S-205S.

Kapitel 6
Rehabilitation

H. Hamm

6.1 Einleitung

Die Rolle der Rehabilitationsmedizin innerhalb des Gefüges der verschiedenen Behandlungsverfahren der COPD war lange Zeit unsicher, z. T. auch umstritten. In den letzten Jahren wurden jedoch die Inhalte und Ziele der pulmonalen Rehabilitation besser definiert und ihre Wirksamkeit bei der COPD durch eine Reihe von kontrollierten Studien im Sinne der „Evidence-based medicine" bestätigt. Entsprechend eindeutig beurteilt die „Global Initiative for Chronic Obstructive Lung Disease" (GOLD) die pulmonale Rehabilitation der COPD mit dem höchsten Grad der wissenschaftlichen Evidenz, dem „Evidence Level A" [10].

Diese Übersicht soll die wesentlichen Aspekte der pulmonalen Rehabilitation zusammenfassen und einen Überblick über die Methoden und die erreichbaren Ziele der Rehabilitation der COPD geben.

6.2 Definition und Ziele der pulmonalen Rehabilitation

Die pulmonale Rehabilitation ist ein multidisziplinäres Behandlungsprogramm für Patienten mit chronischer respiratorischer Erkrankung, das individuell zugeschnitten wird mit dem Ziel, die physische und soziale Leistungsfähigkeit und Autonomie zu optimieren [mod. nach 1].

In Deutschland erbringen die Rentenversicherungen entsprechend der Sozialgesetzgebung die Leistungen zur Rehabilitation. Ziel dieser Leistungen ist es, durch geeignete medizinische und sonstige ergänzende Maßnahmen die Erwerbsfähigkeit erkrankter oder gefährdeter Versicherter wiederherzustellen und sie möglichst dauerhaft in das Berufsleben zu reintegrieren. Leistungen zur Rehabilitation haben also Vorrang vor Leistungen der Rente und sollen letztere vermeiden bzw. überflüssig machen.

Tabelle 6-1 Sekundärprobleme bei der COPD [mod. nach 1].

Betroffene Systeme	Mechanismen
Periphere Muskulatur	Trainingsmangel, Steroidmyopathie, Malnutrition, Hypoxämie
Respiratorische Muskulatur	Mechanische Probleme (Überblähung), Ermüdung, Steroidmyopathie, Malnutrition, Hypoxämie
Kardiale Funktionen	Trainingsmangel, Hypoxämie, Cor pulmonale
Knochen	Osteoporose durch Steroide, Immobilität
Ernährungszustand	Kachexie, Fettsucht
Psychosoziale Funktionen	Depression, Angst, Schuld, Abhängigkeit, kognitive Probleme, Schlafstörungen, sexuelle Defizite, berufliche und familiäre Konflikte

Tabelle 6-2 Ziele der pulmonalen Rehabilitation bei der COPD.

Standardziele	Optionale Ziele
Krankheitsverständnis Krankheitsakzeptanz	Optimierung der medikamentösen Therapie (z. B. Steroidreduktion)
Verbesserte Compliance	Einleitung einer O_2-Therapie
Körperliche Leistungssteigerung	Einleitung einer nicht-invasiven Beatmung
Private Reintegration Berufliche Reintegration Prävention	Abklärung der Indikation zur operativen Volumenreduktion oder Transplantation

Die COPD ist per definitionem eine irreversible oder allenfalls teilreversible obstruktive Atemwegserkrankung. Deshalb gehört die Verbesserung der Lungenfunktion realistischerweise nicht zu den primären Rehabilitationszielen. Der Schwerpunkt der Rehabilitationsmedizin liegt vielmehr auf den sekundären Krankheits-assoziierten Defiziten, die oft gut behandelbar sind (s. Tab. 6-1). Die Ziele der Rehabilitation lassen sich weitgehend aus der Behebung bzw. bestmöglichen Linderung dieser Defizite ableiten und betreffen in erster Linie die Steigerung der physischen Leistungsfähigkeit, die Reduktion von Symptomen, eine verbesserte Krankheitsverarbeitung und die psychosoziale Reintegration (s. Tab. 6-2). Das übergeordnete Ziel der Rehabilitation der COPD ist die Anhebung der Lebensqualität durch Verbesserung der gesundheitlichen Rahmenbedingungen („Health-related quality of life") [11a].

Bei Patienten, die frühzeitig genug eine Rehabilitationsmaßnahme antreten, kann das Rehabilitationsziel auch überwiegend präventiver Natur sein, wie z. B. die Raucherentwöhnung bei nikotinabhängigen Patienten. Da die erfolgreiche Tabakentwöhnung die mit Abstand wirksamste Maßnahme gegen die fortschreitende Krankheitsentwicklung ist, sollte diese Form der Frühintervention in Form eines intensiven, auf diese Problematik fokussierten rehabilitativen Behandlungskonzepts vermehrt genutzt werden.

6.3 Indikationen zur Rehabilitation der COPD

Die Beurteilung der Rehabilitationsfähigkeit ist eine wichtige Voraussetzung für den Erfolg einer Rehabilitationsmaßnahme. Generell ist nicht das Ausmaß der Lungenfunktionsstörung, sondern der Leidensdruck und die Motivation des Patienten entscheidend für die Rehabilitationsperspektive. Der Patient sollte auf jeden Fall bereit und in der Lage sein, aktiv an einer Verbesserung seiner gesundheitlichen Situation mitzuarbeiten und über die Notwendigkeit seiner Mitarbeit auch vor Antritt seines Rehabilitationsaufenthaltes informiert sein. Bedauerlicherweise werden die Patienten oft erst sehr spät in die pulmonale Rehabilitation geschickt, ein Umstand, der zwar aufgrund des sich erst spät voll manifestierenden Krankheitsbildes nachvollziehbar ist, die potentiell präventiven Möglichkeiten der Rehabilitation (wie z. B. frühzeitige Raucherentwöhnung) damit aber einschränkt.

Mangelnde Motivation oder nicht erkennbare Motivierbarkeit spricht gegen den Sinn der Rehabilitation. Rauchen ist kein Ausschlußkriterium, sondern kann im Gegenteil wesentliche Indikation für die Maßnahme sein, wenn die Motivation zur Teilnahme an einem Nichtraucherprogramm besteht. Medizinische Kontraindikationen können sich bei schweren Begleiterkrankungen ergeben, die entweder einen großen Teil des körperlichen Trainingsprogramms unmöglich machen (z. B. schwere rheumatoide Arthritis) oder das Risiko bei diesem Programm zu hoch erscheinen lassen (z. B. schwere koronare Herzkrankheit, schwere pulmonale Hypertonie). Der Schweregrad der COPD hingegen kann beträchtlich sein − bis hin zur Sauerstoffpflichtigkeit, solange die Patienten nicht immobil sind.

6.4 Spezielle Indikationen

Rehabilitationskliniken mit speziellen personellen und technischen Voraussetzungen können neben den gängigen Indikationen und Zielen auch spezialisierte Aufgaben wahrnehmen. Hierzu gehören bezogen auf die COPD das Angebot eines schlaf- und beatmungsmedizinischen Labors für Patienten mit COPD/Schlafapnoe-Overlap-Syndromen und für Patienten mit respiratorischer Globalinsuffizienz mit der Indikation zur nicht-invasiven Beatmung (Non-invasive ventilation, NIV). Weitere spezielle Indikationen sind die gezielte pulmonale Rehabilitation vor einer geplanten Volumen-reduzierenden Lungenoperation („Volume reduction surgery") oder einer Lungentransplantation sowie die postoperative Rehabilitation dieser Patienten nach erfolgreicher chirurgischer Therapie.

6.5 Methoden der Rehabilitation

Die pulmonale Rehabilitation ist eine multidisziplinäre Herausforderung und damit eine Aufgabe, die von einem fachlich möglichst breit ausgebildeten und für die COPD spezifisch fortgebildeten Team zu erfüllen ist. Die Zusammensetzung dieses Teams reflektiert bereits die Besonderheiten der Rehabilitationsmedizin gegenüber der Akutmedizin. Im einzelnen sollten ihm möglichst die folgenden Berufsgruppen angehören: Ärzte, Krankenpflege, Krankengymnastik, Sportlehrer, Masseure und Physiotherapeuten, Diätassistenten, Psychologen, Sozialarbeiter und Berufsberater.

Die pulmonale Rehabilitation ist in drei Schritte unterteilt:
1) die Standortbestimmung,
2) das individuell ausgerichtete Rehabilitationsprogramm und
3) die Evaluation des Rehabilitationserfolges.

Standortbestimmung

In der Standortbestimmung geht es um die Erfassung und Quantifizierung von Defiziten und Handicaps im psychosozialen und physischen Bereich.

Im psychosozialen Bereich werden Krankheitsbewußtsein, Erleben und Verarbeiten, Auswirkungen auf Beruf, ökonomische Situation, Partnerschaft, Familie und soziales Umfeld und nicht zuletzt das Rauchverhalten erfaßt.

Im physischen Bereich werden die körperliche Leistungsfähigkeit sowie die Lungenfunktion und die Qualität des pulmonalen Gasaustausches ermittelt.

Körperliche Leistungsfähigkeit

Die körperliche Leistungsfähigkeit wird durch verschiedene Verfahren geprüft, die die kardiopulmonale Leistungsfähigkeit und Belastbarkeit individuell quantifizieren lassen. Hierzu gehören die Ergometrie, ggf. die Spiroergometrie sowie der 6-Minuten-Gehtest und/oder andere einfache standardisierte Testverfahren (z. B. Shuttle walking tests, definiertes Treppensteigen).

Der 6-Minuten-Gehtest hat sich als sehr einfaches und gut praktikables Testverfahren vielerorts durchgesetzt. Die Patienten werden aufgefordert, auf einer ausgemessenen Strecke über sechs Minuten so weit wie möglich zu gehen. Viele Details des Tests wie Art und Beschaffenheit der Strecke, Instruktionen an den Patienten vor und während des Tests, Sauerstofftransport auf der Strecke etc. sind allerdings schlecht standardisiert und werden von Institution zu Institution sehr unterschiedlich gehandhabt [4]. Gesunde Erwachsene des mittleren und älteren Lebensalters erreichen beim 6-Minuten-Gehtest in der Regel eine Gehdistanz zwischen 500−600 m. Der Test eignet sich vor allem für Patienten mit mittelgradiger bis schwerer COPD. Bei leichtgradig Erkrankten ist er zu wenig sensitiv. Hier sind andere kardiopulmonale Funktionstests wie z. B. die Ergometrie und evtl. die Spiroergometrie aussagekräftiger.

Lungenfunktionstests

Hierzu zählen als Standards die Body-Plethysmographie, die Diffusionskapazitätsmessung und die Blutgasanalyse sowie ggf. die Bestimmung der atemmuskulären Beanspruchung und Kraft (Mundverschlußdruckmessungen).

Diese objektiven Funktionsbefunde stellen zusammen mit der ausführlichen psychosozialen Anamnese den Ausgangspunkt der ausführlichen sozialmedizinischen Leistungsbeurteilung dar.

6.6 Das Rehabilitationsprogramm

Ausgerichtet auf die Ergebnisse der Standortbestimmung wird ein individuelles Rehabilitationsprogramm entworfen, das die Komponenten Patientenschulung, Nichtrauchertraining, medikamentöse Therapieanpassung, psychosoziale Interventionen, Physiotherapie und physikalische Therapie sowie muskuläre Trainingsprogramme enthält. Im folgenden sollen die wesentlichen Standbeine der pulmonalen Rehabilitation skizziert werden.

6.6.1 Patientenschulung

Ein wichtiges Ziel der Rehabilitation der COPD ist es − ähnlich wie beim Asthma −, den Patienten durch geeignete Schulungsmaßnahmen zu einem „Experten seiner Krankheit" zu machen und ihm bis zu einem gewissen Grad eine Selbstkontrolle und ein Selbstmanagement zu ermöglichen. Dabei gilt es, die individuellen intellektuellen Fähigkeiten und die Motivierbarkeit des einzelnen Patienten richtig einzuschätzen und zu nutzen. Neben den Grundlagen des Krankheitsverständnisses soll der Patient lernen, den Sinn und Nutzen seiner Medikamente zu verstehen, um so eine bessere Compliance zu erreichen.

Das Angebot der Patientenschulung enthält strukturierte Vorträge bzw. Gruppenarbeit u. a. zu den Themen Aufbau und Funktion der Atemwege, Luftschadstoffe und Rauchen, Krankheitslehre, Medikamentenkunde und Selbstmanagement.

Ein wichtiger Aspekt der Patientenschulung ist das Training in der korrekten Anwendung inhalativer Medikamente. Häufig wird völlig unterschätzt, wie mangelhaft die Kenntnisse der Patienten über die Funktionsweise und die richtige Benutzung ihrer Inhalatoren sind. Das Ausmaß der Anwendungsfehler ist oft so groß, daß gar keine effektive Therapie stattfindet. Die Anwendungsfehler sind bei den konventionellen Treibgasdosieraerosolen am häufigsten und gravierendsten. Das wahrscheinlich größte Problem der Dosieraerosole ist, daß die Koordination zwischen dem Auslösen des Sprühstoßes und dem Beginn des Inspirationsmanövers sehr oft mißlingt. Trotz intensiven Trainings sind nicht alle Patienten in der Lage, diese Koordination befriedigend zu erlernen. Die Anwendung der Pulverinhalatoren ist in der Regel einfacher, da die Inhalation per se an den Inspirationsvorgang gekoppelt ist. Aber auch bei den Pulverinhalatoren ist die Anwendung ohne intensive Patientenschulung oft fehlerhaft. Das Funktionsprinzip der gebräuchlichsten Inhalatoren und die häufigsten Anwendungsfehler sind deshalb regelmäßiger Bestandteil der Patientenvorträge. Jeder Patient muß darüber hinaus seinem Stationsarzt die Anwendung seines Gerätes vorführen. Die Fehlerkorrektur und das Anwendungstraining erfolgen durch den Arzt und/oder geschultes Krankenpflegepersonal.

6.6.2 Nichtrauchertraining

Die gesundheitlichen Folgen des Tabakrauchens sind wohlbekannt und betreffen nicht nur den Respirationstrakt, sondern auch andere Organsysteme wie

z. B. den kardiovaskulären Apparat. Die meisten Tabak-assoziierten Todesfälle beruhen allerdings auf Erkrankungen des Respirationstrakts [6].

Das Rauchen ist die wichtigste vermeidbare Ursache der COPD. Die erfolgreiche Raucherentwöhnung ist neben der Sauerstofftherapie (bei fortgeschrittener Erkrankung) die einzige Maßnahme, die einen nachweisbar günstigen Einfluß auf den Krankheitsverlauf [5] und die Lebenserwartung [11] hat. Die Aufgabe des Rauchens verlangsamt zu jedem beliebigen Zeitpunkt des Krankheitsverlaufs die fortschreitende Verschlechterung der Lungenfunktion und ist damit allen derzeit verfügbaren medikamentösen Therapien der COPD deutlich überlegen. Das Nichtrauchertraining hat deshalb fundamentale Bedeutung für die Langzeitprognose der COPD-Patienten und ist eine zentrale Aufgabe der Rehabilitation. Die Voraussetzungen für ein intensives und erfolgreiches Nichtrauchertraining sind während der stationären Rehabilitation besonders günstig. Aus diesen Gründen sollte die stationäre Rehabilitation vermehrt auch für das primäre Ziel der Nikotinentwöhnung genutzt werden.

Raucher mit einer COPD haben einen höheren Tabakkonsum, einen höheren Abhängigkeitsgrad und höhere Kohlenmonoxid-Konzentrationen in der Exspirationsluft als gesunde Raucher [7]. COPD-Kranke sind also die stärkeren Raucher, so daß die Nikotinentwöhnung bei diesen Patienten erfahrungsgemäß noch schwieriger zu erreichen ist als bei Gesunden. Die einfache, auch wiederholte Beratung führt äußerst selten zum Erfolg.

Eine wesentliche Voraussetzung für das Verständnis des Rauchens ist die Erkenntnis, daß wir es mit einer ausgeprägten Abhängigkeit zu tun haben [6], die in mancherlei Hinsicht der Abhängigkeit von sog. harten Drogen nahe kommt. Auch wenn das Rauchen nur zu einer milden, transienten Euphorisierung ohne Beeinträchtigung der psychosozialen Funktionen führt, so entwickelt sich der Wunsch nach Wiederholung dieses Zustandes („Craving") außerordentlich schnell und mit großer Nachhaltigkeit.

Ein Nichtraucherprogramm für COPD-Patienten sollte sich dem Problem in mehreren Stufen nähern [10]. Zunächst erfolgt ein Informations- und Beratungsgespräch, in dem das Ausmaß und die individuelle Ausprägung des Rauchens geklärt wird und eindringlich auf die schwerwiegenden gesundheitlichen Folgen des Rauchens, aber auch auf die zahlreichen positiven und angenehmen Aspekte des Nichtrauchens eingegangen wird.

Im nächsten Schritt wird die Mitarbeitsbereitschaft und die Motivation des Patienten zum Ausstieg aus dem Rauchen geklärt. Wenn der Patient motiviert bzw. motivierbar für den Ausstieg ist, wird ein Plan vereinbart, mit dem der Ausstieg vorbereitet wird. Es werden die flankierenden gesprächstherapeutischen und verhaltenstherapeutischen Maßnahmen erläutert, und ggf. wird eine medikamentös unterstützende Behandlung verabredet. Schließlich wird ein geeigneter Tag innerhalb der nächsten 8–14 Tage festgelegt, an dem zum ersten Mal nicht mehr geraucht werden soll.

Leider werden die Möglichkeiten der medikamentösen Unterstützung bei der Raucherentwöhnung nicht immer konsequent genug genutzt [2], obwohl ihre Wirksamkeit in einer Reihe von randomisierten Studien eindeutig belegt ist. Insgesamt scheint eine eskalierende Strategie sinnvoll: Leichte Raucher (< 10 Zigaretten/d), Patienten mit Kontraindikationen gegen eine medikamentös unterstützende Behandlung sowie Schwangere und Jugendliche sollten in der Regel einen Entwöhnungsversuch ohne eine medikamentöse Begleittherapie unternehmen. Bei allen anderen Patienten sollte primär eine medikamentöse Begleittherapie erfolgen. Die Nikotinersatztherapie erreicht 1-Jahres-Abstinenzraten von ca. 10–25 % gegenüber etwa 5–15 % unter Placebo [2, 8, 14]. Die Art der Nikotinapplikation (Pflaster, Kaugummi, Nasenspray) scheint dabei keine wesentliche Rolle zu spielen.

Das für die Raucherentwöhnung seit einiger Zeit zugelassene Antidepressivum Bupropion (Zyban®) erreichte im Direktvergleich mit Nikotinpflaster bei gesunden Rauchern 1-Jahres-Abstinenzraten von 30 % (vs. 16 % mit Nikotinpflaster). Die Kombination beider Therapien schnitt in derselben Studie mit 35 % noch etwas besser ab [8]. Bei Patienten mit COPD sind die Ergebnisse mit Bupropion allerdings weniger eindrucksvoll. In einer kürzlich publizierten Studie lagen die 6-Monats-Abstinenzraten bei 16 % (vs. 9 % unter Placebo) [13]. Die häufigsten unerwünschten Wirkungen von Bupropion sind Schlaflosigkeit, Kopfschmerzen, Mundtrockenheit und Schwindel. Bei Krampfanfällen in der Vorgeschichte und Erkrankungen oder Zuständen, die mit einer verminderten Krampfschwelle einhergehen können (z. B. Alkoholismus), sollte Bupropion wegen der Steigerung der Krampfneigung nicht eingesetzt werden.

Ein wichtiger Bestandteil des Nichtrauchertrainings ist die Gesprächs- und Verhaltenstherapie in Gruppen- und Einzelgesprächen mit Unterstützung durch den psychologischen Dienst. Darüber hinaus eignen sich flankierende Entspannungsmaßnahmen und Übungen wie autogenes Training und die progressive Muskelentspannung.

6.6.3 Medikamentöse Therapieanpassung

Die Überprüfung und etwaige Anpassung der medikamentösen Therapie stehen nicht primär im Fokus der Rehabilitationsmedizin; sie sollten jedoch Bestandteil der Standortbestimmung sein und sich eng an den etablierten Empfehlungen im Sinne der „Evidence-based medicine", wie z. B. den GOLD-Richtlinien [10], orientieren. Während der Rehabilitationsmaßnahme herrschen besonders günstige Bedingungen, um Änderungen und Anpassungen der medikamentösen Therapie vorzunehmen und auf ihre Wirksamkeit hin zu überprüfen.

Eine große Bedeutung haben in diesem Zusammenhang die Überprüfung und mögliche Korrektur einer laufenden systemischen Glukokortikoid-Therapie.

Sehr viele mittel- bis schwergradige COPD-Patienten stehen unter einer systemischen Steroid-Dauertherapie, obwohl es keine überzeugenden klinischen Studien zur Notwendigkeit und Wirksamkeit dieser Behandlung außerhalb der akuten Infektexazerbation gibt. Im Gegenteil häufen sich die Erkenntnisse, daß ihr Schaden in der Dauertherapie überwiegt. Neben den gut bekannten unerwünschten Langzeiteffekten der Steroide ist vor allem die chronische Steroid-Myopathie ein ernsthaftes Problem für COPD-Patienten. In fortgeschrittenen Stadien leiden diese ohnehin unter einer vermehrten Belastung der Atemmuskulatur. Systemische Steroide mit ihren katabolen Effekten auf den Muskelstoffwechsel können schon in relativ niedriger Dosierung („Erhaltungsdosis") einen klinisch relevanten negativen Effekt auf die Funktion der quergestreiften Muskulatur, also auch der Atemmuskulatur, haben und so zur respiratorischen Partial- oder Globalinsuffizienz beitragen. Gerade für die Rehabilitationssituation, in der das körperliche Training eine wichtige Säule der Therapie ist, ist die Steroid-Dauertherapie deshalb ein limitierender Faktor. In der Regel sollte während des Rehabilitationsaufenthaltes eine Steroidreduktion (bei vorausgegangener Langzeittherapie z. B. 5 mg Prednisonäquivalent/Woche) bzw. die Beendigung der Therapie angestrebt werden. Eine kürzlich publizierte randomisierte Studie [12] konnte überzeugend darstellen, daß die systematische Steroidreduktion bei sog. steroidpflichtigen COPD-Patienten möglich und im Hinblick auf eine Reihe von Zielkriterien mit keinerlei Nachteilen verbunden ist. Ein wichtiger Vorteil war die eindrucksvolle Reduktion des Steroid-assoziierten Übergewichtes, ein Umstand, der in der trainingsorientierten Rehabilitation neben der Ausschaltung der katabolen Effekte auf die Muskulatur sehr günstig ist.

6.6.4 Sauerstofftherapie in der Rehabilitation

Die Sauerstofftherapie ist neben der Raucherentwöhnung eine der wenigen Therapieformen, für die eindeutig eine lebensverlängernde Wirkung belegt ist. Der Rehabilitationsaufenthalt ist häufig Anlaß, die Indikation zur Sauerstofftherapie zu stellen (spätestens bei einem $PaO_2 \leq 55$ mmHg oder einer $SaO_2 \leq 88\%$) und die Behandlung einzuleiten. In der Rehabilitationssituation bestehen optimale Bedingungen, um die Dauer der Therapie (üblicherweise > 15h/ d) sowie die O_2-Flußraten in Ruhe, bei körperlicher Belastung und in der Nacht individuell festzulegen. Die Sauerstofftherapie unterstützt bei hypoxämischen Patienten die Möglichkeiten und den Erfolg des körperlichen Trainingsprogramms. Aus der Rehabilitationsklinik heraus kann schließlich die geeignete häusliche Sauerstofftherapie (Konzentratoren und/oder Flüssigsysteme) verordnet werden.

6.6.5 Physiotherapie

Die begleitende Physiotherapie beinhaltet die allgemeine und spezielle Krankengymnastik und Massage sowie die weiter unten gesondert abgehandelte Trainingstherapie.

Dieser Rehabilitationsbereich umfaßt die Brustkorbbehandlung, die Atemtherapie (einzeln oder in der Gruppe), die Erlernung der Lippenbremse, In- und Exspirationstechniken, die Hustentechnik, die Atemwahrnehmung, respiratorisches Biofeedback, das Erlernen atmungserleichternder Körperpositionen und vieles andere mehr. Erfahrene und motivierte Therapeuten können den Patienten in diesem Bereich eine wesentliche Hilfe sein. Die Patienten werden zur aktiven Selbstbehandlung und zum Umgang mit ihrer Krankheit im Alltag angeleitet [9a].

Mukolyse und Sekretmobilisation

Die Rolle des tatsächlich vorhandenen Bronchialsekrets und dessen Mobilisation wird oft überschätzt; es ist außerhalb der Infektexazerbation und außer bei Patienten mit zusätzlich bestehenden Bronchiektasen bei den meisten COPD-Patienten nur von untergeordneter Bedeutung. Dennoch ist das Angebot einer physikalischen Mukolyse und Sekretmobilisation für geeignete Patienten wichtig und hilfreich und den gängigen pharmakologischen Mukolytika überlegen. Das Spektrum dieser Techniken umfaßt die Lagerungsdrainage, die autogene Drainage, das Trainieren mit dem Flutter sowie evtl. Packungen, Wikkel, heiße Rollen und ähnliche unspezifische, aber subjektiv oft wirksame Maßnahmen.

6.6.6 Körperliche Trainingsprogramme

Beim muskulären Training wird zwischen Ausdauertraining, Krafttraining und Atemmuskeltraining unterschieden. Das Krafttraining kann eine sinnvolle Ergänzung zum Ausdauertraining sein, während das Atemmuskeltraining zu Recht umstritten ist, da die Atemmuskulatur bei COPD-Patienten nicht untrainiert, sondern im Gegenteil eher chronisch überlastet ist.

Verschiedene kontrollierte Studien und eine Meta-Analyse [9] konnten zeigen, daß Ausdauertrainingsprogramme gegenüber einer medizinischen Standardtherapie mit Patientenschulung eine Reihe von Vorteilen für COPD-Patienten mit sich bringen. Im einzelnen wurden signifikante Verbesserungen der 6-Minuten-Gehstrecke, der submaximalen Belastungsdauer, der maximalen Belastungkapazität, der maximalen O_2-Aufnahme sowie von Dyspnoe- und Lebensqualitäts-Scores beschrieben.

Das muskuläre Ausdauertraining ist die wichtigste und für den physischen Rehabilitationserfolg entscheidende Maßnahme (Tab. 6-3, Evidence A nach GOLD [3]). Das Ausdauertraining kann entweder als kontinuierliche Belastung oder als Intervalltraining erfolgen. Zunächst wird die individuelle maximale Arbeitskapazität auf dem Ergometer oder Laufband festgelegt. Wenn die maximale O_2-Aufnahme (l/min) nicht gemessen werden kann, genügt auch die Ermittlung der symptomlimitierten maximalen Herzfrequenz (HF_{max}). Die Intensität des Trainings wird in der Regel auf 60 % der maximalen Kapazität festgelegt. Die Trainingsherzfrequenz (HF_{tr}) errechnet sich unter Berücksichtigung der Ruhe-Herzfrequenz (HF_r) wie folgt:

$$HF_{tr} = HF_r + (HF_{max} - HF_r) \times 0{,}6.$$

Dieses herzfrequenzgeregelte Training hat den Vorteil, daß es sehr einfach durchführbar ist und die Trainingsbelastung dynamisch der aktuellen Belastbarkeit (also auch dem aktuellen Trainingszustand) angepaßt wird.

Die Dauer einer Trainingseinheit sollte 20–30 min betragen. Unter stationären Bedingungen sollte möglichst 1mal/d und fünfmal/Woche trainiert wer-

Tabelle 6-3 Grundzüge des Ausdauertrainings (Ergometer oder Laufband).

- Bestimmung der aktuellen maximalen Arbeitskapazität
- Festlegung der Trainingsintensität (60 % der max. Kapazität)
- Trainingsdauer 20–30 min
- 3–5 Trainingseinheiten/Woche

den. Um den Erfolg der medizinischen Trainingstherapie in den Alltag des Patienten zu transportieren und langfristig zu sichern, ist es notwendig, mit ihm zusammen ein fortgesetztes Training am Heimatort zu planen und ihn, sofern vorhanden, in ein örtliches ambulantes Rehabilitationskonzept zu vermitteln.

Ergänzend wird je nach den individuellen Möglichkeiten der Rehabilitationseinrichtung Schwimmtraining, Gehtraining („Power-Walking"), Frühsport in der natürlichen Umgebung, Fahrradfahren u. ä. angeboten, um weitere Anreize für ein individuell gestaltetes und attraktives Trainingsprogramm zu schaffen.

6.7 Erfolgskontrolle („Outcome assessment")

Die Evaluation des Rehabilitationserfolges steht am Ende des Rehabilitationsverfahrens und erfolgt im Rahmen von Patienten-Interviews, evtl. mit Hilfe standardisierter Fragebögen zu Lebensqualität und Dyspnoe-Score. Das physische Leistungsergebnis wird im Verhältnis zu den eingangs ermittelten Ergebnissen des 6-Minuten-Gehtests oder anderer einfacher standardisierter Leistungstests und ggf. der Spiroergometrie ermittelt.

In der Lungenfunktionsprüfung ergibt sich erwartungsgemäß meist keine durchgreifende Änderung, allerdings sind u. a. signifikante Verbesserungen des inspiratorischen Mundverschlußdrucks als Hinweis für eine verbesserte Ökonomie der Atemmuskulatur durchaus zu erwarten und meßbar.

6.8 Ausblick

Wenngleich noch eine Vielzahl von Fragen z. B. zur optimalen Methodik offen steht, so ist die Wirksamkeit der pulmonalen Rehabilitation inzwischen eindeutig belegt (s. Weiterführende Literatur). Der oft noch gängige therapeutische Nihilismus gegenüber sog. „COPD-isten" ist deshalb zumindest bez. der Rehabilitationsmedizin nicht mehr zeitgemäß. Mit der Weiterentwicklung der Methodik und der konzeptionellen Integration ihrer stationären und ambulanten Komponenten wird die Rehabilitationsmedizin bei der COPD weiter an Bedeutung gewinnen. Die Prävalenz der COPD hat in den letzten Jahren ständig zugenommen. Nach allen Prognosen ist in den nächsten Jahren mit weiter steigenden Erkrankungszahlen zu rechnen. Wissenschaftlich fundierte, evaluierte und effektive pulmonale Rehabilitationsprogramme werden deshalb auf einen entsprechenden Bedarf treffen. Die Früherkennung der COPD mit entsprechend rechtzeitiger Intervention könnte die gesundheitliche und sozioökonomische Last der COPD in unserer Gesellschaft vermindern. Für die Zukunft wären deshalb pulmonale Rehabilitationsprogramme mit dem Ziel der Frühintervention und Prävention wünschenswert, die bereits in frühen Krankheitsstadien konsequent die weitere irreversible Krankheitsentwicklung vermeiden helfen.

6.9 Zusammenfassung

Wirksamkeit und Effektivität der Rehabilitationsmedizin bei der COPD sind in den letzten Jahren durch eine Reihe von kontrollierten Studien belegt worden, so daß sie heute als Behandlungsverfahren im Sinne der „Evidence-based medicine" anerkannt und etabliert ist. Die COPD ist definitionsgemäß eine irreversible Atemwegserkrankung; deshalb gehört die Verbesserung der Lungenfunktion nicht zu den primären Rehabilitationszielen. Diese liegen vielmehr in der Verbesserung der physischen Leistungsfähigkeit, der Reduktion der Symptome, der verbesserten Krankheitsverarbeitung und der bestmöglichen psychosozialen Reintegration, letztlich also in der Anhebung der Lebensqualität durch Verbesserung der gesundheitlichen Rahmenbedingungen („Health-related quality of life").

Die Indikation zur stationären Rehabilitation ergibt sich weniger aus den lungenfunktionellen Befunden, sondern in der Hauptsache aus den Symptomen und Beschwerden sowie dem Leidensdruck und der Motivation der Patienten. Die Methoden der Rehabilitation umfassen in einem interdisziplinären Ansatz Patientenschulung, Nichtrauchertraining, psychosoziale Interventionen, physikalische Therapie und Physiotherapie sowie muskuläre Trainingsprogramme. Die muskuläre Konditionierung ermöglicht eine effektivere und ökonomischere Muskelarbeit bei weniger Dyspnoe und erweitert damit signifikant den Aktionsradius der Patienten. Deshalb gehört ein individuell dosiertes Ausdauertraining heute zu den Grundelementen der pulmonalen Rehabilitation.

Literatur

1. American Thoracic Society. Pulmonary Rehabilitation 1999. Am J Respir Crit Care Med 1999; 159: 1666−82.
2. Anonymus. Medikamentöse Unterstützung bei der Raucherentwöhnung. Arzneimittelbrief 2000; 34: 25−9.
3. Berry MJ, Rejeski WJ, Adair NE, Zaccaro D. Exercise rehabilitation and chronic obstructive pulmonary disease stage. Am J Respir Crit Care Med 1999; 160: 1248−53.
4. Elpern EH, Stevens D, Kesten S. Variability in performance of timed walk tests in pulmonary rehabilitation programs. Chest 2000; 118: 98−105.
5. Fletcher C, Peto R. The natural history of chronic airflow obstruction. BMJ 1977; 1: 1645−8.
6. Hilton A. Stopping smoking: The importance of nicotine addiction. Thorax 2000; 55: 256−7.
7. Jiminez-Ruiz CA, Masa F, Miravitelles M, Gabriel R, Viejo JL, Villasante C, Sobradillo V, and the IBERPOC Study Investigators. Smoking characteristics; Differences in Attitudes and dependences between Healthy smokers and smokers with COPD. Chest 2001; 119: 1365−70.
8. Jorenby DE, Leischow SJ, Nides MA et al. A controlled trial of sustained − release bupropion, a nicotine patch, or both for smoking cessation. N Engl J Med 1999; 340: 685−91.
9. Lacasse Y, Wong E, Guyatt GH, King D, Cook DJ, Goldstein RS. Meta-analysis of respiratory rehabilitation in chronic obstructive pulmonary disease. Lancet 1996; 348: 1115−9.
9a. Magnussen H. Leitlinien zur Langzeit-Sauerstofftherapie. Pneumologie 2001: 454−64.
10. Pauwels RA, Buist AS, Calverley MA, Jenkins CR, Hurd SS. Global Strategy for the diagnosis, management, and prevention of chronic obstructive pulmonary disease. NHLBI/WHO Global Initiative for Chronic Obstructive Lung Disease (GOLD) Workshop Summary. Am J Respir Crit Care Med 2001; 163: 1256−76.
11. Pelkonen M, Tukiainen H, Tervahauta M, Notkola IL, Kivelä SL, Salorinne Y, Nissinen A. Pulmonary function, smoking cessation and 30 year mortality in middle aged Finnish men. Thorax 2000; 55: 746−50.
11a. Pulmonary rehabilitation. Thorax 2001 Nov; 56(11): 827−34.
12. Rice KL, Rubins JB, Lebahn F, Parenti CM, Duane PG, Kuskowski M, Joseph AM, Niewoehner DE. Withdrawal of chronic systemic corticosteroids in patients with COPD. Am J Respir Crit Care Med 2000; 162: 174−8.
13. Tashkin DP, Kanner R, Bailey W, Buist S, Anderson P, Nides MA, Gonzales D, Dozier G, Patel MK, Jamerson BD. Smoking cessation in patients with chronic obstructive pulmonary disease: a double-blind, placebo-controlled, randomised trial. Lancet 2001; 357: 1571−5.
14. Tønnesen P, Mikkelsen KL. Smoking cessation with four nicotine replacement regimes in a lung clinic. Eur Respir J 2000; 16: 717−22.

Weiterführende Literatur

Barnes PJ. Medical Progress: Chronic obstructive lung disease. New Engl J Med 2000; 343: 269−80.

Coppoolse R, Schols AMWJ, Baarends EM, Mostert R, Akkermans MA, Janssen PP, Wouters EFM. Interval versus continuous training in patients with severe COPD: a randomized clinical trial. Eur Respir J 1999; 14: 258−63.

Dale LC, Glover ED, Sachs DPL, Schroeder DR, Offord KP, Croghan IT, Hurt RD. Bupropion for smoking cessation − predictors for successful outcome. Chest 2001; 119: 1357−64.

Donner CF, Decramer M, Hrsg. Pulmonary Rehabilitation. Eur Respir Mon 2000; 13: 1−200.

Goldstein RS, Gort EH, Stubbing D, Avendado MA, Guyatt GH. Randomised controlled trial of respiratory rehabilitation. Lancet 1994; 344: 1394−7.

Griffiths TL, Burr ML, Cambell IA et al. Results at 1 year of outpatient multidisciplinary pulmonary rehabilitation: a randomised controlled trial. Lancet 2000; 355: 362−8.

Petro W, Hrsg. Pneumologische Prävention und Rehabilitation. 2. Auflage. Berlin: Springer-Verlag, 2000.

Puente-Maestu L, Sanz ML, Sanz P, Cubillo JM, Mayol J, Casaburi R. Comparison of effects of supervised versus self-monitored training programmes in patients with chronic obstructive pulmonary disease. Eur Respir J 2000; 15: 517−26.

Strijbos JH, Postma DS, van Altena R, Gimeno F, Koeter GH. A comparison between an out-patient hospital-based pulmonary rehabilitation program and a home-care pulmonary rehabilitation program in patients with COPD. Chest 1996; 109: 336−72.

Troosters T et al. Short- and long-term effects of outpatient rehabilitation in patients with chronic obstructive pulmonary disease: A randomized trial. Am J Med 2000; 109: 207−12.

Sachwortverzeichnis